Püschel · Messen, Maßnehmen, Abformen am und für den menschlichen Körper

Messen, Maßnehmen, Abformen am und für den menschlichen Körper

von

Fritz Püschel

Mit 217 Textabbildungen

Technischer Verlag Herbert Cram, Berlin

1962

Technischer Verlag Herbert Cram, Berlin

Printed in Germany. Satz u. Druck von Walter de Gruyter & Co., Berlin

Vorwort

Der menschliche Körper in seiner vielfältigen Form und Gestalt bedarf von seiner Geburt an bis zu seinem Ableben einer steten intensiven Wartung und Pflege durch den Menschen selbst, um in seinem Werden und für seinen Daseinszweck gegen alle hemmenden und nachteiligen Einwirkungen geschützt zu sein. Neben dem Arzt und seinen Helfern im Gesundheitsdienst ist es eine Reihe von Handwerkszweigen, die in Gemeinschaft mit der einschlägigen Industrie und dem Handel ihre berufliche Aufgabe darin sehen, mit ihren Erzeugnissen den menschlichen Körper zu bekleiden, ihn im Krankheitsfalle zu heilen und im Falle der körperlichen Behinderung oder Versehrtheit mit orthopädischen Hilfsmitteln zu versorgen. Diese Aufgabe restlos zu erfüllen, wird und muß immer das Bestreben aller daran mitwirkenden Kräfte sein; sie setzt ein vielseitiges Können und ein umfassendes Wissen voraus — sowohl, was den menschlichen Körper selbst betrifft — als auch, was die Fertigung der erforderlichen Erzeugnisse für diesen Körper angeht!

Form und Gestalt — in Ausführung und Konstruktion — dieser Erzeugnisse werden von der geistigen Idee bestimmt, aus der sie geboren wurden. Ihre Zweckerfüllung wird in den meisten Fällen davon abhängig sein, daß die Fertigungsunterlagen in ihrer Präzision und Genauigkeit den Proportionen des Körpers entsprechen, für den sie bestimmt sind.

Durchdrungen von dieser Erkenntnis, und angesichts der Wichtigkeit einer systematischen Meß-, Maßnahme- und Abformtechnik am und für den menschlichen Körper, habe ich mich bemüht, den gesamten Fragenkomplex zu diesem Thema zu sammeln, um ihn dem großen Kreis der interessierten Stellen und Personen — insbesondere dem ärztlichen und dem handwerklich-technischen Nachwuchs — nahezubringen. Nicht zuletzt wird diese Arbeit auch für den Fachverkäufer von gutem Nutzen sein.

Trotz meines Bemühens, diese Arbeit in allen Teilen so vollständig wie nur möglich zu halten, wird sie kein abgeschlossenes Werk darstellen, denn Technik und Wissenschaft werden weiterhin bemüht sein, neue Ideen und Gedankengänge zu entwickeln, damit sie in der Praxis ihre Auswertung erfahren.

Berlin, im September 1961 — Fritz F. Püschel

Inhaltsverzeichnis

I. Einführung

Alles hat Anfang und Ende!

So will es der Schöpfer aller Dinge in der Natur, und im Ablauf unseres täglichen Lebens finden wir diese Tatsache dauernd bestätigt. Am Anfang ist es der menschliche Geist, der eine Idee erstehen und zu einem festen Gedanken entwickeln läßt, der dann von der menschlichen Hand aus den Baustoffen der Erde in Form und Gestalt gebracht wird, um endlich zielstrebig seinem Zwecke zugeführt zu werden. Oft ist es eine Maschine, die von menschlicher Hand gesteuert, die Umwandlung vom Baustoff zum fertigen Produkt gestaltet.

Ich habe nicht die Auffassung, daß es gerecht ist, das Gelingen einer manuellen oder maschinellen Arbeit höher zu bewerten als die Leistung des Geistes, der die Idee geboren und den daraus entwickelten Gedanken für seine Verwirklichung konstruiert hat. Ehrlicherweise müssen wir erkennen, daß alle Fertigungsleistungen in zwei Abschnitte unterteilt sind, und zwar:

1. die geistige Arbeit, d. h. die geistig-konstruktive und
2. die manuelle Arbeit, d. h. die materielle sachliche Fertigungsleistung.

Beide bilden ein unlösbares Ganzes, wobei die geistige Arbeit die Führung hat und die manuell-materielle Arbeit die Umwandlung des Gedankens in die Materie bewirkt. Jeder Mangel einer dieser beiden Voraussetzungen infolge Fehlens geeigneter Fähigkeiten oder Fertigkeiten — die geistiger und auch körperlicher Art sein können — schließt den Erfolg des Gelingens aus.

So und nicht anders ist der Verlauf eines Arbeitsprozesses zu verstehen, der die Fertigung eines Gegenstandes oder die Durchführung einer anderen Sachleistung zum Ziele hat. Das Gelingen bzw. der Erfolg wird immer davon abhängen, daß die geistige Leistung in ihrer Präzision frei von Fehlern ist. Dazu gehört vor allen Dingen und in erster Linie die Erstellung von einwandfreien Voraussetzungen für den eigentlichen Fertigungs- oder Arbeitsprozeß, der sich in Vorbereitung und Fertigung unterteilt. Zur Vorbereitung gehören:

a die Herstellung der Fertigungsunterlagen (Konstruktions- oder Arbeitszeichnungen, Erstellung der Stücklisten, Maßskizzen, Modelle, Muster, Abformen in Gestalt von Abdrücken oder Abgüssen u. dgl.),
b die Erstellung von Arbeitseinrichtungen (Lehren, Formen, Schnitte u. dgl.),
c die Bereitstellung der erforderlichen Werkzeuge und Maschinen,
d Sicherstellung der notwendigen Baustoffe und Halbteile.

Gewiß sind alle diese Maßnahmen notwendig und wichtig. Dabei verlangt aber die Herstellung der Fertigungsunterlagen in erster Linie größte Sorgfalt und Genauigkeit, wobei es sich gleichbleibt, ob es sich um einen Fertigungsprozeß auf handwerklicher Basis oder um einen solchen als Mengen- oder Serienfertigungsprozeß in der Industrie handelt. Der Handwerksmeister im Gewerbebetrieb muß für die individuelle Herstellung seines Produktes die gleiche Sorgfalt und Präzision aufbringen, wie der Ingenieur in der Industrie, wo es sich in der Regel um eine Mengenfabrikation handelt. Der Unterschied kann meistens nur der sein, daß der Handwerksmeister seine Fertigungsunterlagen einfacher und billiger erstellen muß, was ihm auf Grund seiner praktischen Erfahrungen auf einem abgegrenzten Arbeitsgebiet auch mehr oder weniger möglich sein wird. Handwerkszweige aber, deren Aufgabe es ist, am oder für den menschlichen Körper eine technische Leistung zu vollziehen, wie dies im Orthopädie-Handwerk als technischer Helfer im Gesundheitsdienst und in den Handwerken für die Bekleidung (Ober- und Unterkleidung, Schuhwerk, Handschuhe u. a.) der Fall ist, arbeiten erfahrungsgemäß mehr oder weniger nach Maßzeichnungen, Schablonen und Abformen aus Gips oder anderen Abformstoffen, deren Erstellung arbeitstechnisch auf handwerklicher Fertigungsbasis durchgeführt wird. Die einschlägige Industrie (die Zubringerindustrie) bzw. die Industrie für einschlägige Fertigerzeugnisse dagegen arbeitet entsprechend den Erkenntnissen und Prinzipien der allgemeinen Industrietechnik nach Konstruktionsplänen und -zeichnungen, Arbeitsskizzen, Modellen, Lehren und anderen maßtechnischen Unterlagen; meistens in Größen- und Maßeinheiten des Deutschen Normen-Ausschusses (DIN).

Für den Handwerksmeister, der die Fertigungsunterlagen für den Einzelauftrag selbst herstellen muß, ist diese Arbeit von größter Wichtigkeit, denn von ihrer Präzision sind Form und Gestalt — oft auch die Funktion — des zu fertigenden Gegenstandes abhängig. Das ist ganz besonders im Orthopädie-Handwerk von entscheidender Bedeutung, denn hier ist die Heilung, Korrektur- oder Stützung des erkrankten oder versehrten menschlichen Körpers Sinn und Zweck des technischen Erzeugnisses; seine Beschaffenheit in Form, Sitz und Konstruktion sind maßgebend dafür, ob das ärztlicherseits angestrebte Ziel erreicht wird oder nicht. Oft genug und in nicht wenigen Fällen müssen mit einem solchen orthopädischen Erzeugnis auch seelische Leiden behoben werden (kosmetisch-ästhetische Orthopädie-Technik). Gerade das Orthopädie-Handwerk — das in seinem Fertigungsbereich eine Vielzahl von orthopädischen Erzeugnissen vorsieht — verlangt eine vielseitiges Prothesen-Apparate- und Bandagentechnik, die für den menschlichen Körper bestimmt, meistens in den einzelnen Handwerksbetrieben individuell für den Einzelfall angewendet werden muß. Auch solche Spezialerzeugnisse wie Gummistrümpfe u. ä. müssen nach besonderen Maßunterlagen von dem Hersteller bezogen werden, wobei dem Orthopädie-Fachmann die Verantwortung für die genaue Beachtung der dafür vorgesehenen Maßtechnik obliegt. Es gehört daher zu den handwerklichen Fertigkeiten des Orthopädie-Fachmannes, daß er die Technik des richtigen Messens am lebenden menschlichen Körper beherrscht und ebenso die Prinzipien der richtigen und zweckentsprechenden Maßnahmetechnik mit Umsicht und Sorgfalt beachtet. Angesichts der Vielzahl orthopädischer Erzeugnisse, zu denen noch die Fertiggrößen der Industriewaren kommen, die aus den Erfahrungen der Praxis geboren werden, ist das Studium dieser Technik recht umfangreich. Auch das Wissen um die Größenverhältnisse des menschlichen Körpers (Proportionslehre) ist nötig, wenn man sich die Praktiken einer bewährten Maßtechnik zu eigen machen will. Fast ausnahmslos müssen die orthopädischen Hilfsmittel dem Kranken oder Versehrten in Form und Gestalt dem Körper zu- bzw. angepaßt werden, wobei die Technik der Abformung am lebenden Körper angewendet werden muß.

Diese Technik kennt eine Reihe von Arbeitsmethoden, die der Orthopädie-Fachmann kennen und beherrschen muß. Einige davon sind:

1. der Gipsbindenabdruck,
2. der Gipsabguß,
3. die plastische Abform aus Gips,
4. die plastische Abform unter Verarbeitung alginater Stoffe
5. die plastische Abform unter Verarbeitung polymerisierender Abformmassen (Kunststoffe).

Der übliche Farbabdruck (die Trittspurzeichnung) gehört zu den Realitäten der Maßtechnik, wie auch die Erstellung von Maßskizzen ein Teil der Maßnahmearbeit ist.

Die vorgenannten Arbeitsmethoden bedingen nicht nur eine genaue Kenntnis der Abformstoffe, ihre Verarbeitung und ihre Eigenschaften, sondern auch eine Beherrschung der dafür vorgesehenen Abformtechnik unter Beachtung der Prinzipien, die sich aus dem Endzustand des zu fertigenden orthopädischen Hilfsmittels und für dessen vorgesehenen Zweck ergeben. Ein unrichtiger Abdruck bzw. eine unzureichende Abform ist für den Fertigungsprozeß ungeeignet und kann auch nicht nach sonstigen Maßangaben korrigiert werden. Nach meinen Feststellungen bleibt manchem Orthopädiefachmann infolge besonderer örtlicher oder sonstiger Verhältnisse das Studium der Prinzipien einer neuzeitlichen Abform- und Maßtechnik versagt und ebenso hat der fachliche Nachwuchs nicht immer die Möglichkeiten, sich mit den einschlägigen Fragen auf diesem Gebiete zu beschäftigen; hinzu kommt, daß der Arbeitsplatz meistens keine Gelegenheit bietet, sich ein universelles Wissen und Können auf dem vielseitigen Gebiet der Orthopädie-Technik anzueignen.

Was hier für den Orthopädiefachmann gesagt wird, gilt auch für diejenigen Handwerksberufe, die ihre Aufgabe darin sehen, den menschlichen Körper mit ihren Erzeugnissen zu bekleiden, zu heilen oder zu stützen. Auch die mitwirkenden Kräfte in der Industrie — einschl. der Verkäufer solcher Erzeugnisse können nicht umhin, sich mit der Theorie und Praxis des Messens, des Maßnehmens und auch des Abformens vertraut zu machen, weil solche Kenntnisse und Fähigkeiten vom Verbraucher bei der Deckung des anfallenden Bedarfs als selbstverständlich vorausgesetzt werden. Das ist besonders bei solchen Erzeugnissen erforderlich, welche als Fertigprodukte der Industrie in den verschiedenen Größen mit entsprechenden Größenbezeichnungen in den Handel gebracht werden. Meistens sind sie in ihren maßlichen Ausführungen und Größenbezeichnungen genormt und auch diese Normbezeichnungen gehören zum Wissensschatz des Herstellers bzw. des Verkäufers im Handel.

II. Der menschliche Körper

1. Allgemeines

Das Messen und das Ermitteln bestimmter Maße sowie das Abformen von Körperteilen oder Körperstellen setzt ein ausreichendes Wissen über den Menschen und den wohldefinierten Merkmalen seines Körperbaues voraus. Die Lehre vom Bau des menschlichen Körpers ist die Anatomie. Sie lehrt uns, die Form des lebendigen Körpers zu verstehen, während uns die Physiologie — die Lehre von der Arbeit des menschlichen Körpers — die Betriebsfunktionen der Organe und Gewebe nahebringt.

Die Anatomie unterteilt sich in

- a die Knochenlehre,
- b die Bänder- und Gelenkelehre,
- c die Muskellehre,
- d die Eingeweidelehre,
- e die Lehre von den Gefäßen und dem Herzen,
- f die Lehre von den Nerven und deren Zentralorganen (Rückenmark und Gehirn),
- g die Lehre von den Sinnesorganen (Seh-, Gehör-, Geruch-, Tast-, Temperatur-, Schmerz- und Gleichgewichtsorganen).

Zur Ausführung seiner Bewegungen bedarf der menschliche Körper eines festen Gerüstes — des Knochengerüstes, das ihm Halt und den aufrechten Stand ermöglicht. Es besteht aus teils fest, teils beweglich verbundenen Knochen und Knorpeln. Die festen Teile geben den Weichteilen des Körpers die nötige Stütze und den von ihnen eingeschlossenen Eingeweiden den erforderlichen Schutz, während die beweglichen Teile in Verbindung mit den Muskeln bewirken, daß die Bewegungen des Körpers schnell, kräftig und in festen Bahnen vor sich gehen.

Beim Körper unterscheiden wir den Kopf, den Rumpf und die Gliedmaßen, und ebenso unterteilen wir auch beim Knochenskelett das Kopfskelett, das Rumpfskelett und die vier Gliedmaßenskelette. Das Knochenskelett setzt sich aus Knochen und Knorpeln zusammen. Bei den Knochen unterscheiden wir je nach ihrer Form Röhrenknochen (Gliedmaßenskelett), platte Knochen (Schulterblatt) und Würfelknochen (Hand- und Fußwurzel, Wirbel). An den Verbindungsstellen der Knochen und an den Gelenken sind die elastischen Knorpel angeordnet. Knorpel ist ein Stützsubstanzgewebe, das die Gelenkenden der Knochen überzieht und das Knochensystem an vielen Stellen (Rippen, Brustbein, Nase) vervollständigt.

Die Gelenke stellen die beweglichen Verbindungen des Knochenskeletts dar und gewähren dem Körper weitgehendste Bewegungsmöglichkeiten. In weiser Vorsorge hat die Natur diese Gelenke in verschiedenen Formen als Scharnier-, Sattel-, Kugel-, Dreh- oder Eigelenke gestaltet. Die Bewegung der Gelenke wird durch die Muskeln ausgelöst, die an ihrem Ursprung und Ansatz aus der nicht dehnbaren Sehne und — aus einem aus rotem Fleisch anschließenden Muskelbauch bestehen, der sich zusammenziehen und strecken kann. Man unterscheidet zwei Arten von Muskeln, die quergestreiften oder willkürlichen Muskeln und die glatten oder unwillkürlichen Muskeln. Die willkürlichen Muskeln stellen die weitaus größte Masse der Muskulatur dar, sie lösen die Bewegungen des Skelettes aus, während die glatten Muskeln vorzugsweise an den Hohlorganen (Magen, Darm, Harnleiter, Blase, Gallenblase, Blutgefäße) diesen eine gewisse Eigenbeweglichkeit geben, durch Zusammenziehung den Inhalt der Hohlorgane zu entleeren und ihre Weite zu regulieren, was vor allem für die Blutgefäße zutrifft. Von der großen Zahl der verschiedenen Muskelarten seien nur einige genannt, deren Bezeichnung ihre Tätigkeit andeuten: die Streckmuskeln, die Anziehmuskeln, die Abziehmuskeln und die der Drehung um die eigene Achse dienenden Rollmuskeln.

Neben den Knochen und Muskeln sind die Fett- und Hautgewebe für die äußere Form des menschlichen Körpers wichtig. So dient das den Körper überziehende Fett als Wärmepolster und rundet außerdem die Körperformen gefällig nach außen ab, während die Haut als Schutz- und Atmungsorgan von besonderer Wichtigkeit ist. Dabei unterscheidet man bei der Haut:

die Oberhaut (Epidermis) mit Keim- und Hornschicht als Schutzschicht zur Verhinderung des Eindringens von Schmutzteilchen und Krankheitserregern und zur Minderung der Einwirkung von hautschädigenden Stoffen (Säuren, Laugen usw.),

die Lederhaut (Korium) mit den Bindegewebsbündeln und elastischen Fasern und den zahlreichen Blut- und Lymphgefäßen und

das Unterhautzellgewebe als Fettgewebe (Subkutis), das bei den einzelnen Menschen verschieden stark ist.

Alle Hautschichten wirken als schlechte Wärmeleiter und sind an der Wärmeregulierung des Körpers maßgeblich beteiligt. Die Bedeutung der Haut als Sinnesorgan wird durch die reiche Versorgung mit Nerven aller Arten gekennzeichnet. Tastsinn, Schmerzsinn haben in der Haut jeder seine eigenen Aufnahmeorgane. Das ordnungsgemäße Arbeiten der Hautgefäße und Hautanhangsgebilde — überhaupt die gesamte Lebenstätigkeit der Haut und ihr Zusammenspiel mit dem allgemeinen Stoffwechsel werden von den Nerven des eigengesetzlichen (autonomen) Nervensystems gesteuert. Als Eingeweide (griech. Entera, lat. Intestina) werden die Organe angesehen, die vorwiegend in den großen Höhlen der Brust und des Bauches liegen. Es sind dieses hauptsächlich: Halseingeweide: Kehlkopf, Luftröhre, Speiseröhre und Schilddrüse; Brust- und Baucheingeweide:

der Blinddarm (Coecum), das blindsackartige untere Ende des aufsteigenden Dickdarmes unterhalb der Einmündung des Dünndarmes,

der Darm, unterteilt in den Dünndarm und den Dickdarm, der bei Erwachsenen ein etwa 8—9 m langes Rohr darstellt und mit seinen zahlreichen Anhangsgebilden die Vorgänge des Abbaues der Nahrung im Verdauungskanal, ihre Aufnahme im Darm und die Ausstoßung der Nahrungsreste durch den After durchzuführen hat;

das Herz, das Zentralorgan des Gefäßsystems, das die Triebkraft für den Blutkreislauf liefert;

die Leber (Hepar), die größte Drüse des menschlichen Körpers, mit Gallenblase und Gallenwegen spielt bei der Aufnahme, Bildung und Verwertung der Kohlehydrate eine beherrschende Rolle;

die Lunge (Pulmo), bestehend aus dem linken und dem rechten Lungenflügel ist das Atmungsorgan des Menschen;

der Magen (Ventriculus, Stomachos) ist die sackartige Erweiterung des Verdauungskanals zwischen Speiseröhre und Dünndarm und dient der Magenverdauung;

die Milz ist bekannt als der große Blutlymphknoten des Menschen und der Wirbeltiere und bildet rote Blutkörperchen, bzw. speichert die wertvollen Baustoffe der natürlich zerfallenden Blutkörperchen auf;

die Niere (Nephros) ist das paarige Organ der Harnabsonderung;

die Harnblase, das zur Ansammlung des Harns dienende Organ des Menschen.

Zu nennen sind noch die Geschlechtsorgane des Menschen, bei denen man die äußeren und die inneren Organe unterscheidet. Es sind dies

beim Mann: Das Glied (Penis), die Hoden, die Samenblasen und die Vorsteherdrüsen,

bei der Frau: Die großen und die kleinen Schamlippen, der Kitzler (Clitoris), die Scheide (Vagina), die Gebärmutter (Uterus) und die Eierstöcke mit den Eileitern.

Es würde kaum dem Sinne und dem Zwecke dieses Buches entsprechen, wenn hier noch auf die Lehre von den Sinnesorganen, den Nerven und den Gefäßen usw. eingegangen würde. Der Leser wird hierzu auf die medizinischen Fachbücher hingewiesen, die sich besonders mit diesen Themen beschäftigen. Immerhin sollen die nachfolgenden Abschnitte den erforderlichen Überblick über den menschlichen Körper geben, soweit es für die Maß- und Abformtechnik wichtig ist und man es wissen muß.

2. Das Knochengerüst (Skelett)

Die Knochenteile des Kopfes bilden in ihrer Einheit den Schädel (Kranium), den wir unterteilen in den

a Gehirnschädel, der gebildet wird von dem Stirnbein, den Scheitelbeinen, den Schläfenbeinen mit den Felsenbeinen, dem Hinterhauptbein, dem Siebbein und dem Keilbein, b Gesichtsschädel; seine Knochen lagern sich um das Siebbein herum und umfassen die Knochen des Nasenskeletts, das Pflugscharbein, die unteren Muschelbeine und die des Kieferskeletts, nämlich die Oberkieferbeine, die Gaumenbeine und die Jochbeine.

Dem Kranium ist der Unterkiefer angelagert.

Die Schädelknochen werden teils durch Knorpelfugen, teils durch Nähte miteinander verbunden. Diese Verbindungen verknöchern völlig im Lebensjahre von rund 30 Jahren.

Der Schädel dient dem empfindsamen Organen als Schutz, in erster Linie dem Gehirn, ferner den Augen, den Ohren und den Organen des Geruchs und Geschmacks. Die außerordentlich bewegliche Verbindung des Schädels mit der Wirbelsäule bewirkt seine große Drehbarkeit, die das Sehen nach vielen Seiten gestattet. Die Wirbelsäule ist die feste und doch recht biegsame Mittelachse des Rumpfes. Sie ist in 24 einzelne Wirbel gegliedert. Jeder Wirbel besteht aus dem Wirbelkörper, der nach vorn gelegen ist und von dem zwei Wirbelbögen ausgehen, die sich nach hinten vereinigen, den Dornfortsatz bilden und so das Wirbelloch umschließen. Alle Wirbellöcher bilden zusammen den Wirbelkanal, der das Rückenmark aufnimmt.

Die Basis der Wirbelsäule ist das fest in den Beckenring eingefügte Kreuzbein, das durch die feste knöcherne Verwachsung mehrerer Wirbel entstanden ist. Die natürlichen Krümmungen der Wirbelsäule bestehen in einer Wölbung nach vorn (Lordose) im Lendenteil, äußerlich sichtbar durch eine Einsattelung des Rückens an dieser Stelle, einer Wölbung nach hinten (Kyphose) im Brustteil und wiederum einer leichten Wölbung nach vorn im Halsteil. Alle diese Krümmungen bewirken zusammen mit den Zwischenwirbelscheiben ein Abfedern aller Stöße, die meist von unten her, den Beinen herauf, auf den Rumpf einwirken.

Das Steißbein ist derjenige Knochen, der durch Verwachsung der auf das Kreuzbein folgenden, unvollkommen ausgebildeten letzten fünf Wirbel (30.—34. Wirbel) entsteht, wobei die beiden letzten meistens völlig verwachsen sind. Das Steißbein ist mit dem Kreuzbein gelenkig verbunden; es kann dadurch nach hinten ausweichen und vermag so den Beckenausgang zu erweitern, was beim weiblichen Becken für den Geburtsvorgang sehr wichtig ist.

Das Schlüsselbein ist der paarige Knochen, der beiderseits zwischen Schulterblatt und Brustbein den knöchernen Schultergürtel vorn schließt. Durch das Schlüssel bein wird die Form des oberen Brustkorbes wesentlich beeinflußt.

Das Brustbein (Sternum) ist ein spannenlanger, flacher Knochen, der die Rippen vorn zusammenfaßt. Das Schulterblatt (Scapula) gehört zum Knochengerüst der Schulter; es liegt als ein breiter, flacher, leichter, oft sogar durchscheinender Knochen, wie ein knöchernes Schild auf der hinteren Brustkorbwand. Seine Lage verändert sich bei jeder Armbewegung. Befinden sich beispielsweise die Hände in Ruhestellung und hängen an den Seiten des Rumpfes herab, dann stehen die inneren Ränder der beiden Schulterblätter senkrecht und sind mit der Wirbelsäule gleichlaufend. Wird der Arm langsam bis zur waagerechten Haltung nach aufwärts gehoben, folgt der untere Winkel des Schulterblattes dieser Bewegung und entfernt sich, einen Bogen beschreibend, von der Wirbelsäule.

Das Schultergelenk als Verbindung der Schulterknochen gestattet durch seine Form und der Weite seiner Kapseln und Bänder die größte Bewegungsmöglichkeit. Man kann es als das freieste Gelenk des menschlichen Körpers bezeichnen; was nicht ausschließt, daß durch die uneingeschränkte Beweglichkeit dieses Gelenkes häufig Verrenkungen verursacht werden können, die nach jeder Richtung — nur nicht nach oben — denkbar sind.

Die Rippen, bestehend aus schmalen, plattgedrückten, gebogenen Knochen bilden das knöcherne Gerüst des Brustkorbes. Sie sind gelenkig mit der Wirbelsäule und die ersten zehn Rippen knorpelig mit dem Brustbein verbunden.

Das Hüftbein setzt sich aus dem Darmbein, dem Sitzbein und dem Schambein zusammen. Sie sind knöchern miteinander verschmolzen, so daß die Grenzen zwischen ihnen bei Erwachsenen nicht mehr erkennbar sind. Das Darmbein trägt in seiner inneren konkaven Fläche die Darmschlinge. Die Basis dieses Knochens bildet die Wand der Pfanne. Nach oben erweitert sich das Darmbein schaufelartig, bildet gegen die Mitte zu eine etwas gewölbte Platte und zeigt am oberen Ende — von einem stark verdickten Rande begrenzt — den Hüftbeinkamm, auch Darmbeinkamm genannt.

Das Sitzbein besteht aus dem Körper — dem oberen verdickten Teil, der an der Bildung der Hüftgelenkpfanne beteiligt ist und dem absteigenden Ast, der sich an den Körper anschließt.

Das Schambein besteht aus dem Körper, dem verdickten Teil, und ferner aus dem waagerechten und dem absteigenden Ast. Der waagerechte Ast gestaltet mit seinem äußeren Ende die innere Pfannenwand und endet mit seinem inneren Ende gegen dasselbe des gleichen Knochens der anderen Seite; der absteigende Ast strebt dem aufsteigenden Sitzbeinaste entgegen und verschmilzt sich mit ihm. Die Vereinigung der beiden Schambeine nach vorne bildet den Schambogen; der in der Mitte liegende Vereinigungspunkt ist die Schambeinfuge.

Das Hüftgelenk ist das Gelenk zwischen Hüftbein und Oberschenkelknochen; es ist ein beschränktes Kugelgelenk und wird gebildet von dem halbkugelförmigen Kopf des Oberschenkelknochens und der vom Hüftbein gebildeten Gelenkpfanne, an deren Bildung sich alle drei das Hüftbein bildenden Knochen (Darmbein, Sitzbein und Schambein) beteiligen. Bei aufrechter Körperhaltung ist die Rückwärtsstrekkung des Beines oder bei feststehendem Bein die Rückwärtsbewegung des Rumpfes beschränkt.

Das Oberschenkelbein (Femur) ist der stärkste Röhrenknochen des Körpers. An seinem oberen Teile trägt er den Gelenkkopf, dem sich der Schenkelhals mit dem großen und dem kleinen Rollhügel anschließt; der lange Knochenschaft erfährt nach unten eine beiderseitige Verdickung, dem äußeren und dem inneren Knochen für das Kniegelenk.

Das Kniegelenk erfährt seine Zusammensetzung durch die erwähnten Knorren des Oberschenkelknochens und dem oberen Ende des Schienbeins. Die Kniescheibe (Patella) ist verschieden stark und groß, ist mit der Spitze nach unten gekehrt und hat an der inneren Fläche zwei überknorpelte Gelenkflächen, welche helfen, die Höhle des Kniegelenkes nach vorn zu begrenzen. Bei der Kniebeugebewegung gleitet die Kniescheibe an den Oberschenkelknorren auf und ab.

Das Schienbein (Tibia) ist nach dem Oberschenkelknochen der zweitgrößte Röhrenknochen; er bildet die eigentliche knöcherne Stütze des Unterschenkels und zeigt am oberen Teile zwei seitlich vorspringende Knorren, während das untere Ende eine viereckige, nach abwärts schauende Gelenkfläche hat, welche mit einem starken und breiten Fortsatz — dem inneren Knöchel abschließt.

Das Wadenbein (Fibula) als zierlicher Röhrenknochen und ebenso lang wie das Schienbein steht tiefer als das Schienbein, stößt also nicht an den Oberschenkelknochen und endet an dem unteren Teile als äußerer Knöchel, der etwas tiefer als der innere Knöchel angeordnet ist.

Die Knochen des Fußes unterteilt man in die Knochen der Fußwurzel, des Mittelfußes und der Zehen. Es bestehen

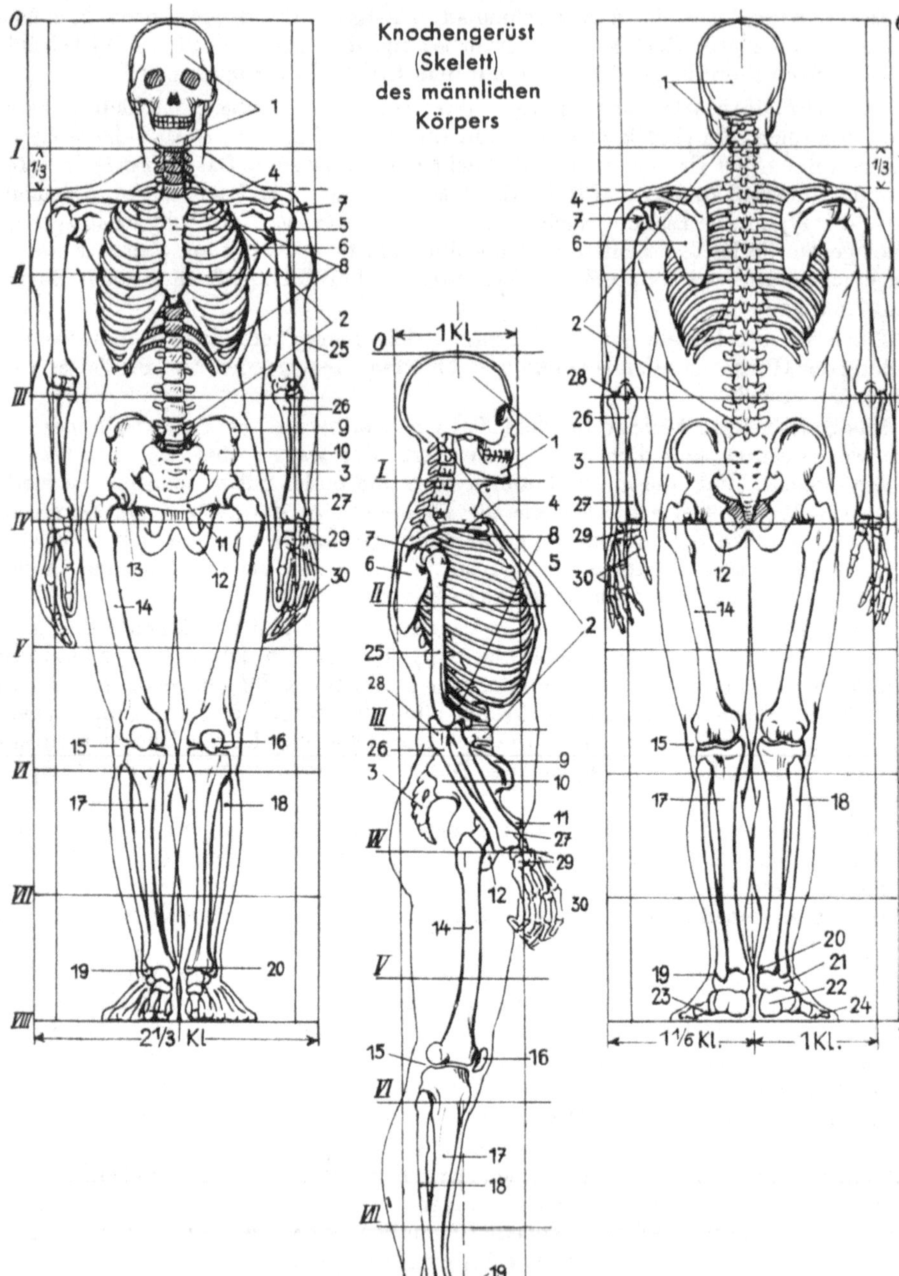

Abb. 1

(Bild aus F. Mertin u. H. Lugaric: Form und Linie, Fachverlag Schiele & Schön, Berlin SW 29)

a die Fußwurzel (Tarsus) — als die hintere Hälfte des Fußskelettes — aus insgesamt sieben kurzen und dicken Knochen, die in Form und Größe verschieden sind; es sind dies
das Sprungbein (Talus), das mit dem Unterschenkel gelenkig verbunden ist,
das Fersenbein (Calcaneus), als größter Fußwurzelknochen,
das Kahnbein (Naviculare),
die drei Keilbeine (Cuneiforme),
das Würfelbein (Cuboides) vor dem Fersenbein.

b die Mittelfußknochen (Ossa metarsalia), die als kurze Röhrenknochen in einer Ebene liegend nach vorn verlaufen und von welchem der 1. Mittelfußknochen zur großen Zehe führt. Die Mittelfußknochen bilden mit der Fußwurzel einen Längsbogen, der beim Stehen nur mit seinem vorderen und hinteren Ende den Boden berührt. Je nach der Belastung dieses Bogens ist die Spannung veränderlich. Zeigt er eine bleibende Flachheit, spricht man von einem Plattfuß. Die Mittelfußknochen bilden auch einen Querbogen, der bei Abflachen oder Auseinanderweichen zu einem Spreizfuß führt.

c Die Zehen (Phalanges digitorum pedis) sind kurze, rundliche Röhrenknochen in der Unterteilung wie die Fingerknochen der menschlichen Hand.

Der Oberarmknochen (Humerus) stellt einen starken Röhrenknochen dar, der an seinem oberen Ende eine kugelförmige Anschwellung mit überknorpelter Gelenkfläche — den Oberarmkopf (Caput humeri) hat, der in der Gelenkpfanne des Schulterblattes ruht. Am unteren Ende ist der Oberarmknochen ebenfalls verbreitert, und zwar zeigt er hier zwei seitliche Knorren (Epikondylen).

Die Vorderarmknochen — ebenfalls zwei nebeneinander liegende Röhrenknochen — sind das Ellenbogenbein, die Elle (Ulna) an der Kleinfingerseite und die Speiche (Radius) an der Daumenseite. Die Elle ist der größere Knochen, der mit seinem oberen Ende in die Rolle des Oberarmbeines greift. Die Speiche verhält sich in ihren Eigenschaften der Elle entgegengesetzt; in ihrer Wirkungsweise sehen wir hauptsächlich die Unterarmdrehung (Pro- und Supination).

Das Ellbogengelenk ist als ein gemischtes Gelenk anzusehen, denn es gestattet sowohl eine Winkel- als auch eine Drehbewegung. Es besteht aus dem Oberarmknochen, der Elle und der Speiche, welche durch eine gemeinsame Kapsel vereinigt sind.

Die Knochen der Hand — das Handskelett — unterscheiden wir in

a die Handwurzel, (Carpus) welche sich mit acht kleinen, meist viereckigen Knochen in zwei Reihen an den Unterarmknochen anschließt,

---

Abb. 1

0—VIII Kopflängeneinteilung der Figur

1 Knochenteile des Kopfes (Schädel-Kranium)
2 Wirbelsäule, bestehend aus 5 Lenden-, 12 Brust- und 7 Halswirbeln
3 Kreuzbein mit Steißbein
4 Schlüsselbein
5 Brustbein
6 Schulterblatt
7 Schultergelenk
8 Zwölf Rippenpaare des Brustkorbes
9 Hüftbein
10 Darmbein
11 Schambein
12 Sitzbein
13 Hüftgelenk
14 Oberschenkelbein
15 Kniegelenk
16 Kniescheibe
17 Schienbein
18 Wadenbein
19 Äußerer Knöchel
20 Innerer Knöchel
21 Sprungbein
22 Fersenbein
23 Mittelfußknochen
24 Zehen
25 Oberarmknochen
26 Elle
27 Speiche
28 Ellbogengelenk
29 Handwurzel
30 Knochen der Hand

b die fünf Mittelhandknochen (Metarcarpus) — kurze Röhrenknochen, die in einer Ebene nebeneinander liegend zu den Fingern führen. Da der Mittelhandknochen des Daumens mit der Handwurzel durch ein freies Gelenk verbunden ist, hat er eine große Beweglichkeit, die ihm gestattet, jedem anderen Finger gegenübergestellt zu werden.

c die Fingerglieder (Phalanges) sind bei sämtlichen Fingern — mit Ausnahme des Daumens — dreiteilig und besitzen ein Wurzelglied, ein Mittelglied und das Nagelglied.

3. Die Muskulatur

Die Muskeln — in ihrer Gesamtheit die Muskulatur benannt — geben dem Organismus die Möglichkeit, sich nach freiem Ermessen entgegen den Gesetzen der Schwerkraft im Raume zu bewegen. Sie beanspruchen als Ganzes etwa 40% des Körpergewichtes. Im gewöhnlichen Sprachgebrauch bezeichnet man sie als das Fleisch des Körpers. Es ist von zahlreichen Blutgefäßen durchzogen, welche die Ernährung der Muskeln bewirken. Der Wassergehalt der Muskeln beträgt rd. 75%, während die übrigen 25% des Muskelgewebes feste Stoffe (Eiweiß, Zucker, Salze, Eisen usw.) enthalten.

Es sind zu unterscheiden:

1. die quergestreiften oder willkürlichen Muskeln,
2. die glatten oder unwillkürlichen Muskeln.

Die zu 1 genannten quergestreiften oder willkürlichen Muskeln stellen die größte Masse dar. Zu ihnen gehören alle am Knochensystem angreifenden Muskeln — auch der Herzmuskel, der allerdings nicht dem Willen unterworfen ist.

Ein quergestreifter Muskel des Skeletts ist dunkelrot und dick; er besteht aus einzelnen zylindrisch geformten Muskelfasern die einen Durchschnitt von 0,01 bis 0,06 mm haben und bis 10 cm lang sind. Jede Faser setzt sich aus feinsten Fäserchen (Muskelfibrillen) zusammen, in die die Muskelkörperchen — zellenartige Körperchen — eingelagert sind. Durch Bindegewebe sind die einzelnen Muskelfasern zu größeren Muskelbündeln zusammengefaßt, über die eine derbe Haut (Faszie) den Abschluß bildet. An seinem Ende mündet der Muskel in eine — meist nicht dehnbare — Sehne, die als Sehnenplatte am Knochen ansetzt oder an den Gliedmaßen als langer Sehnenstrang dorthin führt, wo die Kraft des Muskels am Knochen ansetzen soll. Die Sehne, aus parallelfasrigem, zugfestem Bindegewebe, zieht weit in den Muskel hinein und wird durch viel Ausläufer mit ihm verbunden. Die Sehnen bilden daher die Verbindung zwischen Knochen und Muskel. An Stellen, wo sich die Sehnen oder Muskeln über eine feste Unterlage spannen, bilden sich enge, spaltenartige Räume, die wegen ihrer schleimigen Flüssigkeit als Schleimbeutel bezeichnet werden. Soweit eine Sehne streckenweise von einem Schleimsack umgeben ist, spricht man von einer Sehnenscheide. Die lebendige und aktive Kraft für die Bewegung gibt der Muskel, während die Sehne nur als passives Leitseil oder Verbindungsstück dient, die ihre Bewegung vom Muskel empfängt und auf den Knochen überträgt. Jeder Muskel hat eine bestimmte Bewegung und hierfür einen Bewegungsnerv, der vom Gehirn aus seine Anweisung zur Zusammenziehung des Muskels empfängt; daher die Bezeichnung als „willkürlicher" Muskel. Auch nervöse Impulse laufen zum Muskel, ohne daß sie mit einem bewußten Willen verknüpft sind. Ebenso hat der Muskel auch Empfindungsnerven und Fasern der Lebensnerven.

Rund 500 einzelne Skelett-Muskeln besitzt der Mensch und je nach ihrer Lage, Form und Wirkungsweise werden sie benannt. Der Form nach unterscheidet man länglich runde Muskeln, die sich an den Gliedmaßen befinden und die breiten oder Flächenmuskeln, die sich am Rumpf befinden; sie sind glatt und enden in breiten Sehnenhäuten. Der Lebensvorgang des Muskels besteht in der Fähigkeit, sich zu verkürzen oder ohne sich zu verkürzen nur seine Spannung zu erhöhen. Dabei kann sich ein Muskel, der sich verkürzt hat, nicht allein zurückstrecken; das geschieht durch den entgegengesetzt wirkenden Muskel — den Antagonisten. Um eine bestimmte Bewegung auszuführen, wirken immer viele Muskeln zusammen. Wer eine vollkommene Beherrschung seines Körpers für einen bestimmten Bewegungsvorgang erreichen will, muß auf einen reibungslosen Ablauf und zweckmäßigen Einsatz des Muskels achten. Mit häufiger Muskelübung und stetem Gebrauch der Muskeln fördert man die Entwicklung der Muskulatur, wie sich auch die Muskelstärke bis zu einem hohen Grade durch planmäßige Übung erzielen läßt.

Wie bereits gesagt, gehören die willkürlichen Muskeln zu den am Knochensystem angreifenden Muskeln. In ihrer Bewegung am Knochen wird dieser zum Hebel und je weiter der Muskel vom Gelenk und unter je größerem Winkel er an einem Knochen befestigt ist, desto günstiger ist er in der Wirkungsweise. Die Hebelwirkung ist nötig, um das Gewicht der Glieder, des Leibes und der aufgelegten Lasten das Gleichgewicht zu halten. So können die Knochen als ein- oder zweiarmige, als Last- und auch als Geschwindigkeitshebel dienen. Immer aber sind die Knochen den Muskeln untergeordnet und nicht — wie häufig angenommen wird — umgekehrt. Für die willkürlich arbeitenden Muskeln unterscheiden wir:

a Beugemuskeln = Flexoren,
b Streckmuskeln = Extensoren,
c Anziehmuskeln = Adduktoren,
d Abziehmuskeln = Abduktoren,
e Rollmuskeln = Rotatoren.

Die zu 2 benannten glatten oder unwillkürlichen Muskeln sehen wir meistens an den inneren Hohlorganen (Magen, Darm, Gallenblase, Blutgefäße, Harnleiter u. ä.). Sie geben diesen Organen eine gewisse Eigenbeweglichkeit, durch ihre Zusammenziehung die Entleerung zu bewirken oder z. B. bei den Blutgefäßen ihre Weite zu regulieren. Sie bestehen aus länglichen spindelförmigen Zellen, die sich zu Muskelfasern zusammenfinden und dünne Schichten und Häute bilden. Ihre Regulierung erfolgt ausschließlich durch die Lebensnerven, die der Willkür des menschlichen Denkens entzogen sind; sie sind also unwillkürliche Muskeln. Ihre Bewegungen erfolgen automatisch nach Gesetzen, die die Lebensnerven bestimmen. Diese Muskeln befinden sich meist in einem Spannungszustand (Tonus) und ihre Zusammenziehung erfolgt träge und langsam.

Wie alle anderen Organe, ist auch die Muskulatur nicht unempfindlich gegen innere und äußere Einwirkungen. So kann ein Muskel, der nicht oder unzureichend mit Nerven versorgt wird, an Umfang verlieren, entarten und schwinden (Atrophie). Durch gewaltsame äußere Einwirkungen, wie Stoß, Fall oder Schlag können Muskelverletzungen verursacht werden. Überanstrengungen und Übermüdungen können zu Muskelkrampf führen. Größere Muskelanstrengungen führen zuweilen nachts zu einem Fußmuskelkrampf und bekannt ist auch der Beinmuskelkrampf, der beim Schwimmen plötzlich auftritt und in dieser Situation gefährlich werden kann. Menschen, die zu solchen Muskelkrämpfen neigen, sollten plötzliche Anstrengungen der Muskeln meiden und durch zweckmäßige Pflege der Muskulatur mittels heißer Bäder, Massage und allmähliche Leistungssteigerung im Training vorbeugen.

Auch die Sehnen sind ihrer oberflächlichen Lage wegen besonders leicht Verletzungen ausgesetzt. Da die Behandlung solcher Schäden nur in wenigen Fällen eine völlige

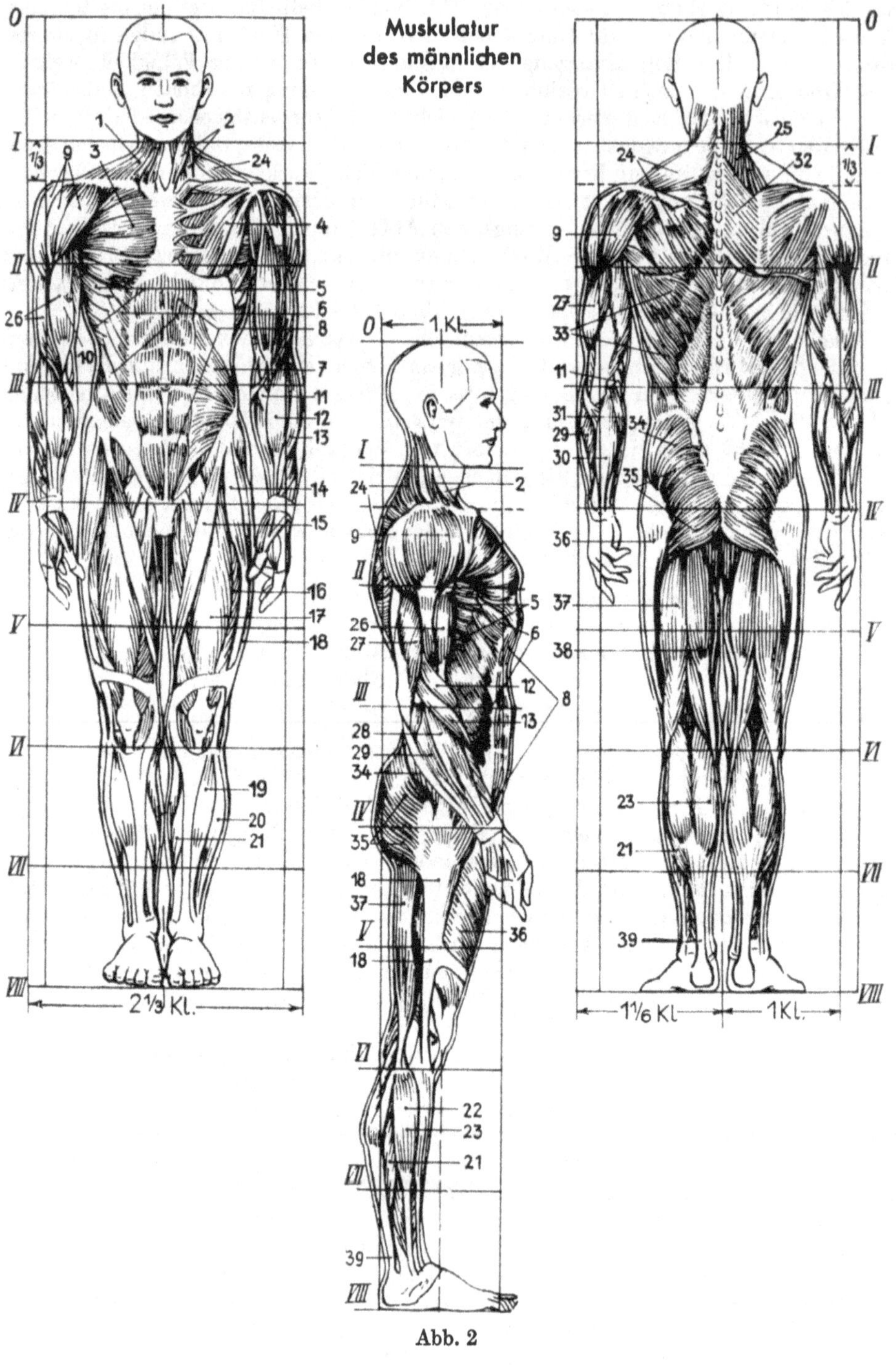

Abb. 2

(Bild aus F. Mertin u. H. Lugaric: Form und Linie, Fachverlag Schiele & Schön, Berlin SW 29)

Wiederherstellung ermöglicht, bedeuten solche Verletzungen immer einen schweren Schaden. Sie können durch Zerreißung, durch Schnitt oder Stich herbeigeführt werden. Durch Verstauchung kann eine Sehnenzerrung entstehen, die sich zu einer Sehnenentzündung oder auch einer Sehnenscheidenentzündung entwickeln kann.

Alle diese Muskelerkrankungen sind schmerzhaft und bedingen eine ärztliche Behandlung.

4. Das Nervensystem

Der menschliche Körper — ein Wunderwerk des Schöpfers — erfährt in seinem Nervensystem die Vollkommenheit, denn erst durch dieses Organ leitet und beherrscht der Mensch seinen Körper in körperlicher und geistiger Hinsicht. Obwohl man es als ein unteilbares Ganzes ansehen muß, unterscheiden wir folgende Teile:

1. das *Gehirn* (im Hirnschädel des Kopfes),
2. das *Rückenmark* (in der Wirbelsäule),
3. die *peripheren Nerven*,
4. das *System der Lebensnerven* (sympathisch und vegetativ).

Das Zusammenwirken dieser Teile mit- und zueinander und in Verbindung mit den einzelnen Körperteilen und anderen Organen des Körpers ist mit einem Fernmeldeamt vergleichbar, in welchem das *Gehirn* die Zentrale darstellt, welche nicht nur Nachrichten empfängt, sondern auch Befehle erteilt und die erforderlichen Kontrollen ausübt.

(1) Das Gehirn selbst ist unterteilt in

a das *Großhirn*. Dieses, für den Menschen wichtigste und wertvollste Gehirnteil beansprucht bei seiner imponierenden Größe den meisten Raum im Hirnschädel;

b das *Kleinhirn*. Nach hinten und vom Großhirn überlagert befindet sich das Kleinhirn als ein selbständiger Hirnteil mit der Aufgabe, das Gleichgewicht zu erhalten. Hierzu steht es mit allen ausführenden Organen und den Sinnenorganen in inniger Verbindung;

c das *Stammhirn* (auch Althirn benannt). Es ist dem verlängerten Rückenmark übergeordnet und hat vor allem das Zusammenspiel aller Apparate zu gewährleisten, die der Bewegung dienen. Zum Stammhirn gehört auch der

---

Abb. 2

0—VIII Kopflängen-Einteilung der Figur

1 Breiter Halsmuskel
2 Kopfnicker
3 Großer Brustmuskel
4 Kleiner Brustmuskel
5 Sägemuskel
6 Äußerer schiefer Bauchmuskel
7 Innerer schiefer Bauchmuskel
8 Gerader Bauchmuskel
9 Deltamuskel
10 Zweiköpfiger Armmuskel (Bizeps)
11 Einwärtsdreher
12 Langer Auswärtsdreher
13 Langer Speichenstrecker und Handbeuger
14 Schenkelbindenspanner
15 Schneidermuskel
16 Äußerer Schenkelmuskel
17 Gerader Schenkelmuskel
18 Schenkelbinde
19 Vorderer Schienbeinmuskel
20 Gemeinsamer Zehenstrecker
21 Schollenmuskel
22 Wadenbeinmuskel
23 Zweiköpfiger Wadenmuskel
24 Kapuzenmuskel (Kappenmuskel)
25 Tiefe Rückenmuskeln
26 Armbeuger
27 Dreiköpfiger Armmuskel (Trizeps)
28 Fingerstrecker
29 Ellenstrecker
30 Speichenbeuger
32 Rautenmuskel
33 Breiter Rückenmuskel
34 Mittlerer Gesäßmuskel
35 Großer Gesäßmuskel
36 Äußerer Schenkelmuskel
37 Zweiköpfiger Oberschenkelmuskel
38 Halbsehniger Muskel
39 Achillessehne

Sehhügel, wo sich die von der Außenwelt einströmenden Empfindungen sammeln, um dann an das Großhirn abgegeben zu werden, wo sie dann zum Erlebnis werden (Schmerz, Wärme u. a.).

Unter dem Sehhügel befindet sich das Zwischenhirn, das als die oberste Instanz des selbständigen Lebensnervensystems angesehen wird, denn von ihm erfolgt die Regulierung

der Stoffwechselvorgänge,
des Wasserhaushaltes,
des Wärmegleichgewichts,
der Herzschlagfolge usw.

In wechselseitiger Zusammenarbeit mit der Zirbeldrüse (Epiphyse) nach oben und der Hirnanhangdrüse (Hypophyse) nach unten regelt das Zwischenhirn auch andere Funktionen des Körpers (Wachstum, Geschlechtsreife, Blutdruck). Die Gehirnnerven haben ihren Ursprung im Mittelhirn und dem verlängerten Mark. Es sind dies nachstehende 12 Paare:

I. der Riechnerv, Nervus olfactorius
II. der Sehnerv, Nervus opticus
III. der Augenbewegungsnerv, Nervus oculomotorius
IV. der Augenrollnerv, Nervus trochlearis,
V. der Drillingsnerv, Nervus trigeminus
als Empfindungsnerv für das Gesicht,
VI. Seitlicher Augenabzieher, Nervus abducens
VII. Gesichtsbewegungsnerv, Nervus facialis
VIII. Gehör- und Gleichgewichtsnerv, Nervus statoacusticus
IX. der Schlundnerv, Nervus glossopharyngeus
X. der Herumschweifende, Nervus vagus
ein mächtiger Nerv, der zum Kehlkopf und den inneren Organen zieht und gleichzeitig ein Teil des Lebensnervensystems ist,
Nervus parasympathicus
XI. der Beinnerv, Nervus accessorius
XII. der Zungennerv, Nervus hypoglossus

(2) Die von den Nervenzellen der Gehirnrinde des Großhirns sowie vom Stammhirn und dem Kleinhirn abgeleiteten und ihnen zugeleiteten Nervenbahnen gelangen nach dem Durchzug durch das Mittelhirn und die Brücke in das Rückenmark (2), wo sie in bestimmten Höhen mit aus- und eintretenden Nervenfasern neue Verbindungen eingehen. Ihre Arbeitsweise erkennen wir an folgendem Beispiel:

Infolge einer Verletzung am Bein entsteht ein Schmerzreiz, der durch die Beinnerven in den Lenden teil des Rückenmarks geleitet, von dort auf dem Wege der Schmerzbahn zum Sehhügel und weiter zur Gehrinrinde geführt wird, wo er in das Erlebnis des Schmerzes umgewandelt wird.

(3) Diejenigen Nervenfasern, die im Rückenmark beginnen und zur Körperoberfläche, zur Haut, den Muskeln und den Gelenken hinführen, sind die peripheren Nerven. Sie sind meist als gemischte Nerven anzusprechen, da sie sich nach ihrem Austritt aus dem Rückenmark oftmals mit den Empfindungsnerven vereinigen und auch mit Nervenfasern verbunden sind, die die Blutgefäße versorgen.

(4) Das System der Lebensnerven — auch autonomes — vegetatives oder sympathisches Nervensystem benannt — wird von den im Zwischenhirn befindlichen Zentren geleitet, die einen bestimmenden Einfluß auf Wasserhaushalt, Blutdruck, Blutverteilung ausüben. Das plötzliche Erröten, Erblassen eines Menschen oder ein

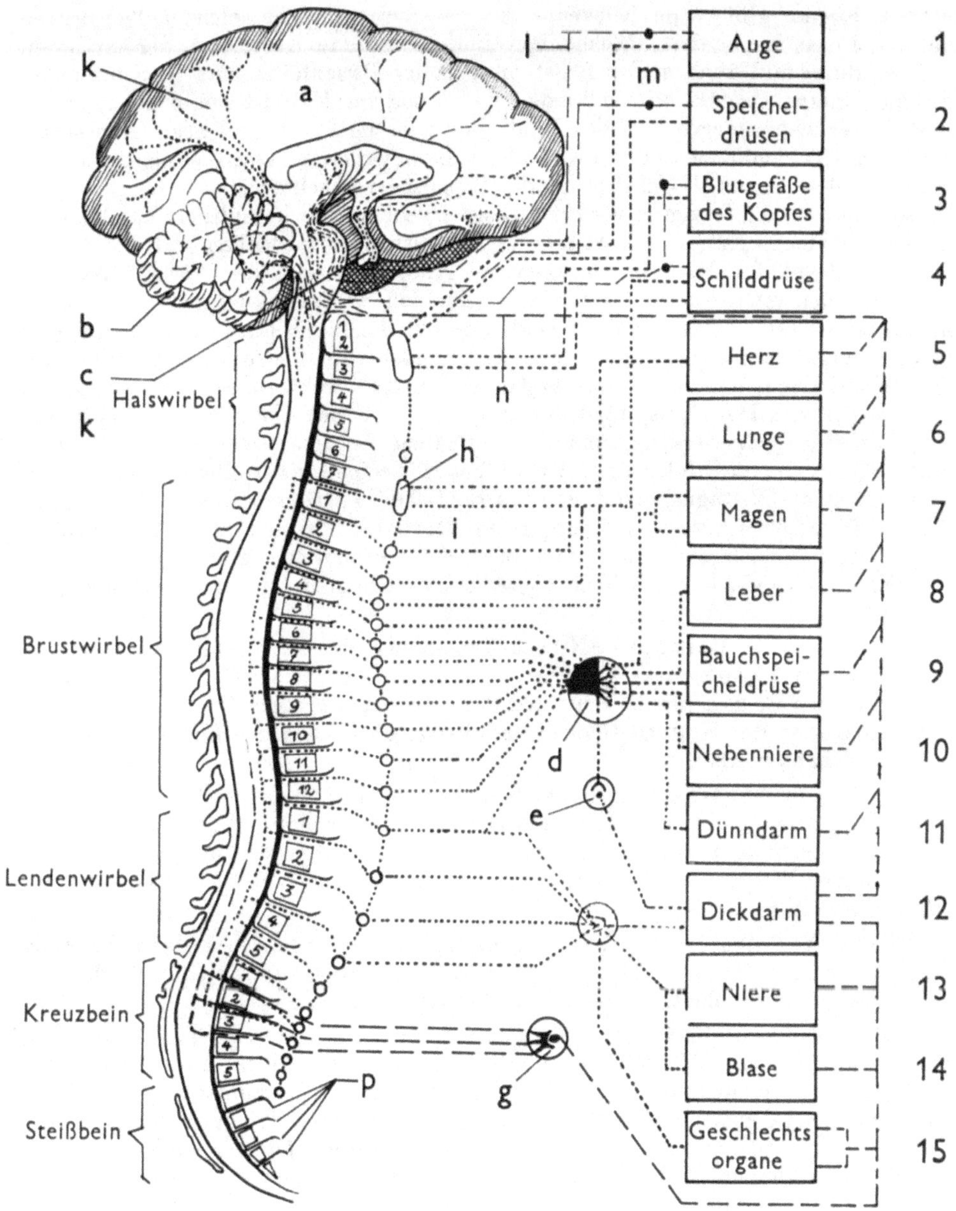

Abb. 3. Das Nervensystem

a Großhirn
b Kleinhirn
c Hypophyse
d Sonnengeflecht
e vor der Wirbelsäule liegende Ganglien
g Beckenganglion
h Ganglion stellatum
i Grenzstrang
k Halswirbel
l parasymphatische Fasern, dem III. Hirnnerven,
m dem VII. Hirnnerven beigemischt
n Vagus (X. Hirnnerv)
p gewöhnliche Rückenmarksnerven

verstärktes Herzklopfen in gespannten Situationen, sind Leistungen der Lebensnerven. Ebenso gibt es im Rückenmark Nervengruppen, die solche Lebensnerven aussenden. Auch vor dem Rückenmark finden wir eine Kette von Nervenknoten (Grenzstrang) und auch in der Brust- und in der Bauchhöhle sind Nervenbündel, die die inneren Organe mit Lebensnerven versorgen. Man ist heute geneigt, das System der Lebensnerven als das Bindeglied zwischen Leib und Seele anzusehen, denn manche Schmerzempfindungen an inneren Organen lassen weniger auf Erkrankung des Organs als auf Störung der Lebensnerven schließen.

Aus dem bisher Gesagten wird der Leser erkennen, wie kompliziert das Nervensystem des Menschen gestaltet ist und wie vielseitig seine Aufgaben sind.

Das Schemabild des Nervensystems — Abb. 3 — zeigt den Verlauf von Fasern der Rückenmarksnerven von Zentren für den Sympathikus (........ Punktlinien) zum Grenzstrang, einer zu beiden Seiten der Wirbelsäule gelegenen Kette von Nervenknoten. Für die Kopf- und Brustorgane wird hier die Umschaltung auf neue Nervenbahnen (.........) vorgenommen, die direkt zu den Erfolgsorganen (1 bis 15) ziehen. Der Parasympathikus (— — — — Strichlinien) gliedert sich in ein Kopf- und ein Beckensystem. Seine Nervenbahnen werden immer in Nervenknoten umgeschaltet, die im Erfolgsorgan (1 bis 15) oder in seiner unmittelbaren Nähe liegen. Der Gehirnnerv (N. vagus) bildet den Hauptanteil des Parasympathikus. Die gewöhnlichen Rückenmarksnerven (die peripheren Nerven), die zu den Muskeln, Gelenken und der Haut ziehen, sind durch ununterbrochene Linien dargestellt.

Hier interessieren hauptsächlich die wichtigsten Beinnerven, und zwar sind dies folgende:

a der große Beinnerv (Nervus ischiadicus), dessen Wurzeln im untersten Teil des Rückenmarks beginnen und der sich dann als einheitlicher Strang aus dem Becken heraus zieht und dann zwischen großem Rollhügel und Sitzhöcker an der Hinterseite des Oberschenkels zwischen den Beugemuskeln zur Kniekehle verläuft;

b der Schienbeinnerv (Nervus tibialis) entsteht aus der Spaltung des großen Beinnerven in der Kniekehle und zieht an der Hinterseite des Unterschenkels um den inneren Knöchel herum zur Fußsohle, wo er sich in zwei Endfasern aufteilt. Er versorgt die Wadenmuskulatur, den langen Beuger und die kleinen Fußmuskeln.

c der Wadenbeinnerv (Nervus peronaeus) ist der zweite Teil der Spaltung des großen Beinnerven. Er führt im das Wadenbeinköpfchen zur Vorderseite des Unterschenkels, wo er die Streckmuskulatur versorgt.

Als Ischias benannt wird die neuralgische Entzündung des großen Beinnerven. Sie beginnt meistens plötzlich mit starken Schmerzen im Kreuz, die an der Rückseite des Oberschenkels bis in die Wade hinabziehen und bis zum Fuß ausstrahlen. Eine Bewegung des Beines ist schmerzhaft und in schweren Fällen ist ein Gehen und Stehen völlig unmöglich. Ähnliche Krankheitssymptome können auch durch Geschwülste im kleinen Becken und vor allem auch durch Bandscheibenvorfall ausgelöst werden.

5. Die Haut, Haare und Fingernägel

a Die Haut

Der menschliche Körper wird von der Haut umhüllt, die sich wie ein elastisches Gewebe der Unterlage anpaßt, wie sie ihr vom Knochengebilde und den Muskeln gegeben wird.

Sie schützt den Organismus gegen das Eindringen von Fremdkörpern und gegen Beschädigungen des Körpers; auch ist sie für uns ein Organ des Gefühls, das wir als Tast-, Druck-, Schmerz- und Ortsgefühl, als Wärme und Kälte oder auch als Wohlbehagen empfinden. Dabei hat die Haut noch weitere Aufgaben, nämlich durch ihre Poren werden Wasserdampf und Kohlensäure, Wasser und Salze (Hautharnung) ausgeschieden. Es wird häufig von einer „Hautatmung" gesprochen, die aber nichts anderes sein kann, als die erwähnte Wasserabdunstung.

In den Jugendjahren ist die Haut weich und farbenreich, im Alter wird sie welk, rauh und in der Farbe fahl und unrein.

Wir unterscheiden bei der Haut drei Schichten:

1. obere Schicht = die Oberhaut (Epidermis),
2. mittlere Schicht = die Lederhaut (Korium),
3. unterste Schicht = das Unterhautzellgewebe (Subcutis).

Das Unterhautzellgewebe besteht aus einem faserigen (Binde-)Gewebe und vermittelt die Verbindung der Haut mit der Unterlage, d. h. den darunter befindlichen Muskeln und Knochen. Die Fasern sind entweder lang und parallel zur Hautoberfläche angeordnet und ergeben so eine lockere Verbindung zwischen Haut und Unterlage; sie gestatten ein Aufheben der Haut in größeren Falten. Kurze und senkrecht zur Hautoberfläche gerichtete Fasern dagegen geben eine feste Verbindung zwischen der Haut und der Unterlage; hier kann die Haut nur schwer und nur in kurzen Falten hochgehoben werden. Aus diesen verschieden gehaltenen und angeordneten Fasern ergibt sich, daß an den Stellen loser bzw. lockerer Verbindungen des Unterhautzellgewebes bei guter Ernährung des Körpers Fettanlagerungen (Fettpolster) gebildet werden, die bei besonderen Körperteilen z. B. an der Fußsohle als schützendes Polster anzusehen sind oder z. B. in der Umgegend der Gelenke als Füllmaterial dienen. Das Fett im menschlichen Körper stammt zum Teil unmittelbar aus dem Nahrungsfett, das der Mensch in den Speisen und Getränken zu sich nimmt. Soweit die Kohlehydratspeicher des Körpers (Glykogen der Leber) nicht ausreichen, die Zufuhr von Kohlehydraten aufzunehmen, wird der Überschuß in Fett umgewandelt. Die frühere Meinung, daß das Fett auch aus Eiweiß gebildet wird, kann heute als überholt angesehen werden. Im freien Zustand kommt das Fett im Blute vor; in Zellen eingeschlossen wird es beim Menschen außerhalb und zwischen den verschiedenen Organen in unterschiedlichen Mengen vorgefunden. Es wird in Zellen erzeugt, die man als Fettzellen bezeichnet. Für einen Menschen von etwa 70 kg Gewicht werden täglich 60—80 g Fett als notwendig angesehen. Dieses wird durch die fettspaltenden Fermente des Darms und der Bauchspeicheldrüse (Pankreas) verdaut, indem es in Fettsäuren und Glyzerin gespalten wird. Durch Alkalien werden die Fettsäuren im Speisebrei verseift und mit Hilfe des Gallensekretes in die Darmschleimhaut aufgesogen. In den Epithelzellen der Schleimhaut werden sie wieder zu Fett aufgebaut.

Jede dieser Fettzellen besteht aus einer strukturlosen, durchsichtigen Umhüllung und einem Fett-Tröpfchen als Inhalt. Verliert die Zelle ihren fetten Inhalt, so wird ein Kern in ihr sichtbar. Die Fettanlagerung erfolgt unterschiedlich und individuell entsprechend der Lebensführung des Menschen. So haben Kinder in den ersten Jahren größere Mengen Fett als erwachsene Menschen. Frauen erfahren eine reichlichere Fettablagerung als die Männer. Im Greisenalter tritt meistens ein vollkommener Fettschwund ein. Reichlicher Genuß von Alkohol, gutes und reichliches Essen, wenig körperliche Bewegung und wenig Arbeit fördern die Bildung von Fett und dessen Ablagerung. Schmale Kost und angestrengte Arbeit (körperliche und geistige!) bewirken eine Abmagerung des Körpers bzw. die Auflösung der Fettschichten oder Fettpolster.

Die Fettanlagerung beeinflußt sehr nachhaltig die Formen der Körperoberfläche. So werden bei mäßiger Fettschicht die Gegensätze zwischen den durch die Knochen und Muskeln bedingten Vertiefungen und Wülste ausgeglichen und die Formen geglättet, während stärkere Fettanlagerungen die Formen runden und die Übergänge des Knochen- und Muskelgebildes ausfüllt bzw. Wülste entstehen läßt, die für das Auge unschön wirken und dem Menschen auch lästig werden können. Immerhin gewährt eine Fettschicht einen wirksamen Schutz vor Druck und Stoß, sowie gegen vorschnellen Wärmeverlust. In der Regel ist das Unterhautzellgewebe 4—9 mm stark, kann aber bei korpulenten Menschen auch eine Stärke von 20—30 mm erreichen.

Über dem Unterhautzellgewebe befindet sich die Lederhaut. Sie ist dünner, aber stark und fest und mit der darüber liegenden Oberhaut intensiv verbunden. Auch sie besteht aus Bindegewebsfasern, die zu festen Bündeln vereinigt, in Quer- und Längslagen ein Netzwerk mit engen, langgestreckten Maschen darstellen, wobei die reichlich vorhandenen elastischen Fasern eine große Elastizität — sich zu dehnen und dann wieder zu verkürzen — aufweisen. Wenn allerdings das Fett im Unterhautzellgewebe schwindet und die Muskeln schwächer werden (beim Altern des Körpers), wird auch diese Elastizität der Lederhaut geringer und verliert sich zuletzt vollständig. Die Lederhaut ist mit Nervenpapillen durchsetzt und mit Blutgefäßen reichlich versehen. Diese Nervenpapillen (lies Hautwarzen) erkennt man an den kleinen Erhabenheiten auf der Oberfläche der Lederhaut; sie enthalten manchmal auch kleine Tastkörperchen, die meistens an solchen Hautstellen stark und vollendet vorhanden sind, wo sie mit fremden Körpern in Berührung kommen, wie dies bei den Nagelgliedern der Finger und Zehen, den Handflächen, den Fußsohlen u. a. der Fall ist, die wir als feinfühlige Hautstellen zu bezeichnen pflegen. Eingebettet in die Lederhaut sind auch die Schweiß- und Talgdrüsen sowie die Wurzeln der Haare.

In inniger Verbindung mit der Lederhaut bildet die darüber befindliche Oberhaut mit ihren vielen Lagen kleiner Bläschen die oberste Hautschicht auf dem Körper. Wir unterscheiden bei der Oberhaut die Hornschicht und die Keimschicht. Die unterste ist die Keimschicht und zwischen ihr und der Hornschicht liegt in besonderen Zellen der Farbstoff (das Pigment) für die Hautfarbe, der die Haut vor starken Sonnenstrahlen schützt. Aus der Keimschicht entwickelt sich die Hornschicht. Ihre oberfächlichsten kleinen Bläschen erfahren eine Umwandlung zu kleinen Hornschüppchen, die laufend abgestoßen und aus der Tiefe der Keimschicht durch neue ersetzt werden. Diese Hornschicht ist in ihrer Stärke an einzelnen Körperstellen verschieden und ist dort besonders dick, wo die Haut einem starken Druck ausgesetzt wird. Am dicksten ist sie an der Ferse. Hornige Gebilde wie Schwielen und Hühneraugen können dadurch entstehen. Dabei kann die Oberhaut als nicht besonders empfindlich angesprochen werden. Zu erwähnen ist hier die Schleimhaut, welche die Wände der nach außen führenden offenen Körperhöhlen bedeckt. In ihrem Aufbau entspricht sie ähnlich der Oberhaut, nur fehlen meist die Gefühlswärzchen, während in ihr eingebettete Drüsen die besonderen Zwecken dienenden Säfte absondern. Infektionen und andere Einwirkungen führen häufig zu Entzündungen der Schleimhäute und wir sprechen dann von einem Schleimhautkatarrh.

Durch die Oberhaut stoßen Haarschaft, Talgdrüse und Schweißdrüse. Die letzteren sind dünne gewundene Schläuche, die von ihrem unteren Knäuelende nach oben führen und auf der Hautoberfläche als Pore erkennbar sind, aus der dann Flüssigkeiten und Gase ausgeschieden werden. Im Ruhezustand sondert der Körper dabei weniger (immerhin etwa $\frac{1}{2}$ kg pro Tag) ab; bei großer körperlicher Anstrengung jedoch, im Dampfbad und auch bei verschiedenen Erkrankungen des Körpers steigert sich die Menge der abgesonderten Flüssigkeiten bedeutend.

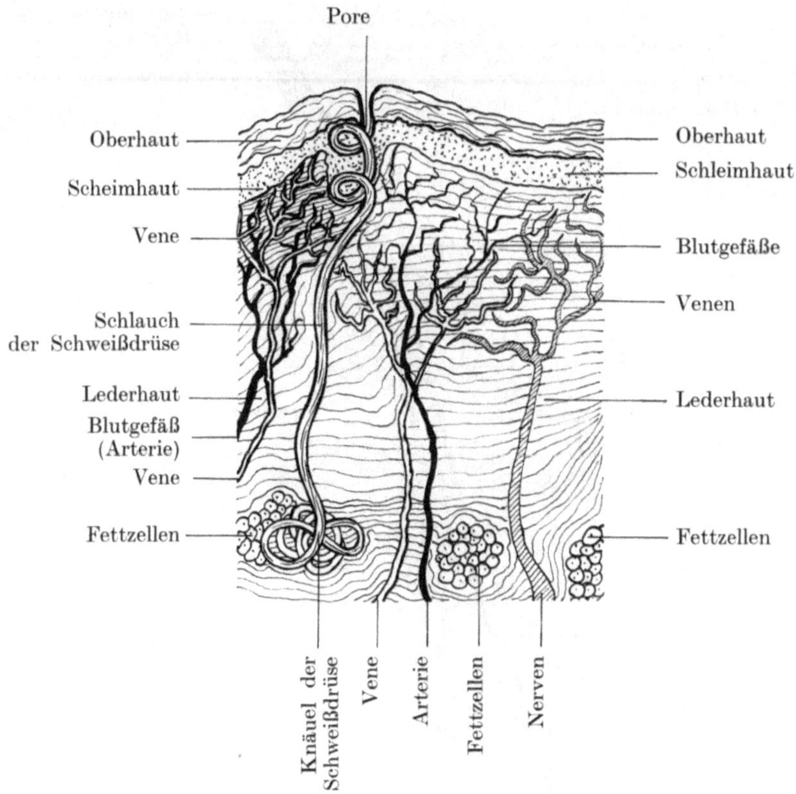

Abb. 4. Senkrechter Schnitt durch die Haut

b Die Haare

Zu den Gebilden der Haut rechnen die Haare. Sie sind Hornfäden, die schräg aus der Haut wachsen. Mit wenigen Ausnahmen — Handteller, Fußsohle — ist der menschliche Körper mehr oder weniger mit Haaren besetzt. Diese Hornfäden ruhen mit ihrem verdickten unteren Ende tief in der Lederhaut. Sie bestehen aus dem mit Zellen und Luft erfüllten Innern, einer darüber befindlichen Rinde mit den Haarpigmenten, über welcher sich eine schuppige Außenhaut zieht. Besondere Muskelfasern ermöglichen ein Aufrichten (Sträuben) der Haare, im gegebenen Falle auch ein Zusammenziehen der oberen Hautschichten, was wir als die sogenannte Gänsehaut empfinden. Jedes Haar wächst wie aus einer Tasche (Follikel) in der Haut, in deren unterstem Ende eine Papille liegt, die dem Haar seine Nahrung aus dem Blutstrom in gleicher Weise spendet wie eine Wurzel den Baum ernährt, der seine Nährstoffe aus dem Boden zieht. Die Lebensdauer eines Haares — gemeint ist hier das Haupthaar — schwankt zwischen zwei bis sechs Jahren und seine Länge beträgt im allgemeinen vierzig bis sechzig Zentimeter. Es gibt allerdings auch Ausnahmen, wo die Länge des Haares noch viel größer ist. Oberhalb der Haarwurzel liegt die Talgdrüse, die nicht nur das Haar und die Kopfhaut fettet, sondern auch Cholestarin erzeugt und so das Wachstum günstig beeinflußt. Das gesunde Haar ist nicht nur sehr elastisch, sondern auch sehr reißfest. Es trägt mühelos eine Last von 150 Gramm und

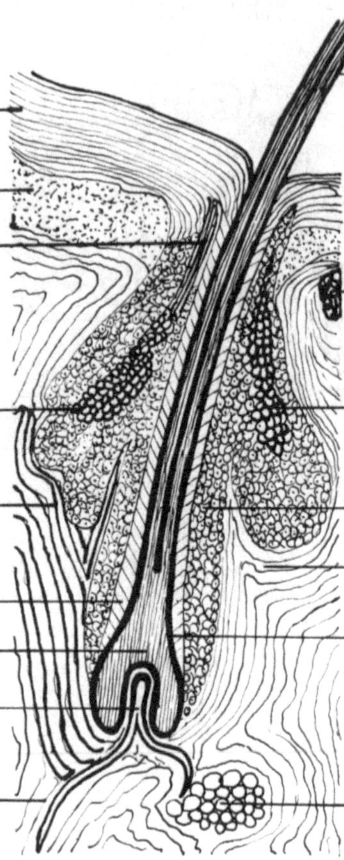

Abb. 5. Senkrechter Schnitt durch die menschliche Haut

mehr. Es ist dabei interessant festzustellen, daß die Dicke und Dichte des Haares mit seiner Farbe zusammenhängt. Am feinsten und dichtesten ist im allgemeinen das blonde Haar; rotes Haar dagegen ist am stärksten, wächst aber im allgemeinen nicht so dicht wie blondes Haar. Hinsichtlich des Wachstums des Haares bestehen keine bestimmten Normen; in jungen Jahren wächst das Haar schneller — ebenso im Sommer — etwa sieben und mehr Millimeter im Monat! — Mit dem zunehmenden Alter wird das Wachstum des Haares schwächer und auch die Beschaffenheit und Farbe des Haares erfährt Veränderungen, wie wir sie dann auch bei alten Menschen immer wieder vorfinden.

c Die Finger- und Fußnägel

Ein weiteres Horngebilde der Haut sind die Nägel. Sie bedecken die Endglieder der Finger und Zehen auf ihrer Oberfläche. Es sind starke Oberhautplatten aus einer oberen trockenen, festen Hornschicht und aus einer weichen, noch aus jungen Hornzellen bestehenden Keimschicht zusammengefügt, wobei die Keimschicht als die untere Schicht auf dem Nagelbett der gefäßreichen Lederhaut des Endgliedes ruht.

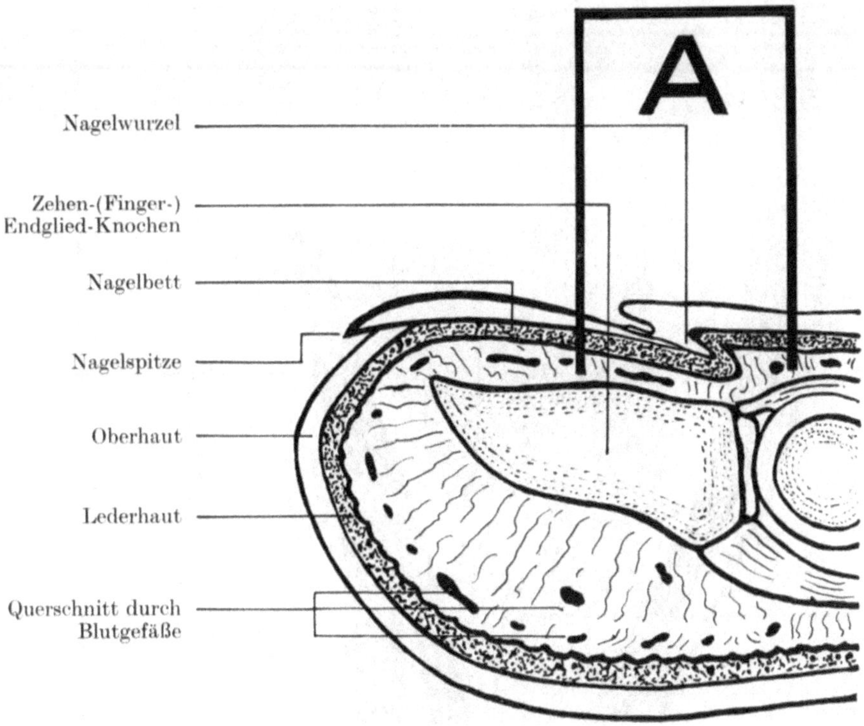

Abb. 6
Längsschnitt durch ein Nagelglied
(nach Todt: Anatomischer Atlas)

Jeder Nagel steckt in seinem hinteren Teile und einem Teil der Seitenränder in einer Hautfurche, die sich hinten zum Nagelfalz einsenkt. Die Form der Nägel ist verschieden; in der Regel sind sie mehr lang als breit und in der Quere etwas gewölbt. Der im Nagelfalz steckende Teil des Nagels ist die Nagelwurzel und sie läßt meistens einen weißen Bezirk erkennen, der wegen seiner halbmondartigen Form allgemein das Möndchen (Lunula) genannt wird. Der vordere Teil des Nagels — die Nagelspitze — mit der weißen Netzhaut auf der Unterseite liegt frei über das Endglied des Fingers bzw. der Zehe.

Der aus der Nagelwurzel täglich $^{1}/_{10}$ Millimeter herauswachsende Nagel besteht aus Hornstoff, Kieselsäure, Schwefel und Arsenik. Er gibt den Finger- bzw. Zehengliedern ziemliche Festigkeit und erhöht dabei durch seinen Gegendruck die Empfindlichkeit der Tastkörperchen an den Finger- bzw. Zehenspitzen.

Im Gegensatz zu den Fingernägeln sind die Fußnägel in Form und Größe — wie die Füße überhaupt — als verkümmert zu bezeichnen. Die Länge des Nagels richtet sich meistens nach der Form des Gliedes, d. h. nach der Form des Fingers oder des Zehes. Zu kurze Nägel schützen die Finger- bzw. Zehenspitzen nur ungenügend. Ebenso führt harte Handarbeit zu einer Abplattung der Fingernägel.

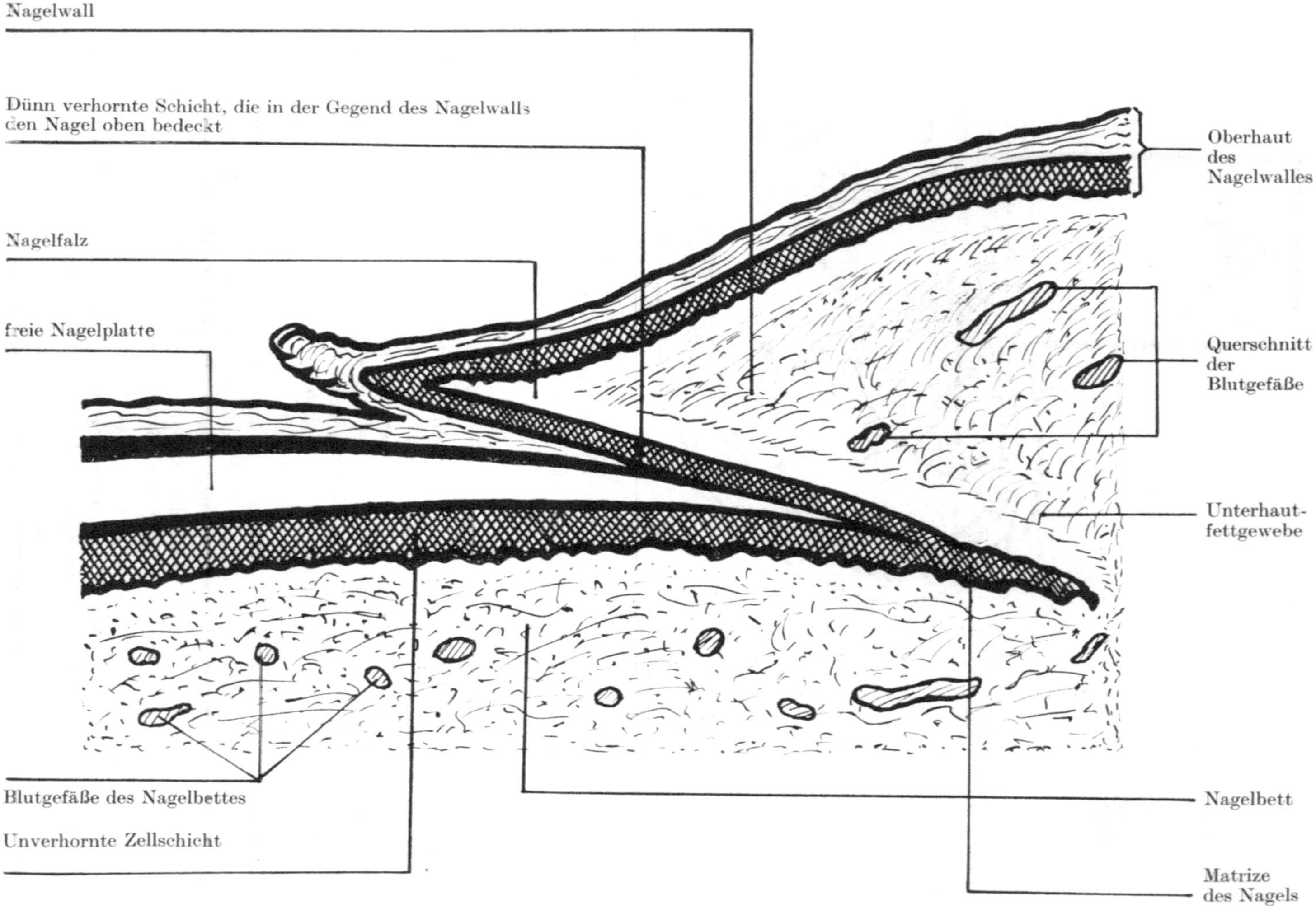

Abb. 7. Längsschnitt durch die Nagelwurzel und einen Teil der freien Nagelplatte (Vergrößerung der A-Platte)

6. Das Blut und das Lymphgefäßsystem

a Das Blut

Wie bei der Beschreibung der Haut erwähnt, ist die Haut des menschlichen Körpers reichlich mit Blutgefäßen versehen. Wenn man im allgemeinen sagt, daß das Blut der Lebenssaft des Menschen sei, so ist es dies auch in jeder Hinsicht. Es hat die Aufgabe, die Ernährung der Organe durchzuführen; es nimmt die unbrauchbar gewordenen Stoffe und die unverbrauchten Stoffe in sich auf, führt die ersteren den Ausscheidungsorganen (Nieren, Lungen, Haut) und letztere anderen Organen als Nahrungsstoff zu. Der erwachsene Mensch hat 5—6 Liter Blut, die Gesamtmenge beträgt rund 8% der Körpersubstanz. Das Blut — die den ganzen Körper durchströmende Ernährungsflüssigkeit, etwa 80% Wasser, enthält im Blutwasser (Blutplasma) Eiweißkörper, Kohlehydrate, Hormone und Salze gelöst. Im Plasma schwimmen die roten und die weißen Blutkörperchen sowie die Blutgerinnungskörperchen (Thrombozyten). In einem Blutstropfen von 1 cmm befinden sich rd. 4,5—5 Millionen rote Blutkörperchen (Erythrozyten) und etwa 6000—8000 weiße Blutkörperchen (Leukozyten). Die Farbe der roten Blutkörperchen wird durch einen Farbstoff (Hämoglobin) verursacht; sie ist hell im sauerstoffreichen Blut der Schlagadern und dunkel im kohlensäurereichen Blut der Blutadern. Die roten Blutkörperchen besorgen die Atmung und die weißen den Schutz gegen Infektionen und Bakterien.

Der Blutkreislauf ist der ununterbrochene Strom des Blutes innerhalb eines geschlossenen Röhrensystems der Adern, wie es von dem englischen Arzt William Harvey 1628 entdeckt wurde. Er beginnt mit dem hellroten reinen Blut aus der linken Herzkammer, das zunächst in die große Schlagader — der Aorta — und zwar in ihren aufsteigenden Teil geführt wird. Die Aorta ist der Hauptstamm des gesamten Arteriensystems, durch welches alle Organe das Blut als die Bedingung ihres Lebens und ihrer Tätigkeit zugeführt erhalten. Die Aorta gibt das Blut an die Hauptarterien ab, die sich in immer kleinere Äste bis in die feinen Kapillaren (Haargefäße) aufsplittern, wo die eigentliche Ernährung der Gewebe und Organe stattfindet. Das geschieht in der Weise, daß der Körper durch die dünnen Wände der feinsten Äderchen dem Blut die Stoffe entnimmt, welche für die Lebensbedingungen notwendig sind, während die dafür ausgenützten Stoffe in das Blut eintreten. Dabei wird das Blut unrein, färbt sich dunkelrot und verliert auch an Temperatur. Aus den Haargefäßen gelangt es dann in die Anfänge der Venen, deren Hauptstämme meist an der Seite der Arterien verlaufen und in die beiden Hohlvenen münden, welche das Blut dann dem rechten Vorhof des Herzens zuführen; von hier wird das dunkelgefärbte Blut durch Zusammenziehung des Herzmuskels in die rechte Herzkammer geleitet, von wo es durch die Lungenarterie in die Lungen und weiter durch Lungenkapillaren und -venen in den linken Vorhof geschafft wird. In den Lungen wird das Blut gereinigt und fließt vom linken Vorhof durch die zweizipflige Herzklappe in die linke Herzkammer zurück, von wo es dann seinen Kreislauf erneut antritt. Die Umlaufzeit des Blutes beträgt rund 1—1½ Minuten je nach der ausgetriebenen Blutmenge. Die Geschwindigkeit des Blutumlaufs ist dort größer, wo das Stromgebiet enger ist — in den großen Arterien und Venen — und geringer dort, wo es sehr in die Breite geht; am geringsten ist sie in den Haargefäßen.

Der Blutdruck ergibt sich aus der Strömungskraft und der Gefäßwandspannung; er ist meßbar durch den Druck, der erforderlich ist, um den Blutstrom in einer Schlagader (z. B. des Oberarmes) zu unterdrücken. Er ist weitgehend abhängig vom Alter, dem Kräftezustand des Menschen, seiner körperlichen und geistigen Ruhe, der Tageszeit und dem Geschlecht. Er ist krankhaft gesteigert bei Arterienverkalkung, chronischen Nierenleiden, nervösen Störungen usw. Ein zu hoher Blutdruck ist genau so gefährlich wie ein zu geringer und es empfiehlt sich in gegebenen Fällen, den Arzt in Anspruch zu nehmen.

Die Blutzusammensetzung des Menschen ist verschieden. Die durch Landsteiner entdeckten Blutgruppen bestehen aus vier Arten: 0 — A — B — AB mit einigen Unterarten; dazu noch der „Rh-Faktor". Zur Vermeidung ernster Zwischenfälle bei Blutübertragungen infolge der Unverträglichkeit der Blutgruppen zueinander wird meistens vor Eintritt in eine operative Behandlung die Art der Blutgruppe bei dem Kranken festgestellt.

Wenn man von einer Blutprobe spricht, so handelt es sich um die Entnahme von Blut zu Untersuchungszwecken bei Verdacht von Alkoholeinfluß bei Straftaten, oder von Geschlechtskrankheiten. Ebenso werden Blutproben gemacht zur Feststellung der Vaterschaft durch Vergleich des Blutes von der Mutter und des fraglichen Vaters mit dem des Kindes.

Erkrankungen des Blutes sind häufiger, als wir üblicherweise anzunehmen pflegen. Durch Hemmungen der Blutzirkulation werden Blutgefäßstörungen hervorgerufen. Sie können ihre Ursache in Ein- oder Abschnürungen eines Gliedes haben, können aber auch durch Veränderung des Körperteiles entstehen, wie z. B. beim Senkungsprozeß des Fußes. Hier werden auch die Venen gedrückt oder gequetscht und das venöse Blut staut sich. Eine Schwellung des Fußes in der Knöchelgegend ist die sichtbare Folge. Derartige Schwellungen können jedoch auch ihre Ursache in einer krankhaften Ansammlung von Gewebswasser in und unter der Haut haben, die sich bei ungenügenden Herz- und Nierenfunktionen ergibt.

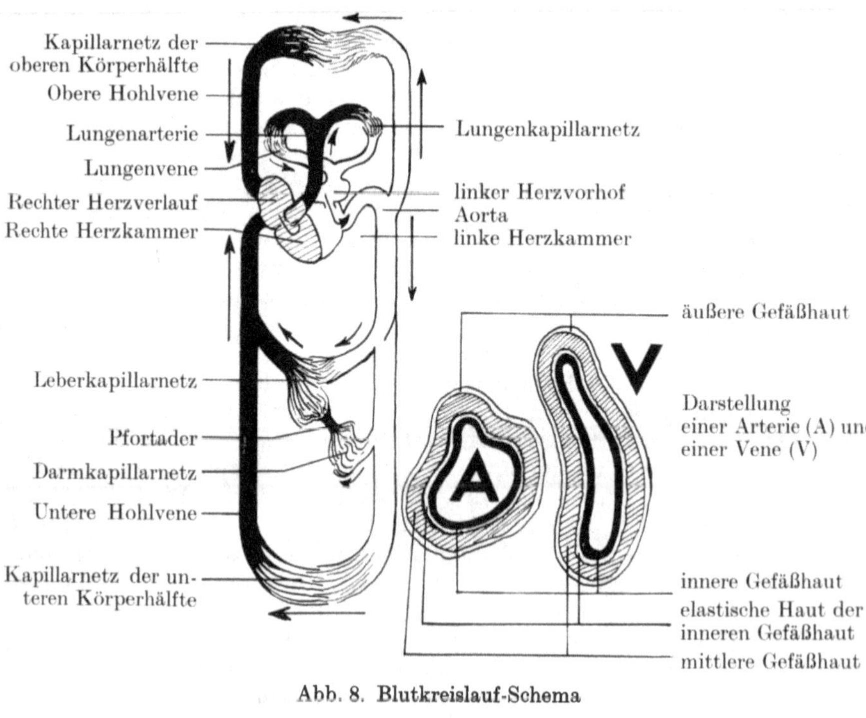

Abb. 8. Blutkreislauf-Schema

Zu den arteriellen Gefäßstörungen gehört auch die Arteriosklerose, die wir allgemein als Adernverkalkung bezeichnen. Hier handelt es sich um eine allmähliche Verengung, Verhärtung oder Brüchigwerden der Aderwände durch Kalk-Kalksalzablagerungen, die meistens im vorgerückten Alter des Menschen eintritt. Zunächst stellen sich rheumatische und neuralgische Schmerzen an der Fußsohle bzw. im Bereich des Mittelfußes und der Zehen ein. Beim Gehen werden sie stärker empfunden als in Ruhe, wo sie auch dann verschwinden. Beim Fortschreiten des Verkalkungsprozesses treten Schmerzen in der Wade, Kältegefühl in den Füßen, Blässe der Haut, die oft mit Blaufärbung wechselt, ein und diese Symptome verschlimmern sich, so daß der Kranke zuletzt das Gehen und Stehen nur unter großen Schmerzen ausüben kann. Rechtzeitige ärztliche oder klinische Behandlung ist notwendig.

Zu den bekannten Beinleiden gehören auch die Krampfadern (Varizen). Varizen sind krankhaft erweiterte Venen und meist sind die oberflächlichen oder Hautvenen befallen. Die Erkrankung kann sich aber auch auf die tiefen Venen, die den Arterien meist in Zweizahl folgen und auf die Verbindungen, die zwischen den oberflächlichen und tiefen Venen bestehen, ausdehnen. Die wichtigsten und häufigsten sind jedoch die oberflächlichen Krampfadern, denn sie stellen oft ein ernstes Leiden dar. Wir finden sie am Fuß, am Unterschenkel und auch am Oberschenkel bis in die Leistenbeuge. Die Krampfadern können sehr vielgestaltig sein. Die Venen zeigen teils nur eine Erweiterung, teils außer der Erweiterung noch eine Verlängerung, so daß sich daraus eine mehr oder weniger ausgesprochene Schlängelung oder Knäuelbildung ergibt; auch knoten- und sackförmige Erweiterungen in Einzahl und Vielzahl kommen vor. Während der Schwangerschaft der Frauen treten manchmal kleinste uud oberflächlich gelegene erweiterte Venen auf, die Vorläufer von Krampfadern sein können, aber nicht zu sein brauchen.

Die eigentliche Ursache der Krampfadern ist nicht geklärt. Sicher ist, daß sie familiär auftreten; bekannt ist ferner, daß verschiedene Faktoren verschlimmernd oder auslösend wirken können, so z. B. Schwangerschaft, sonstige Ursachen von Stauung in den Beinen, statische Überbeanspruchung, Infektionskrankheiten, Alkoholismus, u. a. Häufig beobachtet man dabei auch gleichzeitig Senk- oder Plattfüße. Komplikationslose Krampfadern erzeugen häufig keinerlei Beschwerden. Sind jedoch die Venenklappen weniger oder nur vermindert leistungsfähig, so sind Klagen besonders bei stärkerer statischer Beanspruchung, insbesondere nach langem Stehen — zumal mit zunehmenden Alter doch recht häufig: Schwere- und Müdigkeitsgefühl in den Beinen, krampfartige ziehende Schmerzen.

Als eine ernste Verschlimmerung dieses Beinleidens ist anzusehen, wenn sich als Folge der gestörten Blutzirkulation zu den Krampfadern noch Ekzeme am Unterschenkel (nässende und trockene, schuppende), gelbe und braune Pigmentierungen der Haut, die gefürchteten Beingeschwüre (Ulcera cruris = offene Beine), Ansammlungen seröser Flüssigkeiten in den Gewebslücken (Ödeme) und Entzündungen der Venenwände (Thrombopleebitis) hinzugesellen. Sie sind zweifellos die Folge des verschlechterten Blutumlaufes und der dadurch bedingten ungenügenden Gewebsernährung. Am ungünstigsten in der Ernährung ist offenbar die Gegend oberhalb des inneren Knöchels gestellt, denn hier ist der Lieblingsplatz der Beingeschwüre. Sie können eine erhebliche Größe erreichen, zeigen eine schlechte Heilungstendenz bei schmierig belegtem Grund und übelriechender bis stinkender Absonderung. Bei mit Ödem komplizierten Fällen muß man eine Miterkrankung der tiefen Venen annehmen, wenn nicht andere Ursachen, wie Thrombose oder Entzündungen in den Krampfadern oder Herz- oder Nierenerkrankungen vorliegen. Als Thrombose wird das Blutgerinnsel in einer Blutader angesehen, daß sich z. B. nach Operationen und Entbindungen — meist am Bein — bilden kann. Bei Lösung des Blutpfropfen (Thrombus) kann er in der Blutbahn bis zur Lunge dringen und eine Verstopfung der Blutgefäße (Embolie) hervorrufen. Die Thrombose kann wieder zurückgehen, sie kann wieder durchgängig werden, auch organisiert werden oder verkalken.

In der Behandlung der unkomplizierten Krampfadern wird viel die Verödung durch Injektionen mit osmotisch reizenden Mitteln (hochprozentige Zucker- oder Salzlösung z. B. Varico-Calorose, Varicophtin, Varicocid) angewendet. Nur in solchen Fällen, bei denen die Verödung durch Injektionen nicht zu erreichen ist, wird man sich zu einer operativen Behandlung der Krampfadern entscheiden.

Verbietet sich aus irgendwelchen Gründen ein aktives Vorgehen, so kann man durch elastisch komprimierende Verbände oder durch das Tragen von Gummistrümpfen den fehlgerichteten Blutstrom in den Krampfadern und seine Folgen mit gutem Erfolg bekämpfen. Die Wirkung einer Krampfaderbandage, wie sie der Gummistrumpf ist, besteht darin, daß durch den im Strickwerk eingelegten Gummifaden ein zirkulärer Druck auf das vom Gummistrumpf umschlossene Bein ausgeübt wird, der genau dosierbar ist. Durch diese zirkuläre Kompression wird der Blutumlauf gebessert, werden die Krampfadern zurückgehalten und ihrer Weiterentwicklung sowohl wie Schwellungen wird entgegengewirkt. Daher nimmt der Gummistrumpf in der konservativen Krampfadertherapie eine bevorzugte und im gegenwärtigen Stand der Technik nicht zu überbietende Stellung ein. Das Gewebe des modernen Gummistrumpfes besteht aus elastischen Maschen, die aus feinen Fäden gestrickt und in die, um einen genau dosierbaren Umschnürungsdruck zu erzielen, umsponnene Gummifäden eingelegt sind. Auf diese Weise entsteht ein Gewebe, das zirkulär auf das Bein den gewünschten Druck ausübt, das sich aber auch gleichzeitig in die Länge dehnt, so daß es dem Spiel der Gelenke beim Beugen des Knies, Bewegen des Fußes usw. faltenlos folgt. Solche doppelt elastischen Gummistrümpfe (Zweizugstrümpfe) haben noch den besonderen Vorteil, daß ihre Durchlässigkeit für Licht, Luft und Wärme auf das höchste gesteigert ist und daß sie zudem noch schweiß- und kochfest sind. Sie vereinigen also die größte therapeutische Wirkung mit allen hygienischen Forderungen.

b Das Lymphgefäßsystem

Ein Teil der aus den Blutadern durch die Haargefäße in die einzelnen Körperteile abgegebenen Stoffe kehrt nicht in die Venen zurück, sondern sammelt sich als eine fast farblose Flüssigkeit (die Lymphe) in den feinästigen Lymphgefäßen, welche an der Oberfläche des Körpers netzartig zusammenfließen und Geflechte bilden. Die Lymphgefäße vereinigen sich in der Tiefe zu stärker werdenden Ästen, sie zuletzt im Hauptlymphenstamm zusammenlaufen, der dicht an der Wirbelsäule entlang geht und seinen Inhalt im oberen Teile der Brust — in die linke Schlüsselbeinvene — ergießt und auf diese Weise die unverbrauchten Säfte dem Blute wieder zuführt.

Der Weg der Lymphgefäße führt über die Lymphdrüsen, früher mit Lymphknoten benannt, d. s. rundliche, plattgedrückte, rötliche Körper in Linsen- bis Haselnußgröße. Diese sind meist gruppenweise miteinander verbunden und wir finden sie an beiden Seiten des Halses, im Nacken, in den Achselhöhlen, in der Ellenbeuge, in der Leistengegend, Kniekehle usw. Diese Lymphknoten sind Filterstellen des Körpers und dienen dem Stoffwechsel; die Gewebsflüssigkeit bringt Nahrung auch zu den nicht unmittelbar von Blutgefäßen berührten Zellen und nimmt ihre Abbaustoffe mit. Dabei haben sie besondere Aufgaben bei der Infektionsabwehr zu erfüllen. Durch Verletzungen der Haut, z. B. am Fuß oder am Bein, können Krankheitserreger und Gifte in das Gewebswasser eindringen, das die Zellen als Lymphe umspült. Die Lymphknoten schwellen dann an und entzünden sich. Besitzt der Körper ausreichende Abwehrstoffe, wird die Entzündung lokalisiert; im anderen Falle kommt es zu einer Vereiterung oder gar zu einer Blutvergiftung- zur Sepsis, die sehr ernste Folgen haben kann.

7. Das Knochengerüst des Fußes

Das Knochengerüst des Fußes dient als Grundlage bei der aufrechten Haltung des Menschen. Es besteht aus drei Teilen und zwar:

1. Fußwurzel, 2. Mittelfuß, 3. Zehen.

Die Fußwurzel ist stark ausgeprägt und bildet etwa die Hälfte der ganzen Fußlänge. Sie setzt sich aus der vorderen und der hinteren Hälfte zusammen. Die hintere umfaßt nur zwei übereinanderliegende Knochen, von denen der untere mit seiner unteren Fläche zu einem erheblichen Teile auf dem Boden aufliegt; es ist das Fersenbein, das sich nach hinten zum Fersenhöcker verlängert. Der oben gelegene zweite Knochen ist das Sprungbein, welches mit seiner oberen Gelenkfläche die alleinige Verbindung mit dem Unterschenkel hat. Die vordere Hälfte der Fußwurzel besteht aus dem nach außen gelegenen Würfelbein, dem nach innen gelegenen Kahnbein und den ihm vorgelagerten drei kleinen Keilbeinen. Das Fersenbein ist der größte Fußwurzelknochen und überragt nach rückwärts das mit ihm verbundene Sprungbein beträchtlich, wodurch der Fersenvorsprung gegeben wird, auf dem die größte Körperlast im Stand und im Gang ruht. Beim Sprungbein unterscheidet man den nach hinten gelegenen stärkeren Teil — den Körper und einen nach vorn gelegenen schwächeren Teil — den Kopf. Die zwischen Körper und Kopf vorhandene Vertiefung ist der Hals. Oben an der überknorpelten Fläche des Körpers ist die Verbindung mit der Gelenkfläche des Schienbeines, während die untere Fläche mit dem Fersenbein verbunden ist. Das Kahnbein hat vorn und hinten eine Gelenkfläche; die hintere ist dem Kopf des Sprungbeins zugepaßt, während die vordere — dreigeteilt — die drei Keilbeine aufnimmt. Die vordere Fläche der drei Keilbeine ist den ersten drei Mittelfußknochen zugewendet. Das Würfelbein befindet sich am äußeren Fußrande vor dem Fersenbein. Nach hinten stößt es an das Fersenbein, nach innen berührt es das dritte Keilbein und nach vorn hat es Verbindung mit dem vierten und dem fünften Mittelfußknochen.

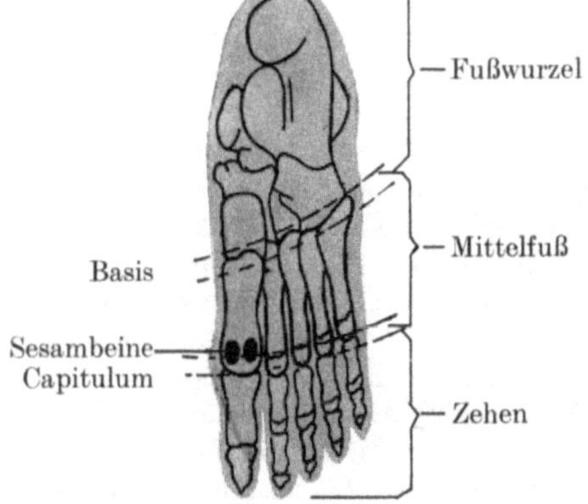

Abb. 9

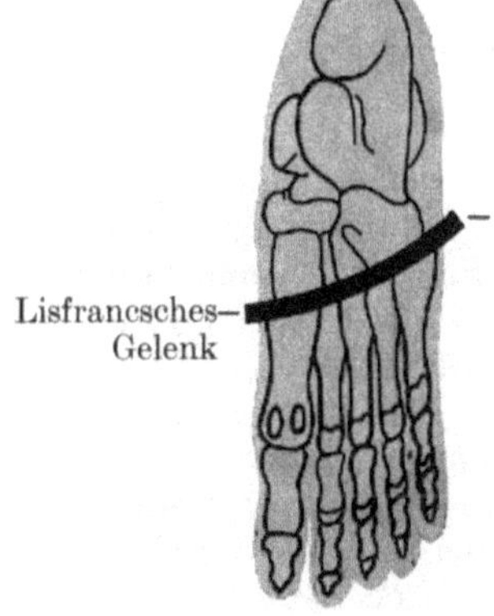

Abb. 10

Der Mittelfuß besteht aus den fünf Mittelfußknochen, die mit ihrem hinteren — dem Fußwurzelende — mit der Fußwurzel verbunden sind und zwar so, daß — wie beschrieben — die ersten drei mit den drei Keilbeinen und die beiden letzten mit dem Würfelbein Verbindung haben. Es sind fünf kurze Röhrenknochen, die in einer Ebene gleichlaufend nebeneinander liegen und nach hinten ein etwas verdicktes Ende erkennen lassen, während ihr vorderes Ende als Köpfchen geformt ist und damit gelenkartig die Verbindung mit den Zehen gibt. In ihrer Größe und Stärke sind diese fünf Mittelfußknochen recht unterschiedlich. So ist der erste Mittelfußknochen für die große Zehe wohl der kleinste, aber auch der dickste, während der zweite Mittelfußknochen als der längste von allen anzusprechen ist, denn er überragt die nachbarlichen nach rückwärts und vorn. Zu erwähnen ist weiter die Gestalt des Fußwurzelendes am fünften Mittelfußknochen, die nach hinten einen Höcker aufweist, der über das Würfelbein herausragt und dem kurzen Wadenbeinmuskel als Ansatzpunkt dient. Diese Stelle ist druckempfindlich.

Die Zehenknochen sind in ihrer Zahl und Anordnung wie die Fingerknochen gehalten. Ebenso wie diese, sind es Röhrenknochen, die in ihrer Form und Gestalt allerdings wesentlich kleiner, rundlicher und auch schwächer sind. Mit Ausnahme der Knochen für die große Zehe, die nur aus dem Grundglied und dem Endglied besteht, unterteilt man die Knochen für die übrigen Zehen in die Grundglieder, die Mittelglieder und die Endglieder. Am ersten Gelenk der stark entwickelten großen Zehe sind zwei Sesambeine eingewachsen.

Die gelenkigen Verbindungen zwischen den einzelnen Fußwurzelknochen sind durch einen gemeinschaftlichen Bänder- und Muskelapparat so miteinander verknüpft, daß kein Gelenk vollständig unabhängig von dem andern in Bewegung gebracht werden kann. Die Bewegung des Fußes mit dem Unterschenkel wird durch zwei Gelenke bewirkt und zwar bezeichnen wir das Gelenk zwischen Unterschenkel und Sprungbein als das obere Sprunggelenk und das Gelenk des Sprungbeines mit dem Fersen- und Kahnbein als das untere Sprunggelenk. Die übrigen Fußgelenke liegen am Vorderfuß und werden von den vorderen Fußwurzelknochen, den Mittelfußknochen und den Zehenknochen gebildet. Das Gelenk zwischen den drei Keilbeinen und Würfelbein einerseits und den fünf Mittelfußknochen andererseits ist das Lisfrancsche Gelenk; das keine größeren Bewegungsausschläge hat, aber für die Federung des Fußgewölbes besonders wichtig ist. Ein weiteres Gelenk — das Chopartsche Gelenk — wird aus zwei Teilen gebildet und zwar

1. aus dem Gelenk zwischen Sprungbein und Kahnbein und
2. aus dem Gelenk zwischen Fersenbein und Würfelbein;

in funktioneller Hinsicht trennt es den Rückfuß von dem Vorfuß. Die Kapsel dieses Gelenkes ist durch besonders starke Bänder am Rücken und an der Sohle des Fußes verstärkt.

Die Bänder der Sprunggelenke bestehen aus der Bandkapsel, drei äußeren und einem inneren dreiteiligen Seitenband. Bei der Beuge- oder Strecklage der Gelenke werden bald die vorderen, bald die hinteren Anteile der Bänder gespannt oder gelöst. Bei dem Druck, den der Fuß von obenher auszuhalten hat, ist die Bänderverbindung zwischen den Fußwurzelknochen untereinander sehr stark, insbesondere an der Sohlenseite. Die Bänder des Mittelfußes sind Kapselbänder, die die Verbindung mit den Fußwurzelknochen herstellen und durch Hilfs- und Zwischenbänder verstärkt werden. Bei den Zehengelenken unterscheiden wir die Grundgelenke, die die ersten Zehenglieder mit den Mittelfußknochen verbinden, die Mittelgelenke, die die ersten mit den zweiten Zehengliedern verbinden und die Endgelenke, die die zweiten mit den Endgliedern verbinden. An allen diesen Gelenken sehen wir Kapseln mit einem äußeren und inneren Seitenbande. Die Bänder am Fußrücken haben die Fußknochen zusammenzuhalten, werden bei der Belastung des Fußes wenig beansprucht und sind demzufolge erheblich schwächer als die an der Fußsohle vorhandenen Bänder, die eine erhebliche Zugbeanspruchung erfahren und daher stark und kräftig gehalten sind. Insbesondere ist hier als das stärkste das Pfannenband zu nennen, das die oberste Schicht der Bänder darstellt und am dichtesten am Knochen liegt. Als weiteres starkes Band ist das lange Fußsohlenband oder Lig. plantare longum anzusehen, das sich auf der Unterseite des Fersenbeins zum Würfelbein und mit Ausläufern bis zu den Wurzeln der Vorfußknochen zieht. Für den queren Zusammenhalt des Fußes sorgen dann die vielen kleineren Bänder, die sich quer spannen und damit die quere Wölbung in der Fußwurzel oder im Mittelfuß sichern.

Das Knochengerüst des Fußes bildet in seiner Gesamtheit ein technisches Gewölbe, das nach Prof. Thomsen eher mit einem verspannten Bogengewölbe vergleichbar

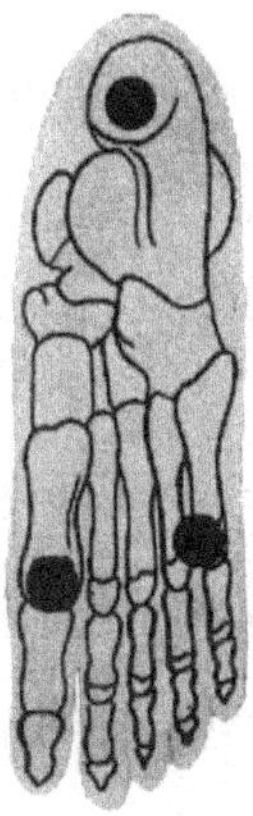

← Abb. 11. Auftrittspunkte des normalen Fußskeletts

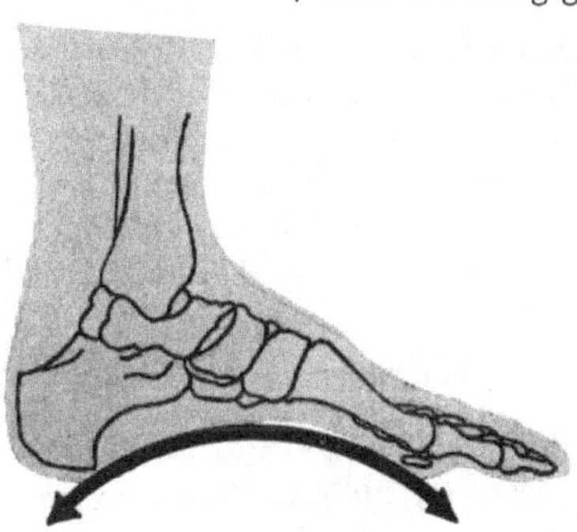

↓ Abb. 12. Längsgewölbe des Fußes (Innenseite)

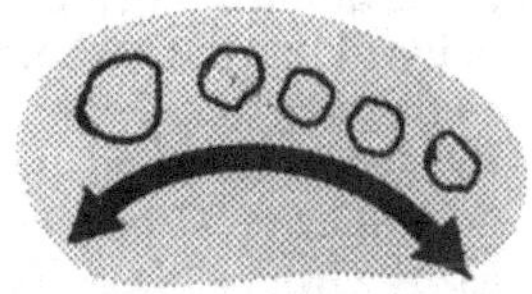

Abb. 13.
Quergewölbe des Fußes

ist. Es weist eine doppelte Krümmung — von vorne nach hinten und in querer Richtung — auf. So sehen wir an der Fußsohle eine Aushöhlung, die von dem hinteren Ende des Fersenbeins bis zu dem vorderen Ende des Mittelfußknochens reicht, aber an der Innenseite des Fußes viel höher ist als an der Außenseite. Das innere Längsgewölbe wird gebildet aus dem Fersenbein, dem Sprungbein, Kahnbein, den drei Keilbeinen und den drei inneren Mittelfußknochen, wobei der wichtigste vordere Stützpunkt das erste Metatarsalköpfchen mit den darunter liegenden Sesambeinchen ist. Das äußere Längsgewölbe wird gebildet aus dem Fersenbein, dem Würfelbein und den Mittelfußknochen 4 und 5, wobei der Scheitelpunkt von der Wurzel des fünften Mittelfußknochens geboten wird. Das normale Quergewölbe des Fußes reicht vom ersten Metatarsalköpfchen mit den beiden Sesambeinchen als inneren Stützpfeiler bis zum fünften Metatarsalköpfchen des 5. Mittelfußknochens, der den äußeren Stützpfeiler des Gewölbes bildet. Der Fuß wird durch die Muskulatur bewegt und zwar sind es die langen Fußmuskeln, die vom Unterschenkel her abwärts in Form von langen, schmiegsamen Sehnen zum Fuß einbiegen, um den Fuß zu bewegen und ihn auch bei Belastung zu sichern und zu halten. Die kurzen Fußmuskeln dagegen liegen in ihrer ganzen Länge am Fuß selbst und hauptsächlich auf der Sohlenseite; sie tragen zur Erhaltung des Längsgewölbes bei und werden von dem sehnigen Fußsohlenblatt oder die Plantaraponeurose überzogen. Letztere ist an einem Ende an der Unterfläche des Fersenbeins befestigt. Nach vorn (zehenwärts) teilt sie sich in fünf Zipfel, die in ihrer tiefen Schicht zu den Gelenkkapseln an den Mittelfußköpfchen ziehen, während die oberflächliche Schicht an den Grundgliedern der Zehen endigen. Diese technische Anordnung ergibt einen hohen Wirkungsgrad insofern, als der Belastung des Fußes ein großer Widerstand entgegengebracht wird.

Bei den langen Fuß- oder Unterschenkelmuskeln unterscheiden wir:

1. Die Wadenmuskulatur, bestehend aus den beiden Zwillingsmuskeln, die an der Hinterseite der Oberschenkelknorren in der Kniekehle entspringen, dem Schollenmuskel, der dicht unterhalb des Knies von Schien- und Wadenbein beginnt und wie die Zwillingsmuskeln in der Achillessehne endet;
2. die langen Beuger an der Hinterseite des Unterschenkels, bestehend aus dem hinteren Schienbeinmuskel, dessen Wirkungsweise darin besteht, daß er das innere Fußgewölbe stützt, von hinten her den inneren Knöchel stützt, den Vorfuß abduziert und den inneren Fußrand hebt;
   dem langen Großzehenbeuger, der das Endglied der großen Zehe bewegt,
   dem langen Beuger der kleinen Zehen, dessen Wirkungsweise ähnlich des vorigen Muskels aber für die kleinen Zehen ist;
3. die langen Streckmuskeln an der Vorderseite des Unterschenkels, bestehend aus
   dem vorderen Schienbeinmuskel, dessen Sehne über den Sprungbeinkopf, das Schiffbein bis zum 1. Keilbein führt. Er spannt sich erst, wenn sich der Körper im Stand rückwärts bewegt, wobei er ein Umfallen nach hinten verhindert, bis der Fußpunkt der Schwerlinie die Ferse überschreitet. Beim Gehen gibt er federnd nach, verhindert ein rasches Herunterklappen des Vorfußes beim Aufsetzen der Ferse und hebt beim Durchschwingen des Fußes die Fußspitze an, damit sie nicht anstößt,
   dem langen Großzehenstrecker, der zunächst das Endglied, aber auch die ganze Großzehe streckt,
   dem langen Strecker der kleinen Zehen, der die kleinen Zehen streckt, insbesondere auf die Grundglieder der kleinen Zehen wirkt;
4. die Wadenbeinmuskeln, die am Wadenbein beginnen und deren Sehnen gemeinsam hinter dem äußeren Knöchel herum und über die Außenfläche des Fersenbeins laufen und dort durch quere Bänder gehalten werden. Der kurze Wadenbeinmuskel senkt die Fußspitze, dreht den Vorfuß nach außen und hebt den äußeren Fußrand; er ist der ausgesprochene Pronator des Fußes. Der lange Wadenbeinmuskel senkt ebenfalls die Fußspitze, hebt den äußeren Fußrand und senkt insbesondere den Großzehenballen, den er gegen den Boden drückt. Da seine Sehne quer durch den ganzen Mittelfuß läuft, wirkt er einer Spreizfußstellung entgegen. In Verbindung mit der Sehne des hinteren Schienbeinmuskels entsteht eine Untergurtung des Mittelfußes, die bei Anspannung der Muskeln zu einer Zusammendrückung des Mittelfußes und einer Hebung der Längsgewölbe führt. Die gemeinsame Muskeltätigkeit bei der Hebung in den Zehenstand und bei der aktiven Abrollung des Fußes ist besonders wichtig.

Als wichtigste Fußbewegungen sind zu nennen:

a Bewegungen des ganzen Fußes gegenüber dem Unterschenkel im oberen Sprunggelenk:

   Hebung der Fußspitze = Dorsalflexion oder Streckung,
   Senkung der Fußspitze = Plantarflexion oder Beugung bei frei beweglichem Fuß.

Bei fest aufgesetztem (belastetem) Fuß bewegt sich umgekehrt der Unterschenkel mit dem ganzen Körper im oberen Sprunggelenk gegenüber dem ruhenden Fuß.

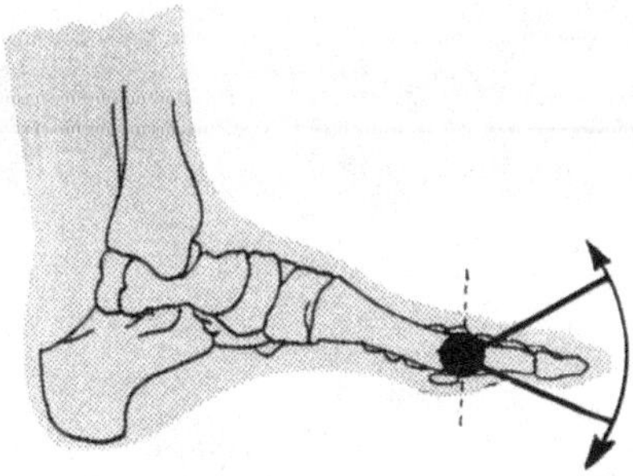

Abb. 14.
Bewegung im Zehengrund und Zwischengelenk (Extension und Flexion)

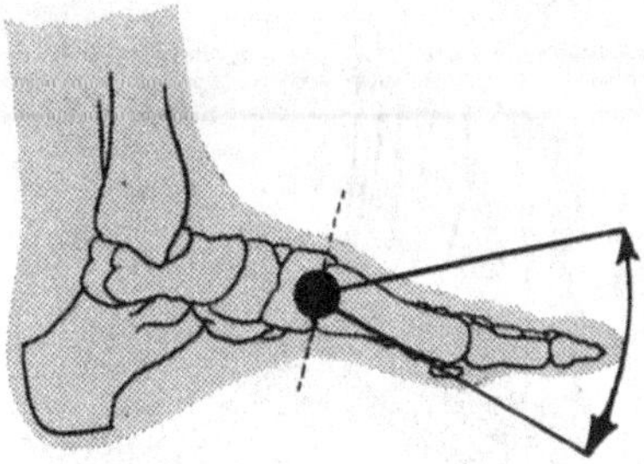

Abb. 15.
Bewegung im Lisfrancschen Gelenk

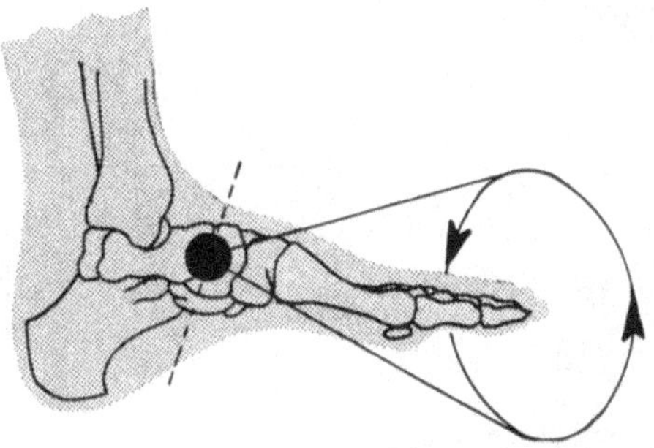

Abb. 16.
Bewegung im Chopartschen Gelenk

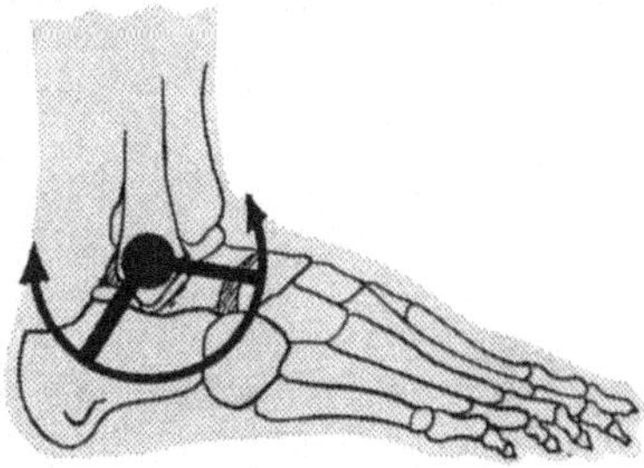

Abb. 17.
Bewegung im oberen Sprunggelenk

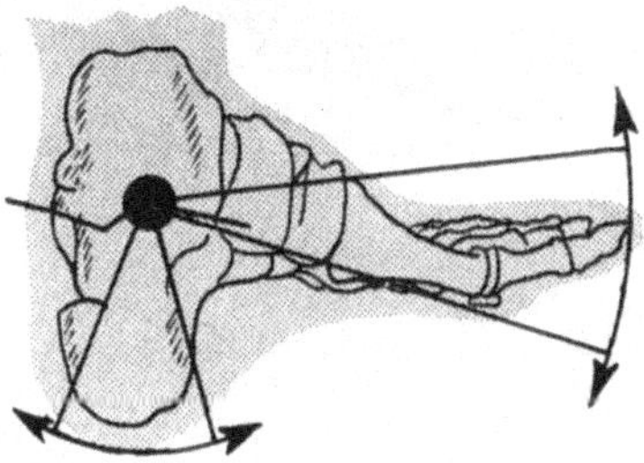

Abb. 18.
Bewegung im unteren Sprunggelenk

b Bewegungen des ganzen Fußes im Sinne der Außendrehung (Supination) oder Innendrehung (Pronation) im unteren Sprunggelenk.

c Bewegungen in den übrigen Fußgelenken, insbesondere im Chopartgelenk. In diesem Gelenk kann der Vorfuß mit der Fußspitze gegenüber dem Rückfuß sowohl fußsohlenwärts wie auch fußrückenwärts und außerdem weiter nach innen, im Sinne der Adduktion, wie auch nach außen (Abduktion) bewegt werden, wodurch erhebliche Formveränderungen des Fußes herbeigeführt werden. Die Zehen können in den Grundgelenken sowohl gebeugt als auch gestreckt, aber auch in seitlicher Richtung bewegt werden, während ihre übrigen Gelenke als Scharniergelenke lediglich die Beugung und die Streckung gestatten.

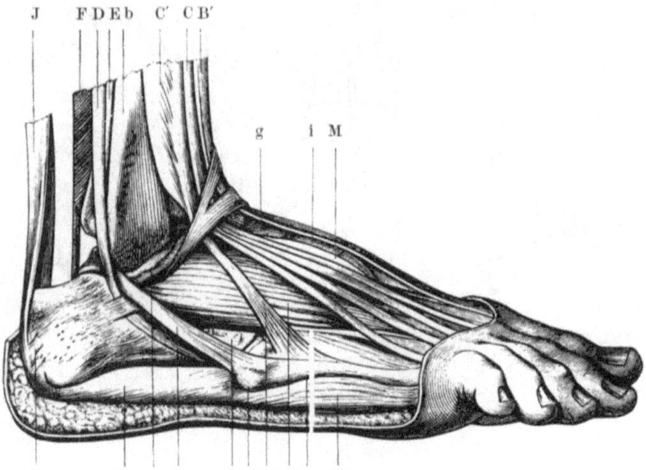

Abb. 19

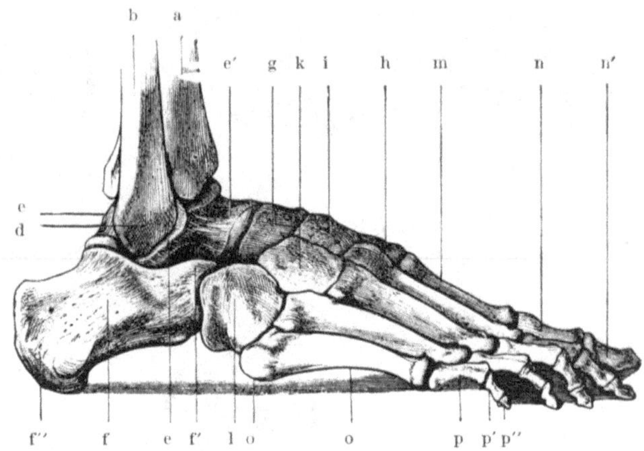

Abb. 20

Fuß von außen

a	Schienbein, unteres Ende	(tibia)
b	Wadenbein, unteres Ende	(fibula)
d	Äußerer Knöchel	(malleolus lateralis)
e	Sprungbein, Rolle desselben	(talus, trochlea tali)
e′	Sprungbein, Kopf desselben	(caput tali)
f	Fersenbein-Körper	(calcaneus-corpus calcanei)
f′	Fersenbein, vorderer Teil	(pars anterior)
f″	Fersenbein-Fersenhöcker	(tuber calcanei)
g	Kahnbein — auch Schiffbein genannt	(os naviculare pedis)
h	Erstes } Keilbein	
i	Zweites } Keilbein	(os cuneiforme I—II—III)
k	Drittes } Keilbein	
l	Würfelbein	(os cuboideum)
m	Erster Mittelfußknochen	(os metatarsale I)
n	Erstes } Glied der großen Zehe	
u′	Zweites } Glied der großen Zehe	(hallux)
o	Fünfter Mittelfußknochen	(os metatarsale V)
o′	desselben Höcker	(tuberositas ossis metatarsalis quinti)
p	Erstes } Glied der fünften Zehe	
p′	Zweites } Glied der fünften Zehe	(digitus quintus)
p″	Drittes } Glied der fünften Zehe	

Fortsetzung von Abb. 20

B	Langer Großzehenstrecker	(M. extensor hallucis longus)
C	Langer Zehenstrecker	(M. extensor digitorum longus)
C'	Dritter Wadenbeinmuskel	(M. peronaeus tertius)
D	Langer Wadenbeinmuskel, Sehne	(M. peronaeus longus)
E	Kurzer Wadenbeinmuskel, Sehne	(M. peronaeus brevis)
F	Langer Großzehenbeuger	(M. flexor hallucis longus)
J	Achillessehne	(tendo calcaneus Achillis)
K	Abzieher der kleinen Zehe, hinterer Teil, der sich bei o' ansetzt	(M. abductor quinti)
K'	Abzieher der kleinen Zehe, vorderer Teil, der zur Zehe geht	
M	Kurzer Großzehenstrecker	(M. extensor hallucis brevis)
N	Kurzer Zehenstrecker	(M. extensor digitorum brevis)

Abb. 21

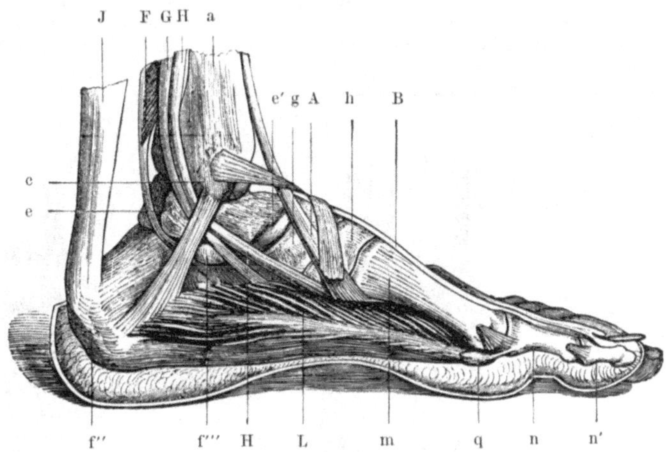

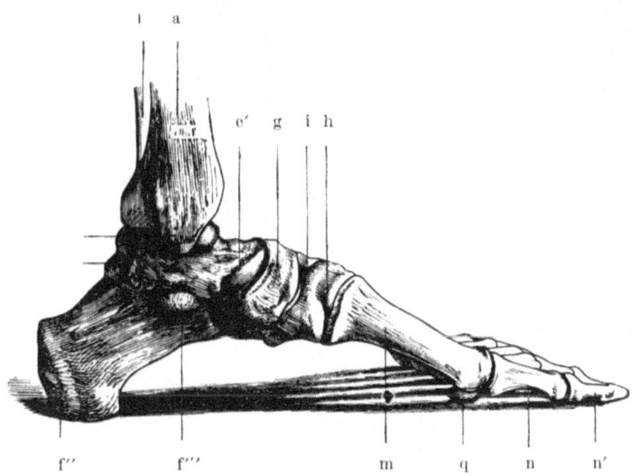

Abb. 22

Fuß von innen

(Bezeichnungen umseitig)

zu Abb. 21/22

a	Schienbein, unteres Ende	(tibia)
b	Wadenbein, unteres Ende	(fibula)
c	Inerern Knöchel	(malleolus medialis)
e	Sprungbein, Körper	(talus)
e′	Sprungbein, Kopf	(caput tali)
f″	Fersenhöcker } des Fersenbeins	(Tuber calcanei)
f‴	Sprungbeinträger } des Fersenbeins	(sustentaculum tali)
g	Kahnbein — auch Schiffbein genannt	(os naviculare pedis)
h i	Erstes Zweites } Kahnbein	(os cuneiforme I, II)
m	Erster Mittelfußknochen	(os metatarsale I)
n n′	Erstes Zweites } Glied der großen Zehe	(hallux)
q	Sesambeinchen der Großzehe	(ossa sesamoidea)
A	Vorderer Schienbeinmuskel	(M. tibialis anterior)
B	Langer Großzehenstrecker	(M. extensor hallucis longus)
F	Langer Großzehenbeuger	(M. flexor hallucis longus)
G	Langer Zehenbeuger	(M. flexor digitorum longus)
H	Hinterer Schienbeinmuskel, Sehne	(M. tibialis posterior)
J	Achillessehne	(tendo calcaneus Achillis)
L	Abzieher der großen Zehe	(M. abductor hallucis)

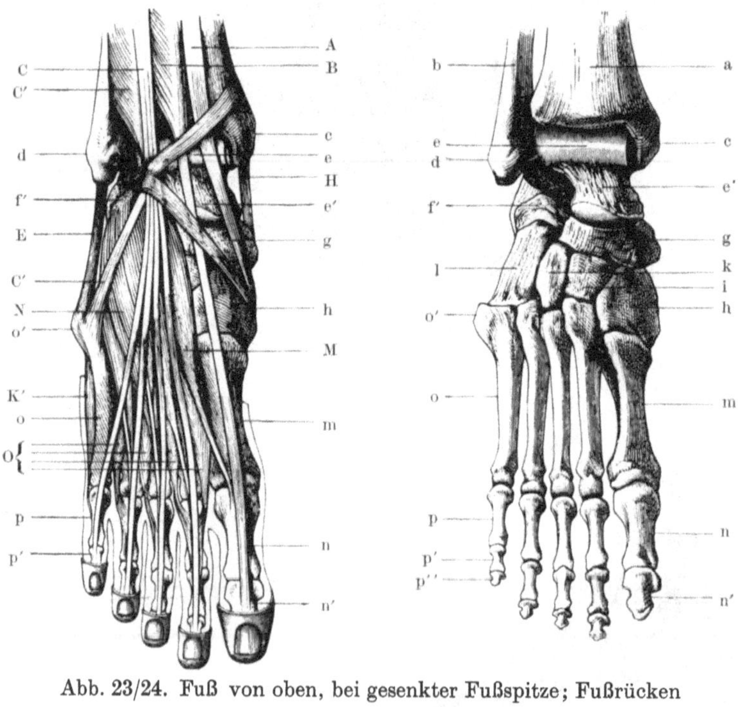

Abb. 23/24. Fuß von oben, bei gesenkter Fußspitze; Fußrücken

a	Schienbein, unteres Ende	(tibia)
b	Wadenbein, unteres Ende	(fibula)
c	Innerer Knöchel	(malleolus medialis)
d	Äußerer Knöchel	(malleolus lateralis)
e	Sprungbein, Rolle desselben	(talus, trochlea tali)
e′	Kopf desselben	(caput tali)

III. Die Bau- und Maßverhältnisse des menschlichen Körpers

1. Allgemeines

Die Längen- und Breitenmaße des menschlichen Körpers werden durch die äußerlich wahrnehmbaren Ausmaße gekennzeichnet, die durch das Wachstum nach bestimmten Naturgesetzen regelmäßig und ungestört gestaltet werden. Allgemein bezeichnet man als Wachstumsperiode den Zeitpunkt von der Geburt des Menschen bis zu seiner Körperreife, die in der Regel ins 20.—25. Lebensjahr fällt. Von da ab bis zur vollen Kräfteentfaltung, welche meistens im 35.—40. Lebensjahr erreicht wird, ist das Wachstum gering und insbesondere hinsichtlich der Körperlänge kaum noch erkennbar. Der Wachstumsverlauf richtet sich nach dem jeder Menschenrasse innewohnenden Wachstumsvermögen, wobei auch die Ernährungsverhältnisse und die Beziehungen des Körpers zur Arbeit und Ruhe mitwirken. So wächst ein Kind im ersten Lebensjahr meistens 15—20 cm, im 2. Jahre etwa 10 cm und dann vollzieht sich das Wachstum mit einer geringen, jährlichen Abnahme bis gegen das 12. Lebensjahr, um dann eine merkliche Steigerung der Größenzunahme zu erfahren, die bis etwa dem 16. Lebensjahr anhält, um dann bis zum 19.—20. Lebensjahre abzufallen; spätestens aber sind mit dem 25. Lebensjahre kaum noch nennenswerte Schwankungen in der Körpergröße wahrzunehmen. Die allgemeine Wachstumsnorm macht einen Unterschied zwischen dem männlichen und dem weiblichenGeschlecht; so bleibt das weibliche Geschlecht in der Regel von der Geburt bis zur Körperreife in der Körpergröße um 8—16 cm zurück. Hinsichtlich der Gewichtsverhältnisse wird ein spezifisches Gewicht des Gesamtkörpers bei ruhiger Atmung und mäßigem Ausatmen mit 1,055, bei gänzlicher Luftleere der Lungen und des Darmes mit 1,129

---

f′	Fersenbein	(calcaneus)
	desselben Gelenkfläche für das Würfelbein	(facies articularis cuboidea)
g	Schiffbein	(os naviculare pedis)
h	Erstes Keilbein	(os cuneiforme I, II, III)
l	Zweites Keilbein	
k	Drittes Keilbein	
l	Würfelbein	(os cuboideum)
m	Erster Mittelfußknochen	(os metatarsale I)
n	Erstes Glied der großen Zehe	(phalanx prima-hallux)
n′	Zweites Glied der großen Zehe	(phalanx secunda-hallux)
o	Fünfter Mittelfußknochen	(os metatarsale V)
o′	desselben Höcker	(tuberositas ossis metatarsalis quinti)
p	Erstes Glied der kleinen Zehe	(phalanx prima-digitus minimus)
p′	Zweites Glied der kleinen Zehe	(phalanx secunda-digitus minimus)
p″	Drittes Glied der kleinen Zehe	(phalanx tertia-digitus minimus)
A	Vorderer Schienbeinmuskel	(M. tibialis anterior)
B	Langer Großzehenstrecker	(M. extensor hallucis langus)
C	Langer Zehenstrecker	(M. extensor digitorum longus)
C′	Dritter Wadenbeinmuskel	(M. peronaeus tertius)
E	Ansatzsehne des kurzen Wadenbeinmuskels	(M. peronaeus brevis)
H	Ansatzsehne des hinteren Schienbeinmuskels	(M. tibialis posterior)
K′	Abzieher der kleinen Zehe	(M. abductor digiti quinti)
M	Kurzer Großzehenstrecker	(M. extensor hallucis brevis)
N	Kurzer Zehenstrecker	(M. extensor digitorum brevis)
O	Vier äußere Zwischenknochenmuskeln, Abzieher der Zehen	(Mm. interossei dorsales)

festgestellt. Das Körpergewicht des erwachsenen Menschen erfährt durch verschiedene Momente (Ernährung, Beruf, Arbeit, soziale Verhältnisse) eine mehr oder weniger große Veränderung.

Je nach Körpergröße und Lebensalter ergeben sich folgende Normal-Körpergewichte:

	Körpergröße						
Lebensalter:	155	160	165	170	175	180	cm
15.—19. Jahr	58	60	64	67	72	76	kg
20.—24. Jahr	60	62	65	69	74	78	kg
25.—29. Jahr	61	63	66	70	74	79	kg
30.—34. Jahr	59	61	65	69	73	78	kg
35.—39. Jahr	60	62	65	69	74	78	kg
40.—44. Jahr	60	62	65	70	74	78	kg
46.—49. Jahr	58	61	64	68	72	77	kg
50.—54. Jahr	57	60	63	67	71	76	kg
über 54 Jahr	57	60	63	67	71	76	kg

Bei Frauen unter 50 Jahren sind von diesen Gewichten 2,27 kg abzuziehen.

Hinsichtlich des Gewichtes einzelner Körperteile rechnet man für einen muskelkräftigen Mann folgenden Durchschnitt:

a ganzer Körper = 64,60 kg
b ganzer Rumpf = 29,63 kg
c Oberschenkel = 7,16 kg
d Unterschenkel einfach gerechnet = 2,81 kg
e Fuß, einfach gerechnet = 1,17 kg
f Oberarm, einfach gerechnet = 2,07 kg
g Unterarm, einfach gerechnet = 1,16 kg
h Hand = 0,54 kg
i Kopf = 4,56 kg

Es ist von jeher ein Bestreben des Menschen gewesen, einheitliche Längen- und Lagebezeichnungen der menschlichen Körperteile in einer Einheitsform festzulegen. So glaubten die alten Ägypter in der Länge des Mittelfingers (multipliziert mit 19 = Körpergröße) ein geeignetes Verhältnis zum Körpermaß gefunden zu haben. Der griechische Bildhauer Polyklet (5. Jahrhundert v. Chr.) schuf eine Normalfigur, die in ihrer ebenmäßigen Form heute noch unübertroffen ist und als Inbegriff des ideal gestalteten Körpers gilt. Ihr liegt die Finger- bzw. Handbreite als einheitliches Mittelmaß zugrunde und so ergeben sich im Vergleich zum ganzen Körperbau folgende Maßeinheiten:

1. Höhe des Gesichtes = 2 Handbreiten,
2. Höhe der Brust = 2 Handbreiten,
3. Brust bis Nabel = 2 Handbreiten,
4. Nabel bis Rumpfende = 2 Handbreiten,
5. Höhe vom Schädel = 3 Handbreiten,

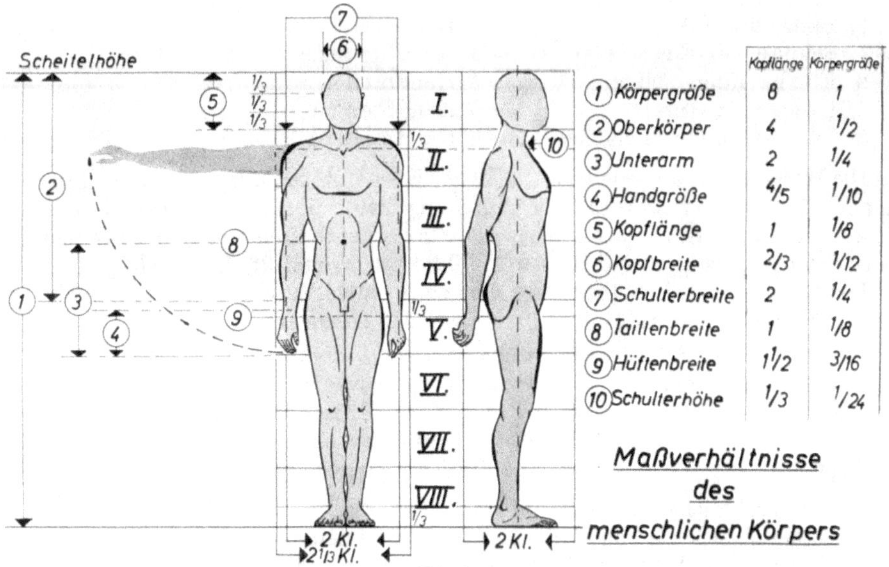

Abb. 25

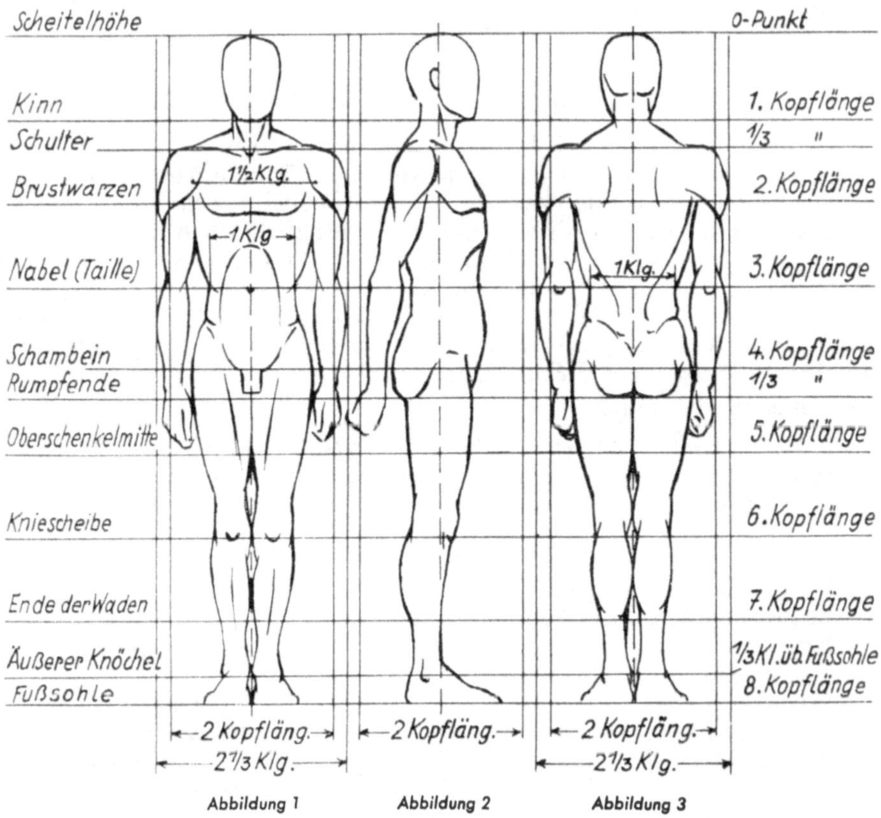

Abb. 26
(Bild aus F. Mertin u. H. Lugaric: Form und Linie, Fachverlag Schiele & Schön. Berlin SW 29)

6. Länge des Fußes = 3 Handbreiten,
7. Schulter bis Elle = 4 Handbreiten,
8. Elle bis Fingerspitzen = 4 Handbreiten,
9. Länge vom Rumpf = 6 Handbreiten,
10. Länge vom Oberschenkel = 6 Handbreiten.

Die Wirbelsäulenlänge wird mit 4/10 der Körpergröße angegeben. Den einfachsten und gebräuchlichsten Maßstab der Einteilung bietet die Einheit der Kopflänge, die in der Länge des ganzen Körpers achtmal enthalten ist. Die einzelnen Endpunkte der Kopflängen sind in den Abbildungen 25 und 26 dargestellt.

Der Vollständigkeit halber seien hier auch einige Verhältniszahlen des Gewichts von Körperteilen zum Gesamtgewicht des Körpers erwähnt:

2 Arme einschl. Schulter = 1/6 des Körpergewichts,
2 Arme ohne Schulter = 1/8 des Körpergewichts,
2 Beine einschl. Hüfte = 3/10 bis 3/7 des Körpergewichts,
Rumpf = 1/3 des Körpergewichts,
Kopf = 1/14 des Körpergewichts.

Für die praktische Arbeit des Messens bzw. der Maßermittlung am und für den menschlichen Körper können die hier aufgezeichneten Längen- und Lagebezeichnungen lediglich als Vergleichsfaktoren angesehen werden; entscheidend werden immer die am Körper selbst ermittelten Maße sein, die anhand einheitlicher Meßlinien von Fall zu Fall festgestellt werden.

2. Die Meßlinien am menschlichen Körper

In der Zusammenarbeit zwischen dem Arzt und dem Fachhandwerker auf dem Gebiete der Messungen am menschlichen Körper im Dienste der Orthopädie und Heil- und Hilfsmittel-Therapie wurden Erkenntnisse und Erfahrungen gesammelt, die dazu geführt haben, einheitliche Meßlinien am menschlichen Körper zu schaffen, um danach geeignete und genaue Unterlagen für die Fertigung der für den Körper bestimmten Gegenstände zu erstellen. Die Natur selbst zeigte dabei die Richtung in der ideal geformten Gestalt des Menschen und ermöglichte die Schaffung einheitlicher Normen für die Meßlinien und für die Fixierung einheitlicher Meßpunkte für die Stütz-, Dreh-, Belastungs und Entlastungspunkte.

Wir unterscheiden dabei

a Umfangmaße b Längenmaße c Gelenkmaße,

die je nach den Erfordernissen dem Maßschema als Grundlage für die Fertigungsunterlagen dienen.

a Umfangsmaße

1 Brustumfang (Achselhöhlengrund),
2 Brustumfang über die Mamillen (Brustwarzen),
3 Brustumfang zwischen Mamillen und Taille (Gürtelweite — als engste Stelle des Rumpfes bekannt),
4 Leibumfang über Taille (etwa 2 cm über dem Nabel und höher),
5 Leibumfang über Darmbein- (Becken-)kämme (etwa Nabelhöhe),
6 Beckenumfang über die großen Rollhügel des Oberschenkelknochens,
7 Oberschenkel (gerade Linie unter dem Tubersitz (Sitzbein),
8 Oberschenkel (über Schenkelfaszie, stärkste Stelle),
9 Oberschenkel (Handbreite über Kniemitte),

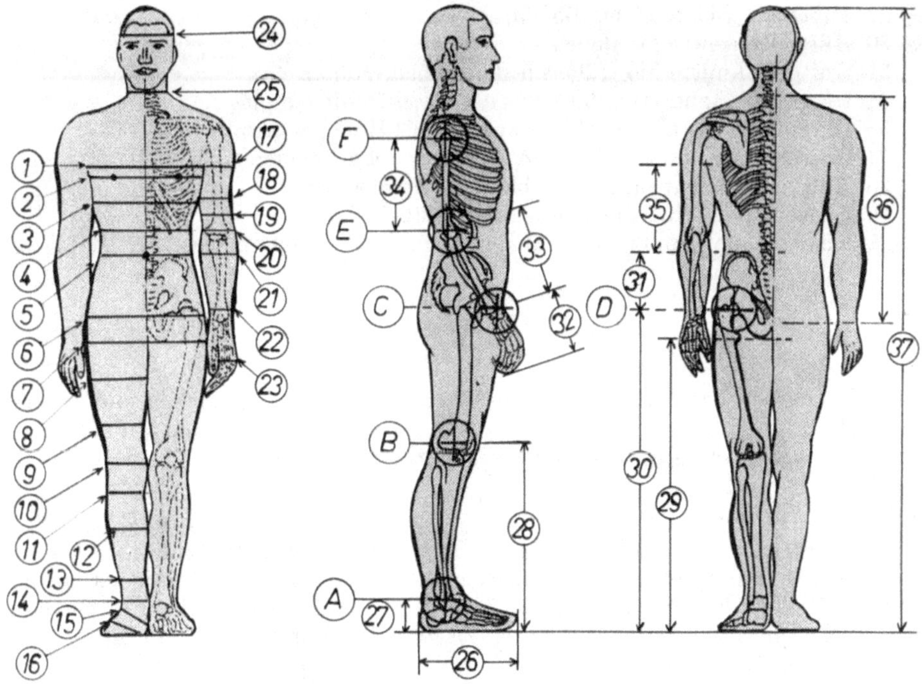

Abb. 27

10 Umfang über Kniemitte,
11 Umfang über Schienbeinrauhigkeit (Handbreite unter Kniemitte),
12 Wadenumfang (stärkste Stelle der Wade bzw. des Unterschenkels),
13 Unterschenkel (dünnste Stelle des Unterschenkels — oberhalb des Knöchelgelenkes),
14 Knöchelumfang (stärkste Stelle über Knöchel),
15 Fersenmaß (Spann-Ferse) Umfangmaß über den hinteren unteren Fersenrand und über Fußbeuge,
16 Ballenmaß (Umfangsmaß über den Großzehenballen und über den Kleinzeh),
17 Oberarm (nahe der Achselhöhle — am Ansatz zur Schulter),
18 Oberarm (stärkste Stelle des Oberarmes / über Bizeps — stärkste Stelle des Muskels),
19 Oberarm (dünnste Stelle des Oberarmes / Handbreite über Ellbogengelenk),
20 Umfang über Ellbogengelenk (bei gestrecktem Arm),
21 Unterarm (stärkste Stelle des Unterarmes),
22 Umfang über Handgelenk (dünnste Stelle des Unterarmes, nahe Handteil),
23 Umfang der Vierfingerpartie (Umfang der Hand ~~ohne Daumen~~),
24 Kopfmaß (Stirnmaß/Kopfumfang),
25 Halsumfang (Weitenmaß über Kehlkopf).

b Längenmaße

26 Länge des Fußes (Fußgröße),
27 Knöchelgelenk bis Boden,
28 Kniegelenkmitte bis Boden,

29 Tubersitz (Sitzbein) bis Boden,
30 Hüftgelenkmitte bis Boden,
31 Hüftgelenkmitte bis Hüftbein- (Darmbein-)kamm,
32 Länge der Hand (Handgelenkspalt bis Mittelfingerspitze),
33 Unterarmlänge (Mitte Ellbogengelenk bis Handgelenkmitte),
34 Oberarmlänge (Mitte Ellbogengelenk bis Schulterspitze),
35 Hüftbein (Darmbein-)kamm bis Achselhöhlengrund,
36 Rückenlänge (ab 7. Halswirbel bis Steißbeinspitze),
37 Körpergröße (Kopfhöhe bis Boden, ohne Schuhabsatz gemessen).

c Gelenkmaße

A. Knöchelgelenk-Mitte:

Ihre anatomische Lage (als horizontale Achse) wird durch den inneren und äußeren Knöchel bestimmt. Als Querachse durchläuft sie das Sprungbein und tritt unter der Spitze des inneren Knöchels (Wadenbein) an die Oberfläche.

B. Kniegelenk-Mitte:

Für die Bestimmung des physiologischen Drehpunktes im Knie (Kniegelenk-Mitte) muß man die Funktion und seine Bewegung kennen. Das Kniegelenk hat keinen fixierten Drehpunkt; sein Mittelpunkt erfährt in der Bewegung eine Verschiebung im Bereiche eines bestimmten Sektors. Da die Bewegungskurve zum Mittelpunkt eines fixierten Drehpunktes exzentrisch verläuft, und bei Beinapparaten und Prothesen meistens ein einachsiges Gelenk angewendet wird, kann ein günstiger Mittelpunkt des Kniegelenkes am besten bei rechtwinkelig gebeugtem Knie abgetastet werden, wobei der Unterschenkel leicht hin und her gependelt wird. Meist liegt er etwa 2 Finger breit über dem Kniespalt und seitlich gesehen etwa in der Mitte der hinteren Rundung des Oberschenkelknorren. Von vorn gesehen ist es die Stelle des größten Durchmessers der Knieknorren in Höhe der Kniescheibenmitte.

C. Handgelenk-Mitte:

Die Mittellinie befindet sich zwischen Unterarmknochen und Handwurzelknochen (Handgelenkspalt).

D Hüftgelenk-Mitte:

Soweit kein Röntgenbild für die genaue Feststellung der Mittellinie vorliegt, ist man auf das Abtasten am Körper angewiesen, um die Querachse des Hüftgelenkes bestimmen zu können. Die Spitze vom Trochanter major gilt als diejenige Stelle, über welche die Querachse der Hüfte in der Verlängerung läuft.

E Ellbogengelenk-Mitte:

Das anatomische Ellbogengelenk wird durch die Gelenkrolle im Oberarmknochen (Humerus) und die Führungsrillen im Hakenfortsatz des Unterarmknochens, Elle (Ulna) gebildet. Der Mittelpunkt der Armbeuge liegt im Oberarmknochen.

F Schultergelenk-Mitte:

Die Verbindung des Armes mit dem Körperskelett geschieht durch das zu einer Kugel geformte Knochenende des Oberarmknochens mit dem Schulterblatt. Die Gelenkmitte ist identisch mit dem Mittelpunkt der Kugel des Oberarmkopfes.

Knöchelgelenk-Mitte

① Schienbein
② Sprungbein
③ Äußerer Knöchel
④ Knöchelgelenk-Mitte
⑤ Fersenbein
⑥ Normalmaß etwa 8 cm

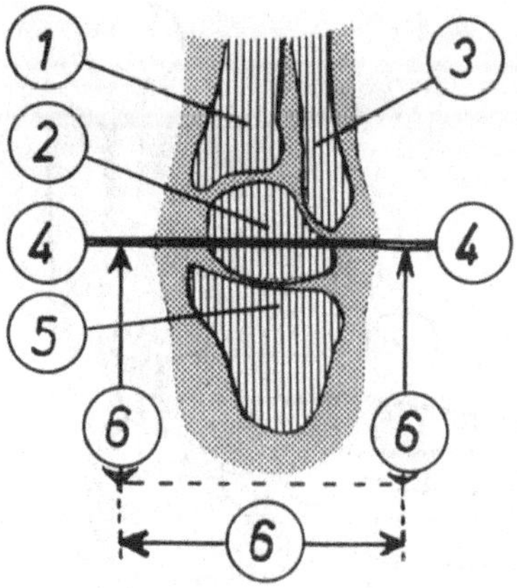

Abb. 28. Querschnitt des Fußes

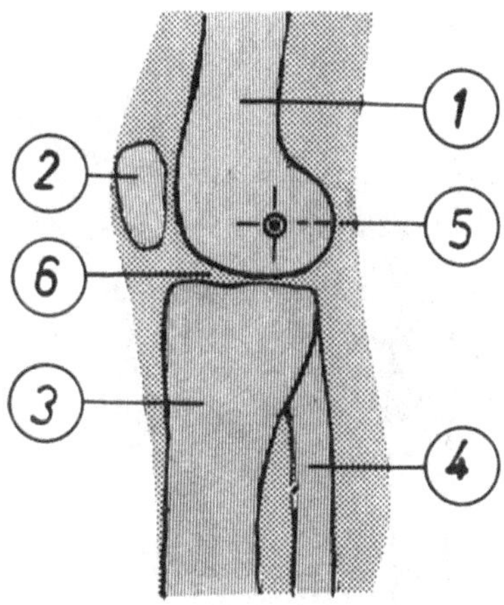

Kniegelenk-Mitte

① Oberschenkelknorren
② Kniescheibe
③ Schienbein
④ Wadenbein
⑤ Kniegelenk-Mittelpunkt
⑥ Kniespalt

Abb. 29. Längsschnitt des Kni egelenkes

Hüftgelenk-Mitte

① Darmbein
② Oberschenkelknochen
③ Sitzbein
④ Querachse

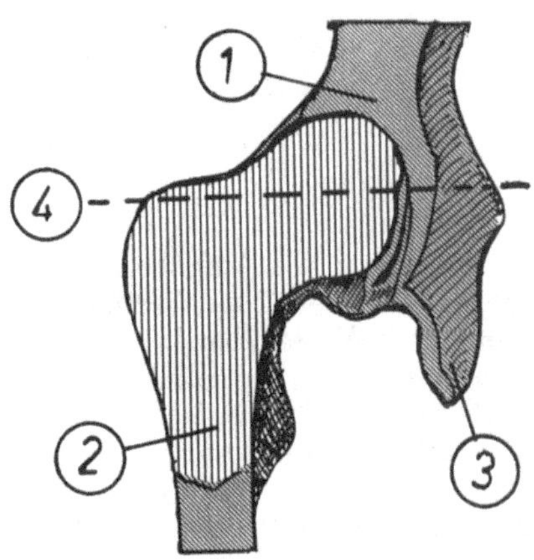

Abb. 30.
Schnitt des rechtsseitigen Hüftgelenkes mit eingezeichneter Querachse

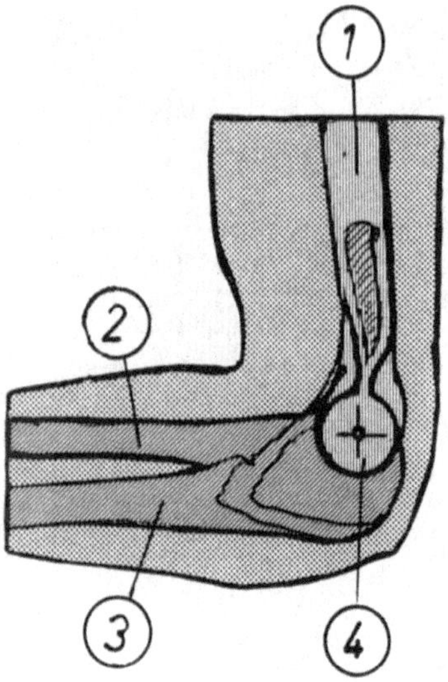

Ellbogengelenk-Mitte

① Oberarmknochen
② Speiche
③ Elle
④ Ellbogengelenk-Mitte

Abb. 31. Schnitt des Ellbogengelenkes

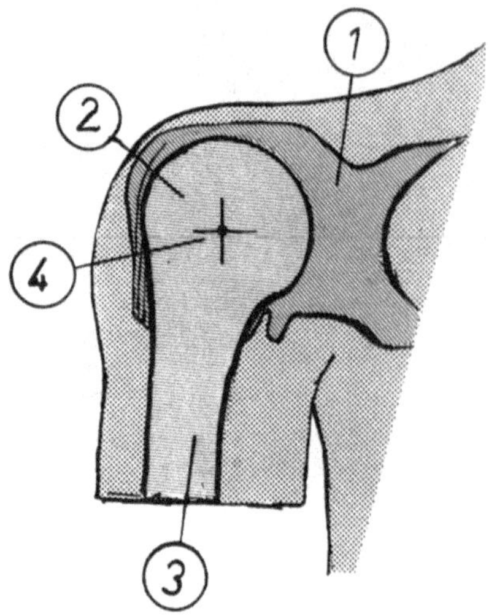

Schultergelenk-Mitte

① Schulterblatt
② Gelenkkopf des Oberarmknochens
③ Oberarmknochen
④ Schultergelenk-Mitte

Abb. 32. Schnitt des Schultergelenks

IV. Die Meß- und Maßnahmetechnik

1. Allgemeines

Jeder dem die Aufgabe obliegt, am menschlichen Körper Messungen durchzuführen oder die für die Fertigungsunterlagen notwendigen Maße zu ermitteln, muß neben dem Wissen über die Anatomie des Körpers, über seine statischen Verhältnisse und über die Grundprinzipien der aktiven Bewegungen der menschlichen Glieder auch die einheitliche Maßform beherrschen, nach welcher die gebrauchten Maße ermittelt werden müssen, um als Grundlage für die Fertigung zu dienen. Ungenaue Maßangaben und jeder Zweifel über Maßergebnisse führen zu Irrtümern, die ihre Auswirkung nicht zuletzt in einer fehlerhaften Fertigung finden und somit recht unangenehme Folgen hervorrufen können. Das gilt für jede Fertigung, egal ob es sich um eine handwerkliche Einzelanfertigung oder um die Mengenherstellung einer Industriefertigung handelt, wo mehr oder weniger mit Erfahrungswerten gearbeitet wird.

Die Ergebnisse der Meß- und Maßnahmearbeit sind wichtigster Bestandteil für die Erstellung der Fertigungsunterlagen und ihre Ermittlung bedingt eine Technik, die wiederum aus der Art der Fertigung selbst bzw. aus der Ausführung des zu fertigenden Gegenstandes hergeleitet wird. Während man in vielen Fertigungsberufen nur nach den ermittelten Maßen oder nach Maßtabellen — die sich aus Erfahrungswerten ergeben — arbeitet, gibt es Fertigungsberufe, bei denen neben den Maßangaben die Abform vom Körper unerläßlich ist. Das Orthopädiemechaniker- und Bandagistenhandwerk und ebenso das Orthopädie-Schumacherhandwerk, deren Erzeugnisse unmittelbar dem Körper zugepaßt werden, brauchen solche Abformen für die Formgestaltung des Erzeugnisses.

Für das Messen und Maßnehmen am Körper stehen zahlreiche Meßgeräte zur Verfügung, über welche in einem besonderen Abschnitt berichtet wird. Alle sind darauf abgestellt, eine möglichst genaue Maßermittlung zu erreichen. Nicht immer kann das Messen und Maßnehmen unter Benutzung modernster Meßgeräte vor sich gehen und darum müssen auch die allgemeinen Begleitumstände berücksichtigt werden, wo — wann und wie die Meßarbeit selbst vorgenommen werden kann. So kann es z. B. sehr wohl möglich sein, daß sie außerhalb der Fertigungswerkstatt in einer Wohnung, im Krankenhaus u. ä. durchgeführt werden muß, wo eben eine solche wichtige Arbeit auch mit einem einfachen Meßgerät genau und vollständig vorgenommen werden kann.

Die Technik des Messens und die Meßarbeit selbst wird je nach den Erfordernissen der Art und Ausführung des zu fertigenden Gegenstandes unterschiedlich sein. Aus diesem Grunde ergibt sich für den einzelnen Fertigungsgegenstand ein Maßschema, das die Meßarbeit erleichtert und dabei alle Angaben aufnimmt, die für die Herstellungsunterlagen erforderlich sind. Ein solches Maßschema sieht auch vor, nach welchen Gesichtspunkten die einzelnen Maße ermittelt werden sollen und in welcher Weise das Meßgerät oder Meßwerkzeug gehandhabt werden soll.

Die Fertigung von Gegenständen, die für den menschlichen Körper bestimmt sind, ist so vielseitig und umfangreich, daß man sie in zwei Fertigungsbereiche unterteilen muß, und zwar:

a Fertigung von Gegenständen, die allgemein als Bekleidung für den menschlichen Körper vorgesehen sind, und
b Fertigung von Gegenständen, die am kranken oder versehrten menschlichen Körper als Heil- oder Hilfsmittel zur Behebung akuter Leiden oder Stützung des Körpers dienen.

Die zu a benannte Fertigung geschieht in der Regel als Einzelmaßanfertigung, meistens aber mengen- oder industriemäßig nach Konstruktions- und Arbeitszeichnungen, Einheitsmodellen, Schnittmustern, Schablonen und sonstigen Unterlagen, wie sie sich aus betrieblichen Erfahrungen als zweckvoll herausstellen.

Bei der unter b benannten Fertigung ist es grundlegend anders, was allerdings nicht ausschließt, daß einige Heil- oder Hilfsmittel industriemäßig in verschiedenen Lagergrößen hergestellt werden. Immer aber, wenn es sich um die Fertigung einzelner Gegenstände für den Einzelfall handelt, sind Kenntnisse und Fertigkeiten in der Meß- und Maßnahmetechnik unbedingt erforderlich. Gerade der Handwerksmeister der die Fertigung des einzelnen Stückes handwerksmäßig durchführt, muß sich folgende Regeln zu eigen machen:

1. Der Erfolg seiner Arbeitsleistung hängt davon ab, daß das Messen, die Maßnahme und die Herstellung der Fertigungsunterlagen (Gipsabform, Zeichnung, Schablonen u. ä.) fehlerfrei und genau vorgenommen werden; die Genauigkeit der Maße und die Präzision der Abform (insbesondere im Prothesenbau) sind entscheidend für den Gebrauchswert des zu fertigenden Gegenstandes.
2. Nachträgliche Veränderungen der ermittelten Maße und Arbeiten an den Abformen und sonstigen Fertigungsunterlagen sind zeitraubend, kostspielig und unsicherer als die Sorgfalt, die während der wenigen Minuten für das Messen, die Maßnahme und die Herstellung der Abform, der Schablonen u. ä. erforderlich sind. Die korrekte Durchführung der Meß- und Maßnahmetechnik ist also auch für den wirtschaftlichen Erfolg entscheidend.

2. Zweckvolle Verfahren für das plastische Abformen menschlicher Körperteile

Die handwerkliche Fertigung orthopädischer und anderer Hilfsmittel für den menschlichen Körper bringt es zwangsläufig mit sich, daß vor Beginn der eigentlichen Herstellungsarbeiten die Unterlagen erstellt werden, nach denen die Fertigung maß- und formrecht vor sich gehen soll. In der Industrie werden dazu vorerst Modelle und Konstruktionszeichnungen angefertigt, und erst nach endgültiger Einplanung erfolgt dann die Fabrikation der anzufertigenden Güter (Massen- und Mengenfabrikation).

Im Handwerk ist es ähnlich, nur ist die Methode einfacher gehalten, weil die Kosten geringer bleiben müssen, denn in der Regel handelt es sich um die Herstellung einzelner Stücke, die kostenmäßig an sich — wegen der Lohnintensität — erhebliche Gestehungskosten bedingen. Zum „Maßnehmen" im Handwerk gehört neben dem Maßeabnehmen am Körper und der Ermittlung der Fertigungsmaße nach den Meßlinien auch das Abformen ganzer Glieder oder Teile derselben. Während das Messen dazu dient, die metrischen Längen und Breiten oder Umfangsmaße für den anzufertigenden Gegenstand zu ermitteln, ist es Sinn und Zweck des Abformens, Form und Flächen des Gliedes oder Gliedteiles festzustellen, um nach ihnen das für die Fertigung notwendige Modell erstellen zu können. Aber nicht nur Form und Flächen sollen ermittelt werden; oftmals — z. B. bei größeren Gliedmaßen, wie Arme und Beine — muß auch die vorgesehene Stellung oder Haltung des Gliedes am Körper fixiert werden.

a Das Farbdruckverfahren

Allgemein bekannt kann ich das Farbdruckverfahren (siehe Maßtechnik für Fußstützen) voraussetzen, daß im Orthopädie- und Schuhmacherhandwerk für die Anfertigung von Einlagen usw. angewendet wird. Seine Technik besteht darin, daß mit Hilfe von Trittspurkopieblättern ein Bild von der Fußsohle gewonnen wird. Da die belasteten Stellen sich dunkler abzeichnen, erhält man ein plastisches Bild, das wertvolle Vorstellungen von den Druckverhältnissen vermittelt, die der Handwerker für die Abstützung der Fußgewölbe braucht.

b Der Gipsabdruck

Auch die Gipsbindenabform — allgemein Gipsabdruck genannt — ist im Orthopädiehandwerk geläufig. Die Technik der Erstellung eines wirklich einwandfreien und vor allem zweckvollen Gipsabdruckes ist recht vielseitig und häufig genug sollte man sich erinnern, daß das „Gipsen“ eine Kunst ist, zu der Anleitung und Erfahrung gehören. Selbstverständlich muß man dazu auch die Merkmale und Eigenschaften des Gipsmaterials kennen, das dabei zur Anwendung gelangt. Gips ist der bei uns am meisten für die Abformarbeit verwendete Werkstoff; er ist billig und läßt sich ohne besondere Mühe leicht verarbeiten. Er besteht aus mikroskopisch kleinen Gipskristallen, die kompakt ineinander gewachsen sind. Chemisch gesehen, handelt es sich um schwefelsaures Calcium, das zwei Moleküle Kristallwasser gebunden enthält. Durch Erwärmung des Gipssteines von 120 bis 180° C wird das chemisch gebundene Wasser teilweise, bei höherer Temperatur ganz entfernt. Für orthopädische Zwecke werden der Stuckgips (Halbhydrat) und Marmorgips (Reinanhydrat) genutzt. Das Abbinden des Gipses beruht auf einem Kristallisationsprozeß und führt zur Rückbildung des gebrannten Gipses der Halbhydratform oder Anhydratform in die Dihydratform — also in den Anfangszustand zurück. Dabei muß dem Gips nicht nur die beim Brennen ausgetriebene Wassermenge, sondern auch noch ein erheblicher Wasserüberschuß zur Verfügung stehen, weil sonst die Rückbildung so rasch vor sich geht, daß eine Verarbeitung nicht mehr möglich ist. Praktisch gesehen vollzieht sich der Verarbeitungsprozeß in der Weise, daß das Gipsmehl in Wasser eingestreut wird, wobei sich das Gipsmehl im Wasser auflöst und sich eine übersättigte Lösung ergibt, aus der Gipskristalle unter Wasserbindung ausscheiden. Aus der zurückbleibenden, übersättigten Lösung scheiden neuerlich so lange Kristalle aus, bis aller Gips in die Kristallform des Dihydrates (Urzustand) übergegangen ist. So entsteht ein Kristallfilz, der sich aus einer Unzahl feinster Kristalle zusammensetzt. Das Endergebnis wird um so härter sein, je weniger Wasser zum Anrühren des Gipses verwendet wurde. Die Abbindegeschwindigkeit hängt zunächst von der Löslichkeit des Gipsmehles im Wasser ab. Man kann die Löslichkeit durch Beisatz sogenannter Verzögerer herabsetzen. Eine Beschleunigung kann man erreichen, wenn man Wasser bei einer Wärmetemperatur bis zu 40° C verwendet. Kristallkeime — Dihydratekristalle nicht gebrannten oder schon abgebundenen Gipses beschleunigen ebenfalls den Abbindevorgang sehr stark und man sollte deshalb bei der Verarbeitung von Gips auf die Reinhaltung der Werkzeuge und Geräte achten. Beim Abbindevorgang wird diejenige Wärmemenge frei, die beim Brennen notwendig war, um das Kristallwasser auszutreiben! Der Gips erwärmt sich also während des Abbindens erheblich — bis etwa 25° C. Man kann deshalb auch mit Gips arbeiten, wenn die Lufttemperatur bereits einige Grad unter Null gesunken ist. Wichtig ist zu wissen, daß das Abbinden des Gipses von einer geringen Raumausdehnung begleitet wird, die es zweckvoll erscheinen läßt, für sehr genaue Abformen und Abgüsse einen anderen Werkstoff (Negocoll-Abformmasse oder Abformmassen auf Siliconbasis) zu verarbeiten. Bei der Verarbeitung von Gips ist das Verhältnis Wasser/Gips von ausschlaggebender Bedeutung, denn von ihm hängt die Porosität des Fertigproduktes ab; je mehr Wasser zugesetzt wird, desto poröser wird der Gipskörper und um so geringer ist seine Festigkeit! Bei zu geringem Wasserzusatz läßt sich niemals ein dichter Gipskörper erzielen, denn beim Anrühren des Gipses muß stets ein Wasserüberschuß vorhanden sein. Sobald der Abbindevorgang beendet ist, setzt die Austrocknung des Gipskörpers ein; es ist nicht günstig, diesen Austrocknungsprozeß in übersteigerter Wärmetemperatur (Wärmeofen) zu beschleunigen, denn dabei könnte das Kristallwasser erneut ausgetrieben werden, d. h. es kann dabei ein neuer Gips-Brennprozeß eintreten. Gips ist in abgebundenem Zustand in seinen chemischen Eigenschaften neutral, reagiert weder sauer noch alkalisch und bildet für andere Stoffe keine Gefahr.

Für die Praxis ergibt sich nach dem Gesagten folgendes:

c Die plastische Gipsabform

In einem entsprechend großen Behälter (Gipsbecher, Gipseimer u. ä.) wird zunächst das lauwarme (kein kaltes) Wasser bereitgehalten, und zwar rechnet man auf ein Teil Wasser = eineinhalb bis zwei Teile Gips. Falsch wäre es, das Wasser in das Gipsmehl zu schütten. Man führt das Gipsmehl in kleinen Mengen dem Wasser zu und unter ständigem Rühren bildet sich eine breiige Masse, die in leicht flüssigem Zustande dann in die Fertigungsform gegeben bzw. auf das abzuformende Glied des Körpers aufgetragen wird. Schon nach kurzer Zeit ist der Abbindeprozeß vollzogen und die Gipsabform läßt sich leicht vom Körper abheben. Es empfiehlt sich in jedem Falle, das abzuformende Glied vorher mit Vaseline oder Gipsöl einzufetten, denn beim Abbinden des Gipses werden vom Gips auch alle Feuchtigkeiten der Körperhaut mit aufgesogen und das Ablösen der Gipsabform kann sich dann schwierig gestalten. Das Einfetten bzw. Einölen ist in diesem Falle als zweckvolle Isolation anzusehen.

Für die Herstellung von plastischen Gipsabformen wird der handelsübliche Marmor — oder Modellgips verwendet, der zu einer breiigen Masse angerührt unmittelbar auf das abzuformende — leicht eingefettete oder eingeölte Körperglied aufgetragen wird. Um ein Brechen der etwa 8—15 mm starken Gipsschicht zu verhindern, wird eine Longuette aufgebracht, die als Verstärkung dient. Über diese Verstärkung wird dann eine weitere dünne Gipsschicht aufgebracht, um eine absolute Festigkeit zu erreichen und die Bruchgefahr der fertigen Abform zu verhindern.

d Die Gipsbindenabformtechnik

Für die Gipsbindenabform — den Gipsbindenabdruck — stehen Gipsbinden verschiedener Fabrikate in den Breiten von 8,10, 12 und 15 cm bei Längen von 2 oder 4 m zur Verfügung; sie sind stark mit Gips gefüllt. Mehr oder weniger wird das Gipspulver maschinell eingestreut und eingerieben; besondere Verfahren ermöglichen ein festes Haften des Gipspulvers auf seiner Textilgrundlage, wodurch verhindert wird, daß beim Abrollen der Binde das Pulver aus dem Gewebe herausfällt; die Gipsbinde ist dann so gut wie staubfrei. Die Gipsbinden haben keine festen, d. h. gewebten Kanten und verhindern so beim Anlegen von Gipsverbänden die Bildung von Schnürfurchen. Man unterscheidet bei den Gipsverbänden: den zirkulären Gipsverband, der um das abzuformende Körperglied angelegt wird und eine große Festigkeit gegen Verdrehung besitzt, und die Longuette, die dort, wo Zugspannungen auftreten — und das geschieht bei jeder kleineren Biegung, wo das im Zirkulärgips unterbrochene Gewebe keinen besonderen Widerstand leisten kann — angewendet wird. Sie begegnet der Zugspannung in ihrer Längsrichtung und je stärker eine solche Longuette ist, um so mehr wird sie nützen.

Gipsbinden und Longuetten werden vor dem Gebrauch in Wasser getaucht. Das Wasser soll Zimmertemperatur haben. Kaltes Wasser kann für den Körper schädlich sein! Setzt man dem Tauchwasser 1—2% Borax hinzu, verzögert man den Abbindeprozeß. Ist das Wasser warm, beschleunigt man den Erhärtungsvorgang. Je nach dem Fabrikat wird die Gipsbinde mit oder ohne ihre Umhüllung (Cellona-Binde) ins Tauchwasser gelegt. Nach sehr kurzer Zeit (4—8 Sekunden ohne Umhüllung, 1—2 Minuten mit Papierumhüllung) ist die Binde völlig mit Wasser durchtränkt, daran erkenntlich, daß keine Luftblasen aus dem Tauchwasser mehr aufsteigen. Nun hebt man die Binde aus dem Wasser — immer mit beiden Händen — entfernt die Umhüllung, soweit dies erforderlich ist — und läßt das überschüssige Wasser ablaufen, wobei man die Binde an beiden Seiten sanft zusammenpreßt. Die Binde ist so verwendungsbereit und wird nun am Körper angelegt. Ein strammes Anziehen ist sorgfälltig zu vermeiden. Sind größere Gipsabformarbeiten auszuführen, werden möglichst zwei Binden ins Tauchwasser gebracht, damit die getauchten Binden jeweils immer anschließend aufgelegt werden können und somit die feste Verbindung der ganzen Abform gewährleistet wird. Das ist ganz besonders bei der Abform ganzer Extremitäten mit Hüfte oder Schulter, sowie bei Exartikulationen bzw. Abformen eines ganzen Oberkörpers empfehlenswert. Während des Anlegens der Gipsbinde, d. h. während des Wickelns wird die Gipsbinde geführt — wird sie mit der Hand an den Körperteil angearbeitet und der heraustretende Gipsbrei auf die Wickelnähte verteilt. Die besonderen Abstützpunkte und Belastungsstellen sind dabei bestens zu beachten, und ebenso sind jetzt schon etwaige Korrekturen vorzunehmen, ehe die Abform am Körper erhärtet. Dabei empfiehlt es sich, an den Gelenken und den Abstützpunkten eine stärkere Gipsauflage durch eine Longuette anzubringen. Im allgemeinen sind 3—5 Gewebeschichten ausreichend, um der Gipsbindenabform die notwendige Festigkeit zu geben.

Das Herstellen einer Longuette erfolgt im trockenen Zustand. Auf einem Tisch — ggf. mit einer Zentimetereinteilung — wird die Gipsbinde in der gewünschten Länge und Stärke abgerollt oder man faßt das Ende einer oder zweier Binden und läßt sie bei erhobenen Arm einfach fallen. Dann halbiert man die hängenden Bindenbänder durch Zusammenfalten in der Luft und setzt diesen Vorgang solange fort, bis man die nötige Länge und Stärke erreicht hat. Auf diese Weise kann man die Gipsbinde je nach der gewünschten Länge und Stärke zu einer Longuette gestalten. Wie erwähnt, wird die so geschaffene Longuette in das Tauchwasser gebracht. Bei gewissen Gipsverbänden kann man auch die verarbeitungsbereite Gipsbinde longuetteartig (zickzackförmig) statt zirkulär am Körperteil aufbringen. Siehe Abbildungen Nr. 33—37.

Für die Durchführung eines Gipsbindeabdruckes am Körper ist neben der Bereitstellung der nötigen Abformmaterialien (Gips, Gipsbinden, Wasser,) und der erforderlichen Werkzeuge auch das abzuformende Körperglied, d. h. Körperteil

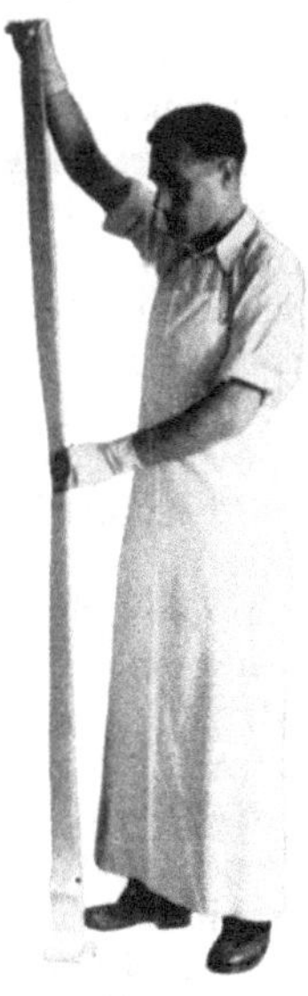

Abb. 33

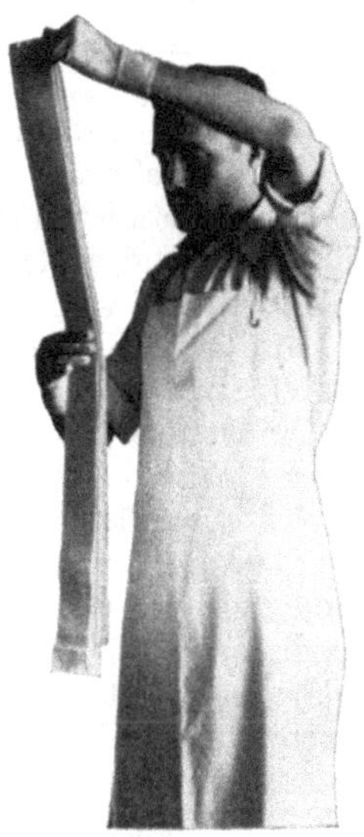

Abb. 34

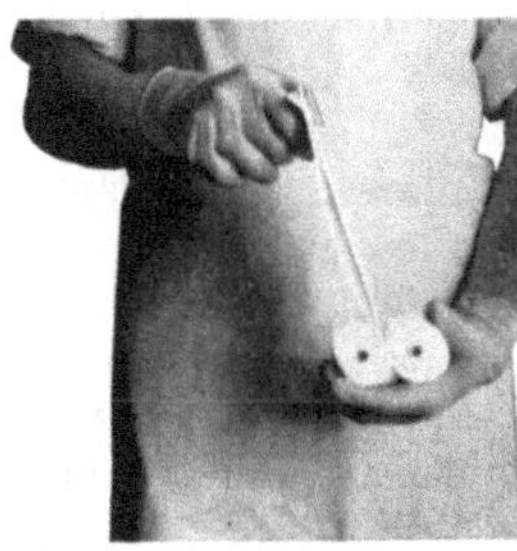

Abb. 35

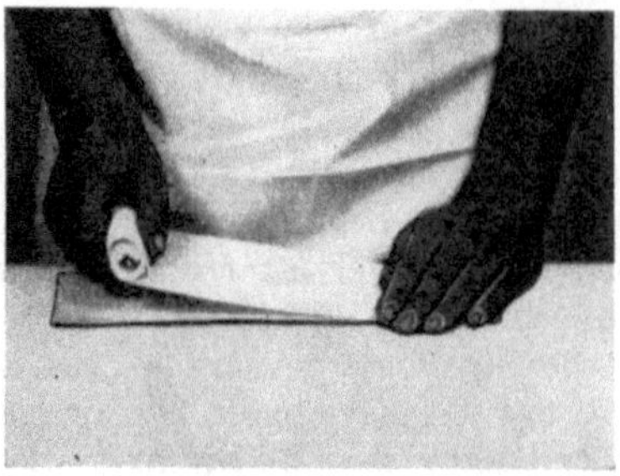

Abb. 36

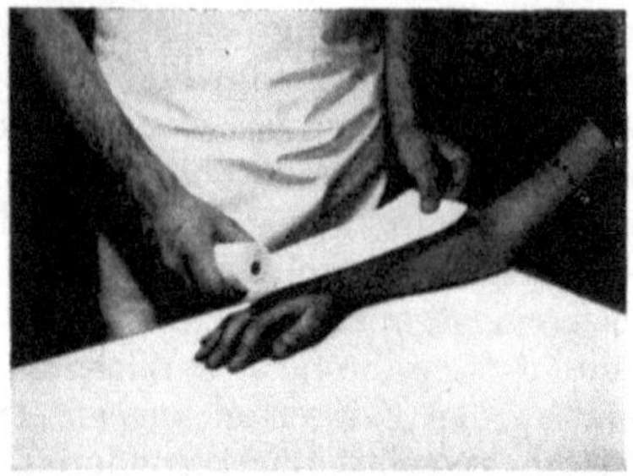

Abb. 37

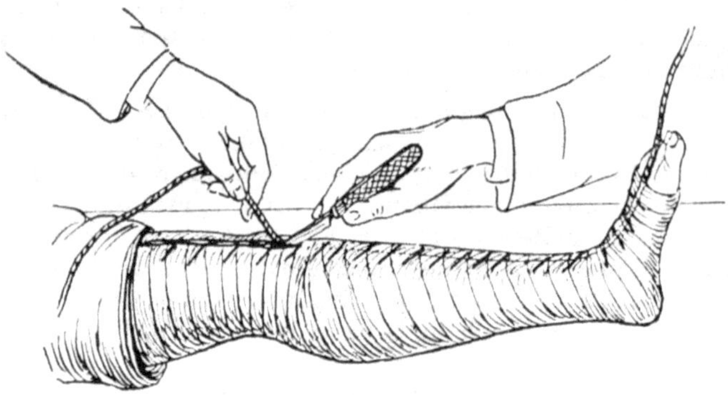

Abb. 38

entsprechend vorzubehandeln. Grundsätzlich gehört dazu das Einfetten oder Einölen der Haut, um ein ungehindertes und leichtes Abnehmen der Abform vom Körper zu erreichen. Lästiger Haarwuchs wird am besten durch Rasur entfernt; es empfiehlt sich aber auch in den meisten Fällen, einen Trikotschlauch über die Haut anzubringen, über welchen dann die verarbeitungsbereiten Gipsbinden aufgetragen werden. Vorher sind alle Merkpunkte und sonstige Kennmale mittels Farbstift anzuzeichnen. Und ebenso wird für das spätere Aufschneiden der Gipsabform eine dicke Schnur zum Schutze der Haut miteingeformt. Bewährt haben sich auch anstelle der Führungsschnur schmale Leichtmetallstreifen, die beim Aufschneiden des Abdruckes mit dem Gipsmesser eine feste und sichere Grundlage bieten. Dabei sei noch auf die Gipsschere hingewiesen, die dazu vorgesehen ist, das Aufschneiden zu erleichtern. Beim Auftragen bzw. beim Anlegen der Gipsbinden ist darauf zu achten, daß die Gipsbinde beim zirkularen Gipsbindenabdruck nicht straff angelegt wird, weil sie sonst den Körperteil einschnürt und Formveränderungen hervorrufen würde. Ebenso wie man das Bandmaß nicht locker — aber auch nicht straff — anlegt, um ein Umfangmaß festzustellen, muß sich auch die Gipsbinde leicht an den Körper anschmiegen, wobei darauf gehalten werden muß, daß Binde über Binde den abzuformenden Körperteil voll bedecken und zwischen den einzelnen Bindenlagen keine Lücken entstehen. Schon beim Auftragen der Gipsbinde streicht man mit wenigen Handstrichen die Oberfläche leicht glatt und erst nach diesem Glätten wird die nächste Binde aufgebracht. Wieviel Gipsbinden für den einzelnen Gipsbindenabdruck erforderlich sind und mit welchen Handgriffen am günstigsten gearbeitet werden kann, ergibt sich von Fall zu Fall. Falsch ist immer, an einer Gipsbinde mehr oder weniger zu sparen, denn dünne Gipsbindenabdrücke sind meistens nicht formbeständig und müssen dann für die Herstellung des Gipspositives nachträglich verstärkt werden. Ebenso dürfen die Gipsbinden nicht zu lange im Wasser liegen; sie halten zwar den Gips besser, geben aber schlecht abgebundene, bröcklige und ebenfalls formunbeständige Negative ab. Die Gipsbindenabform muß am Körperteil ausreichend aushärten. Bevor der erhärtete Gipsbindenabdruck aufgeschnitten wird, sind mit dem Farbstift quer zur Schnittlinie Striche anzubringen. Sie sind notwendig, weil die aufgeschnittene Gipsbindenabform etwas aufgeweitet werden muß, um vom Körper abgenommen zu werden. Danach wird sie wieder so zusammengebracht, daß die Linienstriche genau zusammenkommen. Für die weitere Bearbeitung — Herstellung des Gipsmodelles/Positiv — wird die Gipsbindenabform mit einer Gazebinde umwickelt. Bei dünnen Abformen empfiehlt es sich, die Ränder außen mit einer Gipsbinde zu verstärken, damit sich die Abform beim Füllen der Abform nicht verändern kann.

Bei den unter d) beschriebenen Gipsbindenabformen werden Gipsbinden verarbeitet, wie sie im Handel allgemein üblich sind. Als Gipsträger wird dabei ein Gewebe verwendet, das in der Kette wie im Schuß aus einfachen, glatten Fäden besteht, wie es ähnlich auch für Mullbinden verwandt wird. Die geringe Dehnbarkeit dieses Gewebes bei Gipsbinden bedingt, daß die Gipsbinden nur ganz locker um das abzuformende Körperglied gelegt werden können, weil zu leicht durch ungleichmäßigen Zug Quetschfalten entstehen können; meistens werden die Gipsbindenverbände und Negativmodelle dann zu weit. Durch Anlegen von Longuetten und deren späteres festes Anwickeln sowie durch fächerförmiges oder achtförmiges Anlegen der Gipsbinden glaubt man dann — mit mehr oder weniger Erfolg — doch noch zu formschlüssiger, enger Einbettung bei gleichzeitigem Vermeiden der leidigen Quetschfalten zu gelangen. Schwierig ist es dann ganz besonders, wenn stark konische Gliedabschnitte — besonders im Bereich der Schulter- oder Hüftgelenkes sowie vorquellende Weichteilfalten herausmodelliert werden müssen. Nicht weniger schwierig ist es, wenn die Gipsbinden in abgespreizter Stellung des abzuformenden Körpergliedes angelegt werden müssen und man sie anschließend dann in einer günstigen Gebrauchsstellung des Gliedes unter dem modellierenden Druck der Hände hält; hier sind dann bei diesem Gipsbindematerial selbst bei lockerstem Anlegen der Binden Schnürfalten unvermeidbar.

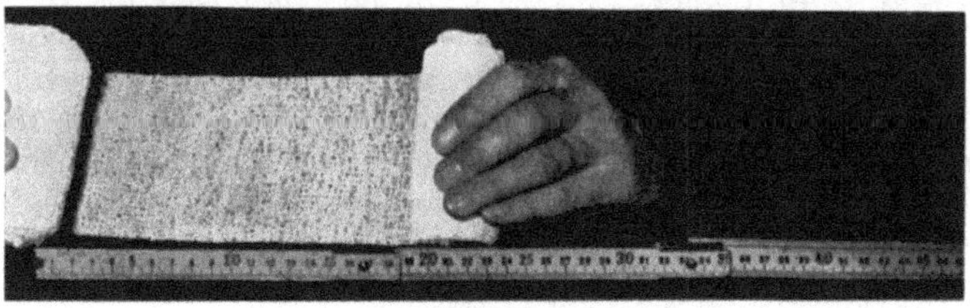

Abb. 39

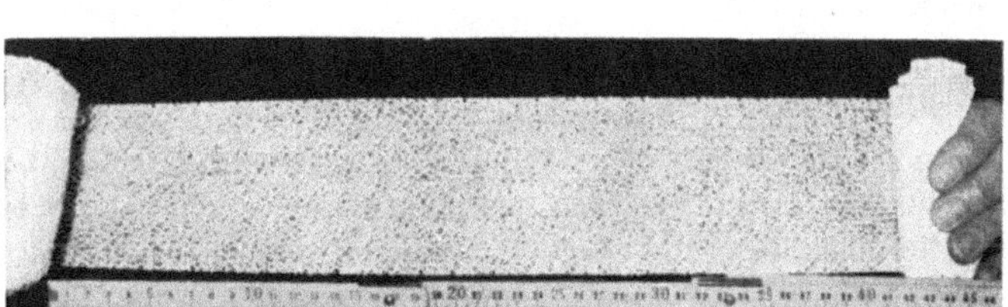

Abb. 40

Die Herstellung recht exakter Gipsbindenabformen ist nun in der Orthopädietechnik und ganz besonders bei der Verformung von Gießharzen als Baustoff für Prothesen und Apparaturen eine absolute Notwendigkeit; aus dieser Notwendigkeit wurde die elastische Gipsbinde entwickelt*).

Die elastische Gipsbinde besteht aus einem frotteartigem, elastischem Gewebe mit einer Dehnbarkeit von 100%. Bei einer Länge von 2 m in ungedehntem Zustand ist sie im gedehnten Zustand 4 m lang. Ihre Tauchzeit beträgt etwa 30 Sekunden; die Abbindezeit ist 3 bis 5 Minuten. Mit Hilfe ihrer elastischen Spannung, die man beim Anwickeln der Binde nach Wunsch variieren kann, gestattet sie, den abzuformenden Körperteil enger oder weiter einzubetten, Körpergewebe zu halten, zu verlagern und in Formen zu bringen, die für die Anfertigung von orthopädischen Hilfsmitteln geeignet sind. Die Anschmiegsamkeit dieser elastischen Gipsbinde läßt selbst bei extrem unregelmäßigen oder konischen Körperformen überall zirkuläre Wickeltouren zu; infolge der Dehnbarkeit des Gewebes macht der Verband alle Bewegungen mit, ohne daß sich Quetsch- oder Schnürfalten bilden. Siehe Abb. 39/40.

e Das Poller-Abformverfahren

Das Abformen von Körperteilen, wo es auf eine recht genaue Wiedergabe der Hautoberflächen ankommt, geschieht in der Regel mit besonderen Abformmassen und nachstehend sei vorweg das Pollerverfahren und seine Anwendungsmethode näher beschrieben.

Die Negocoll-Abformmasse wird z. B. in erster Linie nach dem Verfahren des Dr. Alphons Poller angewendet. Sie ist eine elastische hydrokoloide Abformmasse, die als Schmelzmasse alle Feinheit des abzuformenden Originals wiedergibt. Sie wird auf den verschiedensten Gebieten angewendet und nach der Poller-Methode ist die Schaffung von wirklich bis ins kleinste gehenden naturgetreuen Abformungen gewährleistet. Für die Durchführung des Abformprozesses ist die Masse in einen verarbeitungsfähigen Zustand zu bringen. Im Wasserbad wird die Negocoll-Masse über nicht zu starker Flamme erhitzt, bis sie ganz geschmolzen ist und einen rahmartigen Brei bildet, der keine Knollen mehr aufweist. Durch ständiges Umrühren der Masse mit einem Spatel von unten nach oben wird ein Anbrennen vermieden. Angebrannte oder ausgetrocknete Formmasse ist nicht mehr verwendungsfähig. Die geschmolzene Formmasse besitzt die richtige Auftragskonsistenz, wenn sie vom Spatel nur langsam abfließt. Je kühler die Formmasse vor dem Auftragen sein soll, desto dünner ist sie zu gestalten durch Beimischen von warmen Wasser während des Knochens. Durch entsprechend langes Kochen läßt sich die Masse wieder eindicken, falls sie zu dünn erscheint. Die Formmasse bedarf bei der Abformung menschlicher Körperteile sowie der meisten Objekte keiner Vorpräparation des Originals durch Einfetten. Für den Auftrag auf den menschlichen Körper muß die Formmasse bis auf 34—40° C abgekühlt werden; das geschieht durch leichtes Umrühren mit dem Spatel außerhalb des Wasserbades.

Die Poller-Abformtechnik sieht folgendes vor:

> Die vorbereitete Negocollformmasse wird mittels Pinsel auf den abzuformenden Gegenstand aufgetragen. Sie muß eine zusammenhängende, ziemlich dicke Schicht bilden. Beim weiteren Auftrag kann man den Spatel anwenden, damit schneller gearbeitet werden kann. Bei Objekten mit großen Flächen und starken Rundungen ist die Formmassen-Form während des Auftragens

*) Elastik-Gipsbinde nach Dr. med. Kuhn/Ruhrtaler Verbandstoff-Fabrik P. Danz & Co., Wengern (Ruhr).

der Masse durch Einlegen von Stützen wie z. B. Drahtgestellen, Stoffeinlagen usw. zu verstärken.

Bei Hand-Abformungen wird es allgemein nötig sein, eine zweiteilige Form herzustellen, obwohl es bei einiger Übungen sehr wohl möglich ist, mit einer einteiligen Form auszukommen. Zu diesem Zwecke werden rund 2 kg Negocoll-Abformmasse bereitgehalten. Das Modell hält die Hand so, daß der Ausführende leicht von jeder Seite dazu kann. Die Finger werden in leicht angebeugter Stellung (Ruhestellung) etwas gespreizt gehalten. Man beginnt damit, daß man die Formmasse mittels Pinsel — nachfolgend mit dem Spatel — auf den Handrücken (Rückseite der Hand mit Fingern, Mittelhand bis zum Handgelenk bzw. Unterarm) aufträgt und als zweiten Arbeitsgang den Formmassenauftrag auf das innere Handteil (Finger, Mittelhand bis Handgelenk bzw. Unterarm) vornimmt. Da die Formmasse langsam abkühlt, muß nach einer Abkühlung der Masse auf 35° C der Auftrag rasch durchgeführt werden, damit die einzelnen Aufstriche nicht erstarren und dann später abblättern! Zudem muß während des Formmassenauftrages darauf geachtet werden, daß auch die Zwischenräume zwischen den etwas gespreizten Fingern restlos mit Formmasse ausgefüllt werden. Um die Gegend des Handballens (nicht des Handgelenkes) legt man einen gut mit Negocollmasse durchtränkten Gazestreifen, damit beim Herausziehen der Hand aus der Abform das Negativ nicht zerreißen kann. Normalerweise soll die Formmassenschicht $1\frac{1}{2}$ bis 2 cm stark sein, man kann den Auftrag auch fortsetzen, bis die Hand einen knolligen Klumpen bildet. Falls besondere Ansprüche an die Festigkeit der Abform gestellt werden, kann über den Negocollauftrag zur Verstärkung ein Gipsbindenverband angelegt werden. Nach vollständiger Erstarrung des Negocollauftrages wird die Hand vorsichtig — langsam und nicht ruckweise — aus der Abform herausgezogen. Beim Durchziehen der Mittelhand durch die enge Röhre des Handgelenkes ist besondere Umsicht angebracht. Wenn dabei kleine Einschnitte mit dem Messer gemacht werden müssen, schadet dies nichts, denn die Formmasse ist im erstarrten Zustande elastisch und federt wieder in die ursprüngliche Form zurück. Wird die Form erst zu einem späteren Zeitpunkt gebraucht, ist sie entweder unter Wasser oder in einem luftdicht abgeschlossenen Gefäß aufzubewahren, denn mit dem Austritt des Wassergehaltes aus dem Negocollmaterial schrumpft die Abform und wird damit ungenau und somit unbrauchbar. Für kürzere Zeit genügt ein Umwickeln mit einem feuchten Tuch.

Gebrauchte Negative aus Negocollmasse, die ihren Zweck erfüllt haben und nicht mehr gebraucht werden, werden mit einem Messer zerkleinert. Zweckvoll ist es allerdings, diese Stücke mittels Fleischwolf zu zerkleinern und sie dann in einer luftdicht abgeschlossenen Büchse aufzubewahren. Sie läßt sich dann jederzeit wieder verwenden. Da die Negocoll-Abformmasse flüssig und daher in gewisser Wärme verarbeitet werden muß, sollte man diese Methode für Ohren-, Nasen- oder sonstige Gesichtsabformen nur unter Beachtung besonderer Vorsichtsmaßnahmen anwenden und sich sonst anderer Formmassen bedienen, wie sie nachfolgend beschrieben werden.

f Das Abformverfahren mit alginaten Abformstoffen

Die alginaten Abformmaterialien verschiedener Fabrikate haben sich gut eingeführt. Sie ermöglichen ebenfalls eine formvollendete Wiedergabe aller Feinheiten der Hautoberflächen und Formen des abzuformenden Gegenstandes. Diese alginaten Abformmaterialien werden in Pulverform in den Handel gebracht. Zu gleichen Teilen 1:1 werden sie mit gewöhnlichem Leitungswasser zu einer geschmeidigen Masse angerührt. Die Benutzung einer Waage gewährt hierbei die genaueste und sparsamste Dosierung. Man gießt das Wasser in einen Mischnapf und gibt dann das alginate-Abformpulver dazu. Etwa $^3/_4$ Minute lang mischt man beide Teile miteinander und spatelt sie gut durch, bis eine glatte, geschmeidige Masse erzielt wird, die dann wie bei der Pollermethode mit einem Spatel auf das abzuformende Glied aufgetragen wird. Die genormte Abbindung der Masse läßt genügend Zeit für das Anrühren, Mischen und Auftragen der Formmasse, die sich mühelos allen Feinheiten der Haut bzw. Körperpartieen anformt. Notfalls genügt ein leichtes Andrücken, um das Material an Ort und Stelle zu fixieren. Die aufgetragene Masse bleibt verhältnismäßig lange plastisch, um dann kurz abzubinden. Nach rund 3 Minuten — gerechnet vom Beginn des Anrührens der Masse — erstarrt die Formmasse und zeigt sich im Endzustand elastisch, so daß auch untersichgehende Stellen originaltreu wiedergegeben werden. Bei größeren Formstücken empfiehlt es sich, über den an sich dünnen Formmassenauftrag (etwa 3—4 mm) eine Gipsbindenverstärkung anzubringen.

Alginate Formmassen-Abformen zeigen Schrumpfungsneigung (wie bei der Negocoll-Abformmasse) und deshalb erscheint es zweckmäßig, solche Abformen so bald wie möglich mit der Positivmasse (Gips) auszugießen. In der Zwischenzeit ist die Abform in ein feuchtes Tuch einzuwickeln, um ein Austrocknen zu verhindern. Nach erfolgtem Ausguß mit der Positivmasse läßt sich die verformte Formmasse sehr leicht vom Positiv-Werkstück abziehen.

g Das Abformverfahren mit Silicon-Abformstoffen

Wer als Praktiker darauf angewiesen ist, genaue und naturgetreue Abformen herzustellen, die dann dazu dienen sollen, in jeder Weise einwandfreie und wirklichkeitsnahe kosmetische Körperersatzteile zu fertigen, wird von einer Abformmasse folgende Eigenschaften fordern:

1. Schnelle und bequeme Verarbeitungsweise,
2. Ausreichende Standfestigkeit beim Auftrag auf dem Körper,
3. Keine bzw. unerhebliche Dimensionsveränderungen während und nach der Erhärtung der Formmasse,
4. Gute Elastizität nach dem Erhärten und genügende Zerreißfestigkeit,
5. Vergießen der Masse ohne Vorbehandlung (Isolation) des abzuformenden Gegenstandes oder Körperteiles,
6. Regulierbare Konsistenz des Materials,
7. Indifferenten Geschmack und physiologisches Verhalten gegenüber der Körperhaut,
8. Wirtschaftlichkeit für die Sozialpraxis.

Die einschlägige Kunststoffindustrie hat solche Erzeugnisse in den Handel gebracht, die als volumenkonstante, nicht schrumpfende, gummielastische Abdruckmassen die außerordentlich präzise Wiedergabe der Formflächen und die Paßgenauigkeit der Prothetik gewährleisten. Diese Abformmassen werden zweiteilig als Paste mit Vernetzungsflüssigkeit (Härterflüssigkeit) geliefert. Soweit es sich um Erzeugnisse handelt, bei denen die Abformmasse in ihrer Konsistenz regulierbar gehalten ist, wird zur Masse und der Härterflüssigkeit eine Verdünnerflüssigkeit zugegeben. Die Abformmassen lassen sich leicht auf einer Glasplatte homogen vermischen, was am besten durch Farbindikator angezeigt wird. Das fertige Gemisch muß einen einheitlichen Farbton aufweisen. Für eine genaue Dosierung von Abformmasse und Flüssigkeit dient die Dosierskala, die unter die Glasmischplatte geklebt wird und die für jede Menge der Abformmasse die zugehörige Flüssigkeitsmenge direkt ablesbar angibt. In der Regel wird nach folgender Methode gearbeitet:

1. Auf die Glasmischplatte wird ein Strang Abformmasse in der benötigten Länge und in gleichbleibender Stärke (entsprechend der Tubenöffnung) aufgebracht.

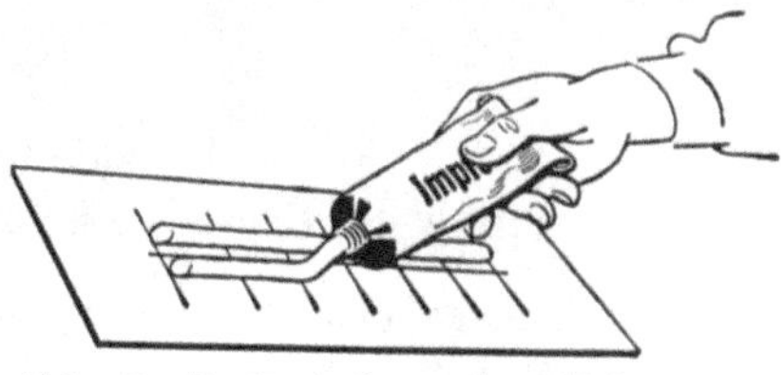

Abb. 41. Zu 1. Auftrag der Abformmasse

2. Je Teilstrich Abformmasse wird ein Tropfen Härterflüssigkeit zugegeben und beides intensiv mit einem Spatel vermischt. Nach Erreichen eines gleichmäßigen Farbtones — nach etwa ½ Minute — wird die Abformmasse auf den abzuformenden Gegenstand aufgetragen und ganz leicht auf die Formflächen angedrückt.
   Es ist dabei zu beachten, daß der Erhärtungsprozeß schneller vollzogen wird, je mehr Tropfen Härter beigemischt werden; je weniger Härterflüssigkeit beigegeben wird, desto langsamer erstarrt die Abformmasse am Körper.

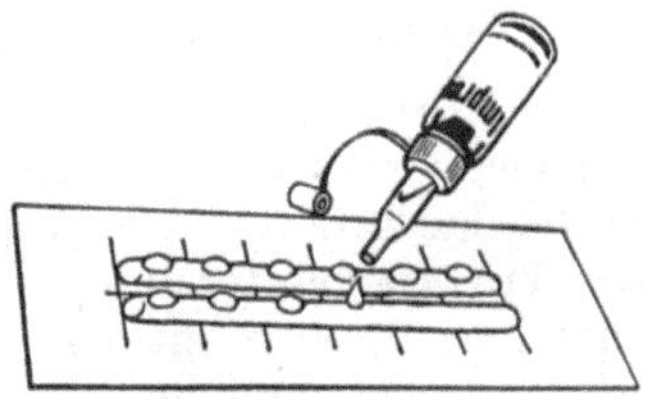

Abb. 42.
Zu 2. Beigabe der Härterflüssigkeit

3. Die Abbindung geschieht in der Regel nach etwa 4—6 Minuten. Die Aushärtung ist als vollständig anzusehen, wenn sich die Masse auf dem abzuformenden Körperglied nicht mehr mit dem Fingernagel deformieren läßt und die gummiartige Elastizität eingetreten ist. Formmassengemisch ist temperaturabhängig, d. h. bei Raumtemperatur von 20° C dauert der Härtungsprozeß 4—6 Minuten, bei 30° C nur 2—3 Minuten und bei 10° C jedoch 10—12 Minuten. Die Abformmassen sind in ihrer Konsistenz meistens so eingestellt, daß die Abformung spielend leicht und schnell durchgeführt werden kann. Bei Abformmassen, deren Konsistenz regulierbar gehalten ist, wird die Abformmasse wie angegeben, auf die Glasmischplatte gebracht und dann zuerst der Verdünner tropfenweise beigegeben. Je Teilstrich können 1—4 Tropfen Verdünnerflüssigkeit beigemischt werden. Erst nach dem Untermischen der Verdünnerflüssigkeit gibt man die Härterflüssigkeit bei und mischt, bis ein gleichmäßiger Farbton erreicht ist.

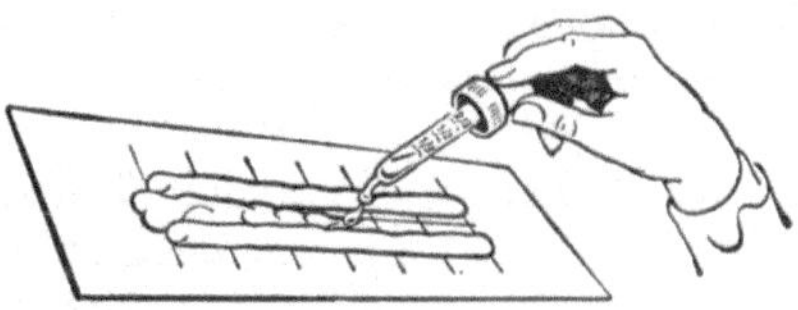

Abb. 43.
Zu 3. Beigabe der Verdünnerflüssigkeit

4. Sollte die Menge der für eine Abform vorgesehenen nicht vermischten Abformmasse nicht ausreichen, kann man die notwendige zusätzliche Menge nachträglich der Abform zusetzen. Die alte — d. h. zuerst angesetzte — und die zusätzlich aufgebrachte Masse verbinden sich völlig ohne Naht und Stufe. Rationell und wirtschaftlich wird die Abform dadurch, wenn man die Abformmasse dünn (etwa 2—3 mm stark) auf die Flächen aufträgt und nach Erhärten der Masse über sie eine Gipsschicht bzw. einen Gipsbindenverband anbringt.

Nach Erhärten der Abform läßt sich diese mühelos vom Körperglied abheben; sie bleibt elastisch und völlig formkonstant; sie bedarf keiner Nacharbeit. Selbst nach mehrfachem, zeitlich weit auseinanderliegendem Ausgießen mit Gips verliert sie nicht an Genauigkeit. Die Abformen sind scharf und exakt und geben z. B. die Merkmale der Hautoberfläche wie geprägt wieder.

V. Maß- und Abformtechnik für die Herstellung von Fußstützen (Schuheinlagen)

Je nach Lage des Falles und entsprechend der kassenärztlichen Verordnung unterscheiden wir eine Anfertigung

a) nach Farbabdruck,
b) nach Gipsbindenabdruck,
c) nach Gipsabform.

Für das Farbabdruckverfahren ist ein Trittspurapparat (Abb. 44) erforderlich. Dieser besteht meistens aus einem zweigeteilten Kasten, in dessen eine Hälfte ein großes Farbkissen als Farbspender, in der anderen Hälfte das Abdruckpapier bzw. die Trittspurblätter untergebracht sind. Ein Rahmen mit einer Gummihaut wird über das Farbkissen gelegt und mittels eines Handrollers wird durch Überrollen die untere Seite der Gummihaut eingefärbt. Anschließend wird der Rahmen mit der eingefärbten Gummihaut über das Abdruckpapier gelegt. Nun tritt der Patient mit dem Fuß auf die obere Seite der Gummihaut und rollt den Fuß wie beim Schritt von der Ferse nach den Zehen ab. Dadurch wird die Gummihaut-Unterseite mit der Farbe auf das Abdruckpapier gedrückt. Nach der Abnahme des eingefärbten Rahmens erkennt man dann die genaue Auftrittsfläche des Fußes auf dem Abdruckpapier bzw. dem Trittspurblatt.

Der Berkemann-Trittspurzeichner vermittelt den Farbauftrag durch eine Farbwalze. Mehrmaliges Überwalzen auf der glatten Unterlage des Deckels gewährleistet ein gleichmäßiges Einfärben der Gummihaut.

Der fußgetreue Farbabdruck auf dem Trittspurblatt zeigt genau, wie weit eine Gewölbeveränderung vorhanden ist, wo am Fuß besondere Überlastungen vorliegen und zeigt an, warum der Patient eine Fußstütze braucht. Die Auswertung dieser

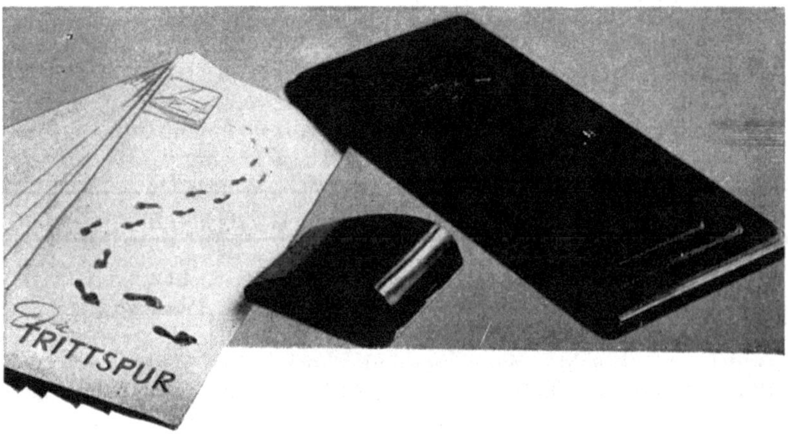

Abb. 44

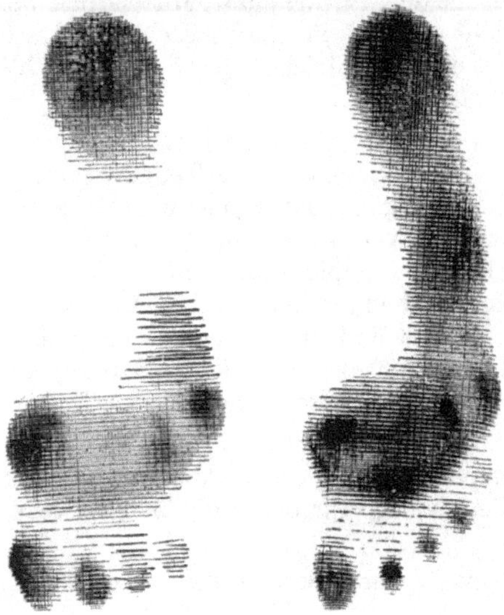

Abb. 45. Farbabdrücke

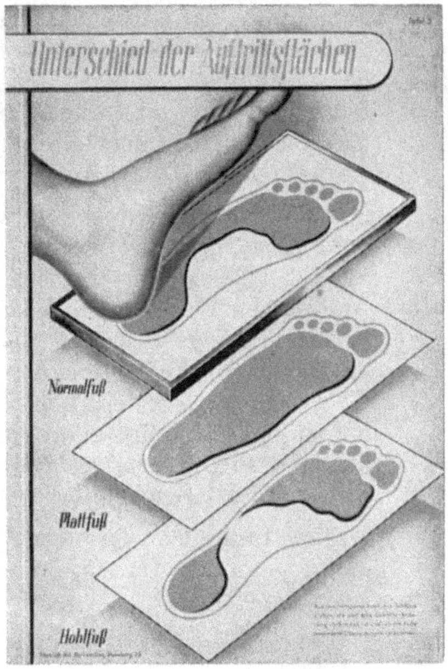

Abb. 46

Fuß-Farbabdrücke als Maßunterlage für die Fertigung von Fußstützen und sonstigen Fußheilbehelfen ist eine Erfahrungssache des Orthopädie-Handwerkers.

Für die Herstellung eines Gipsbindenabdruckes ist es notwendig, neben der Abdrucktechnik auch die Frage zu prüfen, ob der Fuß unbelastet oder mit Belastung abzuformen ist. Früher stellte man den mit Gipsbinden umwickelten Fuß auf eine etwas vorgeformte schiefe Ebene, wobei sich der Fuß infolge der Belastung auseinander dehnte. Diese Methode gilt als veraltet und fast ausnahmslos wird der Gipsbindenabdruck bei unbelastetem Fuß durchgeführt. Hinsichtlich der Technik des Gipsbindenabdruckes für Fußstützen hat Prof. Dr. W. Thomsen-Homburg a. d. H. im Lehrbuch für Bandagisten- und Orthopädiemechaniker eine recht lehrreiche Erläuterung gegeben. Daraus ergeben sich folgende Arbeitsvorgänge:

a der Patient setzt sich auf einen erhöhten Stuhl derart, daß die beiden Füße unbelastet bleiben und bequem angesehen und untersucht werden können,

b mit einem kurzen Griff überzeugt man sich von der Beweglichkeit des Fußes in all seinen Gelenken, wodurch ja die Korrekturmöglichkeit bedingt ist. Mit einem Fettstift werden die wichtigsten Punkte am Fuß angezeichnet. Dazu gehört vor allem die Tuberositas V, das Kleinzehengrundgelenk und die Rauhigkeit des Kahnbeins (besonders, wenn sie stark hervortritt) und die Mitte des 1. Vorfußköpfchens. Dazu empfiehlt es sich, die vordere Begrenzung der Einlage, je nachdem, ob sie rund oder mit lateraler Ecke sein soll, schon auf die Sohle aufzuzeichnen, nachdem man die Lage der Vorfußköpfchen mit den Fingern abgetastet hat.

c Für das spätere Aufschneiden des Gipsbindenabdruckes nach Erhärtung wird entweder eine dicke Schnur oder ein dicker Leinengurt zum Schutze der Haut aufgebracht.

d Von der inzwischen vorbereiteten Gipsbinde wird schnell eine Longuette angefertigt, die um Handbreite länger als der Fuß ist; man benutzt hierfür die gute Hälfte der Gipsbinde. Sie wird schön glatt gestrichen, mit den Händen an ihren beiden Enden erfaßt und hinten um die Ferse und vorn um die Zehen herumgeschlagen. Dann faßt man mit beiden Händen das Mittelstück der Longuette innen und außen an und zieht sie auch in querer Richtung straff, damit sich keine Längsfalten bilden. Mit ein paar Strichen durch die Fußsohle wird die ganze Longuette schön glatt angestrichen.

e Mit dem Rest der Gipsbinde wird nun die als Gipsplatte angelegte Longuette am Fuß fest gewickelt, wobei man, wenn man sich gnau an die Teilbewegungen bei der Fußsenkung erinnert, schon im korrigierenden Sinne wickeln kann. Am rechten Fuß wird man also an der Ferse von außen hinten um die Ferse herum nach innen wickeln (also im Sinne der Supination), am Vorfuß aber umgekehrt von außen über den Fußrücken nach innen (im Sinne der Pronation). Über das Knöchelgelenk geht man mit der Gipsbinde nur wenig hinaus, immerhin ist es notwendig, wenn die Korrektur des Fußes und die Wiedergabe der korrigierten Fußform für die Fertigung der Fußstütze vorgesehen sind. Nunmehr wird der Gispsbindenverband glatt angestrichen.

f Während nunmehr der angelegte Gipsbindenverband erhärtet, kann nunmehr damit begonnen werden, den Gipsbindenabdruck für den anderen Fuß anzulegen.

g Während der Erhärtung des Gipsbindenverbandes wird die Korrektur durchgeführt.

Beim linken Fuß umfaßt die linke Hand die Ferse und die rechte Hand von außen her den Vorfuß, so daß der Daumen auf den Großzehenballen zu liegen kommt. Dann ziehen wir mit der linken Hand die Ferse so weit wie möglich in Supination, schieben mit der rechten Hand den Vorfuß nach innen und pronieren ihn, d. h. wir drücken den Großzehenballen nach abwärts, kurzum, wir versuchen alle die Teilbewegungen rückgängig zu machen, die wir bei der Beschreibung der Fußsenkung kennengelernt haben. Es kommt dabei auf das richtige Maß der Korrektur an; erst eine größere Erfahrung verschafft hierin die notwendige Sicherheit! Deshalb seien hier einige Regeln aus der praktischen Erfahrung aufgezeichnet:

1. Ist eine Fußstütze für einen Schuh mit einem höheren Absatz vorgesehen, empfiehlt es sich, den Fuß beim Korrigieren ebenfalls in leichter Spitzfußstellung zu halten; man streicht nicht nur das innere, sondern auch das äußere Längsgewölbe mit dem an der Sohle angelegten Zeigefinger gut aus. Die Fußstütze erhält dadurch später auch von der Außenseite eine gewisse Wölbung, so daß sie im Schuh nicht kippt, sondern gut anliegt.
2. Bei weichen Knick-Senkfüßen muß eine zu starke Korrektur vermieden werden. Falsch wäre es dabei, den Fuß stark zusammenzustauchen und ihn dadurch erheblich zu verkürzen: die Fußstütze würde dadurch zu kurz werden! Bei solchen Füßen soll man vielmehr wohl den Großzehenballen von oben her drücken, aber den Fuß im ganzen etwas auseinanderziehen, d. h. versuchen, ihn länger zu machen. Man streicht die Gipsbinde immer wieder gut an und läßt versuchsweise öfters los, um zu sehen, ob der Gipsbindenverband seine Form behält.
3. Auch das Quergewölbe wird in die Form hinein modelliert, wobei sich der „Zangengriff“ gut bewährt; d. h. man faßt den Vorfuß mit dem Gipsbindenverband mit beiden Händen so daß der Daumen längsgestellt auf demFußrücken, die übrigen Finger auf der Fußsohle liegen. Nun werden die seitlichen Randstrahlen kräftig nach abwärts gebogen, während die übrigen

Finger das Längsgewölbe herausmodellieren. Man achte darauf, dieses nicht zu weit zehenwärts zu verlegen! Man fühlt die Vorfußköpfchen durch den Gipsbindenverband hindurch, wenn man unter mittelstarkem Druck mit den Fingerspitzen an der Fußsohle zehenwärts streicht.

4. Nach endgültiger Erhärtung der Gipsbindenverbände an beiden Füßen werden sie über dem eingelegten Leinengurt oder über die eingelegte dicke Schnur entweder mit der Gipsschere — notfalls mit dem Messer — auf dem Fußrücken aufgeschnitten, etwas aufgebogen und dann von den Füßen abgenommen.
   Es läßt sich dann leicht feststellen, ob das bestmöglichste Maß an Korrektur erreicht worden ist. Setzen wir die Gipsbindenabform auf eine horizontale Ebene, muß es stehen, d. h. es müssen sich Ferse, Kleinzehen- und Großzehenballen in einer Ebene befinden. Ist es nicht der Fall, muß die Abform im positiven Sinne geändert werden.
5. Die Gipsbindenabform wird dann mit Gipsbrei gefüllt. Vorher schwenkt man sie mit Salz- oder Seifenwasser aus, damit keine Verklebung eintritt. Nach Erhärtung der Gipsfüllung wird der Gipsbindenverband (Negativ) entfernt, denn er ist nun überflüssig, weil die erhärtete Gipsfüllung das Positiv, d. h. das eigentliche Fertigungsmodell für die Fußstütze ergibt. Dieses erfährt anschließend einige geringfügige Nacharbeiten, die sich durch etwaige Unebenheiten u. a. ergeben.

Für die naturgetreue Wiedergabe der Form und Hautoberflächen des Fußes — und ebenso für eine Fußabform mit Fußbelastung — ist die reine plastische Gipsabform vorgesehen. Für ihre einwandfreie Erstellung empfiehlt es sich, die von der einschlägigen Industrie geschaffenen Fußabformgeräte zu benutzen.

Ein solches Gerät besteht in der Regel aus zwei Fußwannen (siehe Abb. 48—51), die jeweils eine hochgetriebene Sohlenplastik, zwei Ballenunterlagen und die Abformmasse enthalten. Dabei ergeben sich folgende Arbeitsvorgänge:

1. Der Patient nimmt auf einem Stuhle Platz; die Füße werden mit Talkum eingerieben.
2. Die Füße werden sitzend in die Fußwannen gestellt und in Korrekturstellung gebracht,
3. der Patient steht auf und belastet somit die Füße in den Fußwannen,
4. die Abformmasse wird ringsum den Fuß etwas angedrückt,
5. In sitzender Stellung werden dann die Füße aus der Masse herausgenommen.

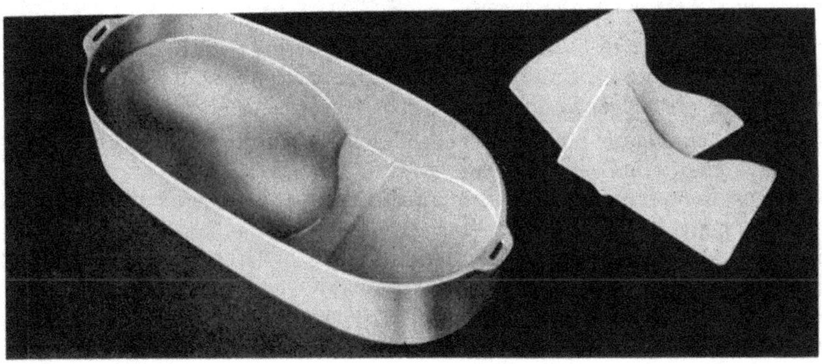

Abb. 47 Fußabformschuh (Berkemann)

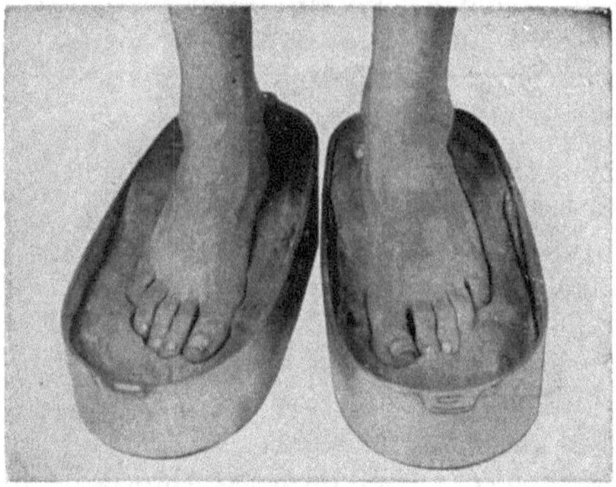

Abb. 48

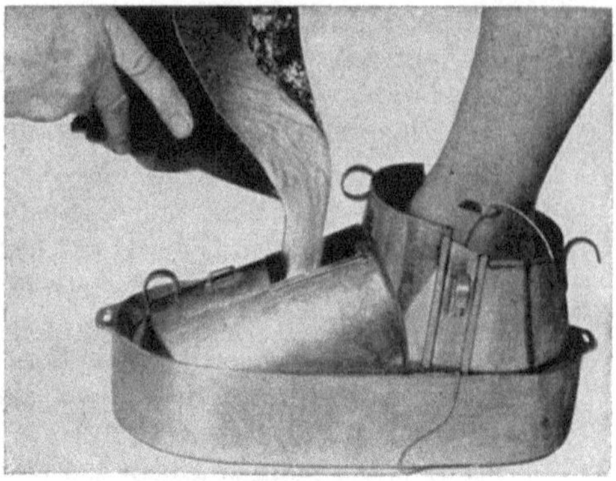

Abb. 49

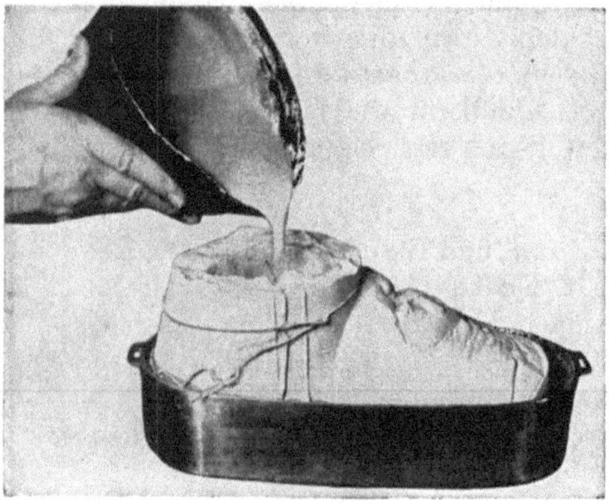

Abb. 50

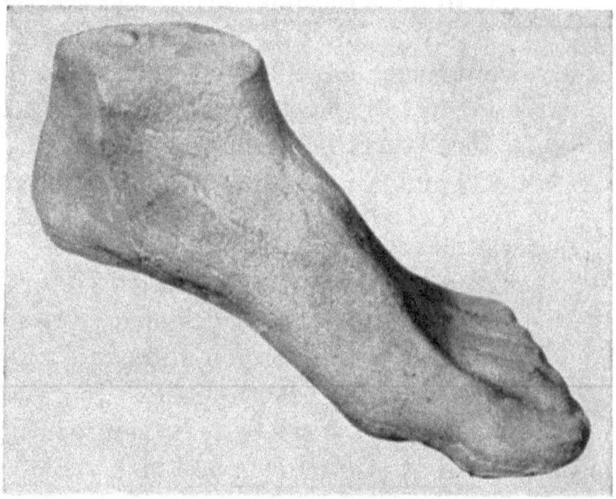

Abb. 51

6. Die so erstellten Form-Negative werden danach mit Gipsbrei ausgegossen und nach ihrer Erhärtung ergeben sie einwandfreie Gipsabformen des unteren Fußteiles mit plastischer Wiedergabe der Fußsohle bei Belastung des Fußes. Soll die Wiedergabe der Fußform ohne Belastung des Fußes erfolgen, werden die Füße lediglich in sitzender Stellung des Patienten in die Fußwannen gebracht und ohne Korrektur abgeformt.

Für die Herstellung von Gipsabformen für den Fuß mit Knöchelteil verwendet man zusätzlich den sogenannten Fußabformschuh. Der Ablauf ist dann wie unter 1. bis 4. beschrieben und wird ergänzt durch:

4a Man drückt dann einige Löcher in die Abformmasse und befestigt rechts und links oberhalb der Knöchel zwei Fäden.
b der noch unbedeckte Fuß und das Innere des Fußabformschuhes werden eingekremt,
c der Schuh kommt ohne einen der seitlichen Schieber auf die Abformmasse,
d jetzt wird der Schieber eingesetzt und das Ganze in die Abformmasse gedrückt, wobei die Fäden unter den Schiebern heraushängen,
e In die Öffnung am Rist und dann am Schuhoberteil wird der Gipsbrei eingegossen.

f Nach Erhärtung des Gipsbreies zieht man die Schieber heraus, schneidet mit den Fäden auf und hebt den Fuß nach weiteren 5 Minuten aus der Masse.

g Die so erstellten zwei Oberformen werden nunmehr eingekremt und auf die Abformmasse des unteren Fußes gesetzt, so daß diese drei Teile eine ganze Form (Hohlform) bilden.

6. Diese Hohlform wird mit Gipsbrei ausgegossen und ergibt dann nach Erhärtung der Gipsmasse und Entfernung der Negativumhüllung (erwähnte drei Teile) die endgültige plastische Wiedergabe des Fußes einschließlich des Knöchelstückes.

VI. Maß- und Abformtechnik für Körpergliederreste (Amputationsstümpfe)

1. Allgemeines

Trotz aller wissenschaftlichen Fortschritte und trotz aller Erfolge in der Technik und in der Chemie ist es bis heute nicht gelungen, die schöpferische und gestaltende Kraft der göttlichen Natur am menschlichen Körper selbst mit technischen und chemischen Mitteln zu ersetzen. Gewiß sehen wir in den Werken der bildenden Künste das Streben der Künstler und der Erfinder, den menschlichen Körper nicht nur in Form und Gestalt, sondern auch in seinen Funktionen nachzubilden. Aber bisher blieben selbst die schönsten und besten Werke von ihnen unvollendete Arbeit, weil Geist und Leben nicht von Menschenhand künstlich geschaffen werden können. Ungeachtet dieser Erkenntnis, werden wir Menschen darauf bedacht sein müssen, dem Werden und Vergehen der Natur nachzuforschen, um jeden Fortschritt zum Nutzen und Wohle der lebenden Menschheit auszuwerten.

Hier haben wir ein sehr großes und weites Betätigungsfeld in allen Ländern der Erde. Durch kriegerische Einwirkungen, durch Unfälle im Verkehr und in der beruflichen Arbeit, durch die Nachwirkungen von Krankheiten und anderen Ursachen sehen wir heute als Folgezustand eine große Zahl von Menschen, die den Verlust eines oder mehrere Glieder ihres Körpers zu beklagen haben. Auf den Straßen, in den Betrieben und in den Büros wie auch in ihrem Heim sehen wir sie, wie sie mit Hilfe von Prothesen und anderen orthopädischen Behelfen versuchen, das eigene Leben wieder lebenswert zu gestalten. Ärzte, Techniker und Orthopädie-Handwerker stehen in enger Gemeinschaftsarbeit zusammen, um gerade diesen körperlich versehrten Menschen mit Hilfe eines hervorragenden medizinischen Wissens, den unerschöpflichen Mitteln der Technik und mit den neuesten Erkenntnissen der Chemie einen technischen Ersatz für das verlorene Glied in höchster Vollkommenheit zu schaffen, um damit dem Versehrten zu helfen, seinen Platz im Kreise seiner Mitmenschen erfolgreich zu behaupten.

Hierzu muß man wissen, daß die Absetzung (Amputation) eines kranken oder versehrten Körpergliedes oftmals unabwendbar ist, wenn der Arzt die tödliche Gefahr vom Leben des Patienten beseitigen muß. Seine chirurgische Arbeit wird er darauf abstellen, daß der verbleibende Gliedrest (Stumpf) prothesenrecht gehalten wird; d. h. Form und Gestalt des Gliedrestes müssen die Möglichkeit geben, dazu eine Prothese zu erstellen, die sowohl den körperlichen als auch den beruflichen Bedürfnissen des versehrten Menschen entspricht. Dabei wird sich der versehrte Mensch nach der Abheilung der Amputationsstelle immer für die Anschaffung einer Prothese entschließen und für sich das Beste wünschen, was die Technik auf diesem Gebiete aufzuweisen hat. Das Gebiet der Orthopädietechnik war bisher in der Öffentlichkeit wenig bekannt, und so war der Versehrte mehr oder weniger auf die Empfehlungen

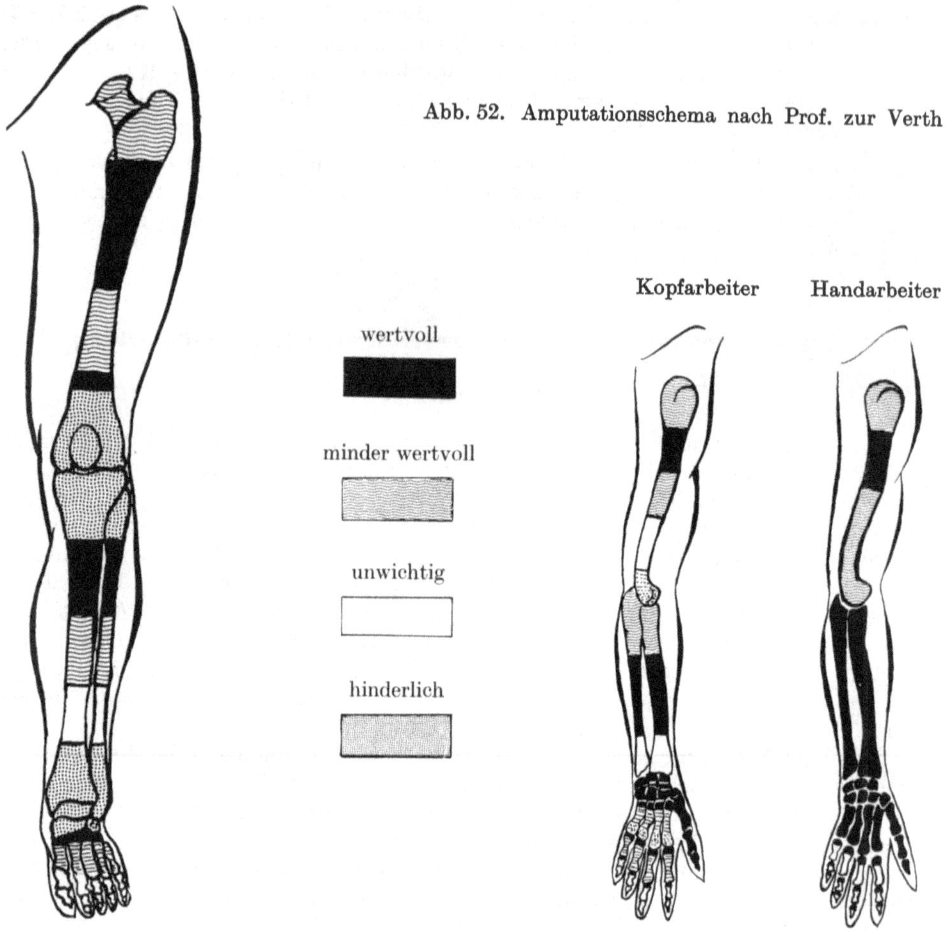

Abb. 52. Amputationsschema nach Prof. zur Verth

seines Arztes angewiesen. Heute liegen die Dinge so, daß der Versehrte mancherlei Erfahrungen anderer Versehrter zu hören bekommt oder sich von den Versorgungsbehörden und anderen Sozialversicherungsträgern beraten lassen kann.

Der Prothesenbauer muß sich in jedem Falle damit abfinden, daß er prothesengünstige und prothesenungünstige Amputationsstümpfe mit einem technischen Ersatzstück auszustatten hat. Er unterscheidet deshalb:

a Normalstümpfe, d. h. Gliedreste, die sich in ihrer Form, Beschaffenheit und Beweglichkeit für die Anpassung einer Prothese als günstig erweisen, und
b Anomale Stümpfe, die sich nur schwer mit einem technischen Ersatz ausgleichen lassen.

Zu den Normalstümpfen gehört neben der Schmerzlosigkeit und Formung auch die Beweglichkeit in allen dem Gliedmaß verbliebenen Gelenken. Bei allen Stümpfen sind daher folgende Merkmale schon bei der Maßnahme zu beachten:

1. die Form des Stumpfes = konischer oder auch keulenförmiger Stumpf oder ein deformiertes Stumpfende kann ein Stumpfmangel sein,

2. die Länge des Stumpfes	=	kann die Ausnutzung eines dem Gliedrest verbliebenen Gelenkes erschweren, wenn sie zu gering oder zu groß ist,
3. Die Stellung des Stumpfes	=	schlechte Stellung des Stumpfes im ganzen oder Kontrakturen der Gelenke sind Stumpfmängel,
4. die Beweglichkeit des Stumpfes	=	aktive B. ist günstig, passive B. ist weniger günstig, Teil- oder Totalversteifung ist ungünstig, Stumpflähmung, Schlottergelenke, Pseudathrosen u. ä. sind Stumpfmängel,
5. die Schmerzhaftigkeit des Stumpfes	=	z. B. Nervengeschwülste (Neurome) sind Stumpfmängel,
6. die Hautbedeckung des Stumpfes	=	zu wenig Hautbedeckung und zu viel Hautbedeckung gelten als Stumpfmängel,
7. die Fremdkörper im Stumpf	=	Knochensplitter, Granatsplitter u. ä. ergeben Mängel des Stumpfes

Hinsichtlich der Gliedreste (Amputationsstümpfe) unterscheidet man:

1. Fuß- und Beinstümpfe,
2. Hand- und Armstümpfe,
3. Nasen- und Ohrmuschelreste.

Der Verlust eines Beines kann nicht wie der des Armes durch irgendwelche Ausgleichsbestrebungen des Organismus in nennenswerter Weise ersetzt werden. Das menschliche Bein dient zur Stützung des Körpers und zur Fortbewegung, d. h. zum Gehen, Laufen, Springen, Klettern, Steigen — auch zum Radfahren und dergleichen Eine Beinprothese guter Bauart kann diese Anforderungen in hohem Maße erfüllen; gleichzeitig kann es allen Bedingungen der Kosmetik gerecht werden.

Der Verlust des Armes dagegen bedeutet für den menschlichen Organismus nicht nur einen schweren kosmetischen Schaden, sondern auch einen bedeutenden funktionellen Ausfall. Der Mensch ist gewöhnt, beide Hände für die Verrichtungen des täglichen Lebens zu benutzen, er braucht sie zum Essen und Trinken, zum Waschen und Reinigen des Körpers, zur Verrichtung der leiblichen Notdurft, zum An- und Ausziehen, zu Spiel und Sport, im Verkehr auf der Eisen- und Straßenbahn und vor allen Dingen für die Durchführung der ihm obliegenden beruflichen Arbeiten. Der ganze oder teilweise Verlust der Ohrmuschel oder der Nase ist nicht minder tragisch, denn solche Schäden bleiben immer sichtbar — wenn sie nicht durch einen kosmetischen Ersatz ausgeglichen werden. Solche körperlichen Defekte — insbesondere am Kopfe — wirken sich meistens auf das Seelenleben des Versehrten aus und ihre prothetische Versorgung erfordert größte Umsicht und Sorgfalt.

2. Stumpfarten

a Fußstümpfe

Der Verlust einiger Zehen — abgesehen von der großen Zehe — bedingt keinerlei funktionellen Ausfall und macht das Tragen von orthopädischen Hilfsmitteln oder besonders gearteter Schuhe in keiner Weise erforderlich. Dagegen macht sich der Verlust der großen Zehe oder sämtlicher Zehen störend bemerkbar und erfordert eine orthopädische Versorgung.

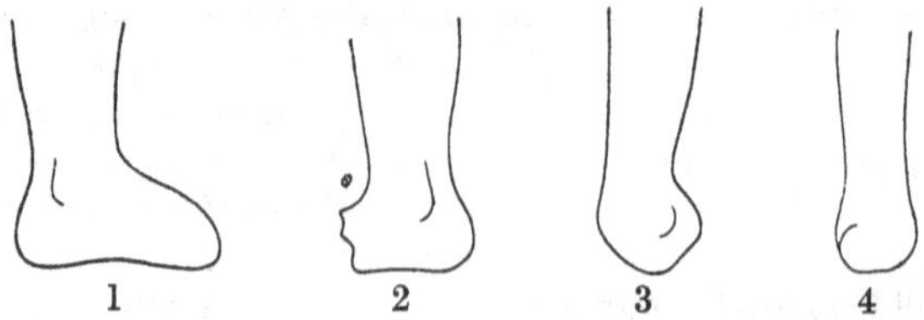

1 2 3 4

Abb. 53

Bild 1 zeigt den vollständigen Zehenverlust (Lisfranc und dergleichen), der eine bedeutende Erschwerung der Fußabwicklung beim Gang mit sich bringt und auch in kosmetischer Hinsicht das Tragen eines orthopädischen Schuhes notwendig macht.

Bild 2 zeigt einen Chopartstumpf, der in prothetischer Hinsicht als günstig anzusehen ist, weil die Fußform relativ gut, der Sohlenauftritt normal und die Bewegung im Fußgelenk wenig beschränkt ist.

Bild 3 zeigt einen ungünstigen Chopartstumpf.

Bild 4 zeigt einen Pirogoff-Stumpf.

Die zu Bild 2—4 dargestellten Fußstümpfe werden mit einem Kunstglied versorgt, welches je nach den Stumpfverhältnissen mit oder ohne einem künstlichen mechanischen Fußgelenk ausgestattet wird.

b Unterschenkelstümpfe

Die Unterschenkelstümpfe sind in vier Gruppen einteilbar:

Bild 5 zeigt einen langen Stumpf als Ergebnis einer Amputation in der Fußgelenksgegend. In prothetischer Hinsicht ist zu überlegen, ob ein künstliches Fußgelenk anwendbar ist oder nicht.

Bild 6 zeigt einen mittellangen Beinstumpf, der als prothesengünstig anzusehen ist. In der Regel ist für solche Beinstümpfe eine Prothese mit künstlichem Kniegelenk und mit einer Oberschenkelmanschette vorgesehen, die meistens $^2/_3$ des Oberschenkels umfaßt. In manchen Fällen wird sie noch durch eine Gurt-Tragevorrichtung ergänzt.

Bild 7 zeigt einen kurzen Unterschenkelstumpf, für dessen orthopädische Versorgung konstruktive Erweiterungen in Form von Einsatzhülsen etc. der Beinprothese erforderlich werden.

Bild 8 zeigt einen sehr kurzen Unterschenkelstumpf, der prothetisch als ungünstig bezeichnet werden muß.

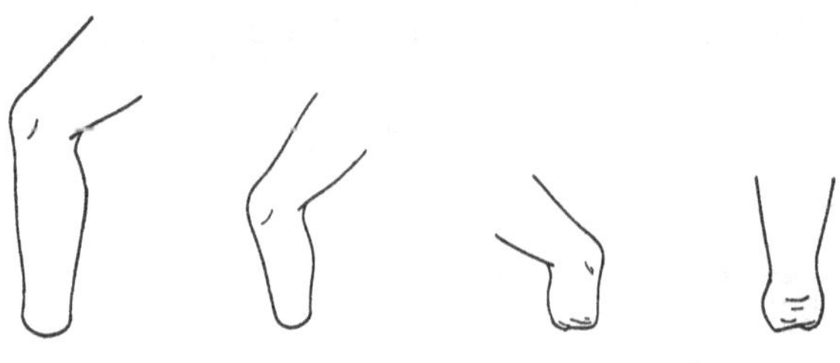

5 6 7 8

Abb. 54

Prothetisch ungünstige Beinstümpfe erschweren die orthopädische Versorgung mit einer Prothese und deshalb empfiehlt sich in solchen eine Reamputation.

c Oberschenkelstümpfe

Wenn auch die Versorgung eines Fuß- oder Unterschenkelstumpfes mitunter gewisse technische Schwierigkeiten machen kann, so ist doch der statische Aufbau einfach, denn durch das Vorhandensein des Knie- und des Hüftgelenkes und die beide Gelenke umgebenden Muskelgruppen ist die Möglichkeit eines weitgehenden Ausgleichs des funktionellen Ausfalls gegeben. Fehlt aber bei einer Beinamputation das Kniegelenk und treten auch entsprechende muskuläre Ausfälle ein, so beginnen neben den technischen die statischen Schwierigkeiten. Konstruktion und Aufbau der Prothese für den Oberschenkelstumpf erfordern daher bestes Können und Wissen des Prothesenbauers.

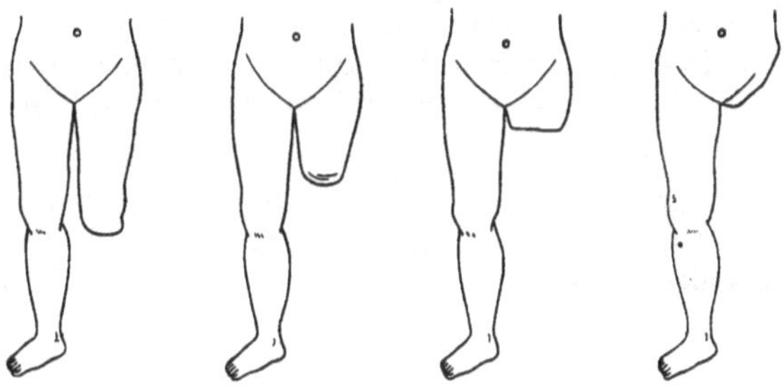

Abb. 55

Bild 9 zeigt einen sehr langen Oberschenkelstumpf nach der Exartikulation im Kniegelenk und den transcondylären Amputationen (Carden, Sabanejeff), der als prothetisch ungünstig anzusehen ist, weil er entweder kosmetische Nachteile bei der Prothesenkonstruktion mit sich bringt oder die Anbringung seitlicher Kniegelenkteile erforderlich macht.

Bild 10 zeigt den mittellangen Oberschenkelstumpf in prothetisch günstiger Form.

Bild 11 zeigt den kurzen Oberschenkelstumpf, der je nach den sonstigen Stumpfverhältnissen mit einem geteilten Oberschenkelteil (Kippschaft) versorgt wird.

Bild 12 zeigt eine Hüftexartikulation, deren orthopädische Versorgung zu den schwierigsten Aufgaben eines Prothesenbauers gehört und demzufolge höchste Ansprüche an sein Können stellt.

d Finger- und Handstümpfe

Bild 13 zeigt den teilweisen Verlust der Finger, also einen Stumpf, der sich prothetisch nur in kosmetischer Hinsicht ausstatten läßt. Die vorhandenen Grundglieder lassen bei einiger Gewöhnung ein gewisses Fassen, Greifen, Halten u. ä. zu.

Bild 14 zeigt den Daumenverlust — einen schweren Funktionsausfall, der das Festhalten und Greifen schwierig macht.

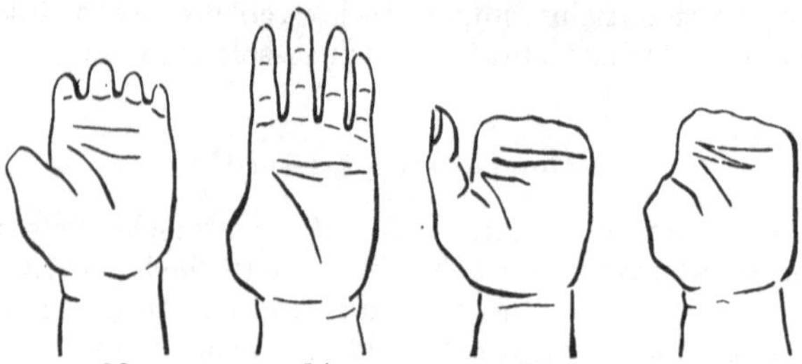

13 14 15 16

Abb. 56. Handstumpfformen

Bild 15 zeigt den Verlust des zweiten bis fünften Fingers (Vierfingerpartie), der hinsichtlich des Funktionsausfalles dem Daumenverlsut gleichzustellen ist.

Bild 16 zeigt den Stumpfrest der Mittelhand, der es an sich wünschenswert erscheinen läßt, den Handtorso durch einen chirurgischen Eingriff zum Halten und Greifen umzugestalten bzw. Funktionsmöglichkeiten zu schaffen.

Bei sämtlichen Finger- und Handteilverlusten sollte man in Erwägung ziehen, ob und in welcher Form eine kosmetische Versorgung günstiger ist als eine prothetische Ausrüstung, welche den Funktionsausfall ausgleichen soll.

e Unterarmstümpfe

Bild 17 zeigt das Fehlen der Hand; einige Handwurzelknochen sind noch vorhanden — prothetisch ungünstig.

Bild 18 zeigt die Absetzung der Hand im Handgelenk, (Exartikulation bei freier Drehung — Pro- und Supination — des Unterarmes).

Bild 19 zeigt einen abnorm langen Unterarmstumpf unmittelbar hinter dem Handgelenk, bei freier Unterarmdrehung (Pro- und Supination).

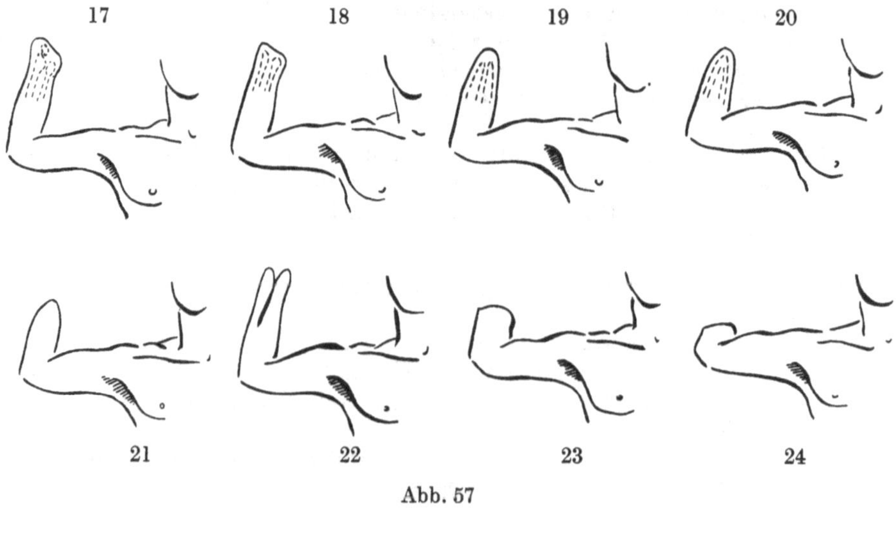

Abb. 57

Bild 20 zeigt einen langen Unterarmstumpf bei begrenzter Unterarmdrehung (Pro- und Supination).
Bild 21 zeigt einen mittellangen Unterarmstumpf bei fraglicher Unterarmdrehung (Pro- und Supination).
Bild 22 zeigt einen nachbehandelten Stumpf nach Prof. Krukenberg (Greifscherenstumpf).
Bild 23 zeigt einen kurzen Unterarmstumpf bei freier Ellenbogenbeweglichkeit.
Bild 24 zeigt einen Unterarm-Kurzstumpf bei freier Ellenbogenbeweglichkeit.

Alle Unterarmstumpfarten werden prothetisch versorgt. Schmuck-, Arbeits-, Greif- und sonstige willkürlich bewegbare Kunstarmkonstruktionen ermöglichen weitgehendsten Ausgleich des Funktionsausfalles.

f Oberarmstümpfe

Bild 25 zeigt eine Absetzung im Ellenbogen, bei welcher geringe Teile des Unterarmes erhalten geblieben sind.
Bild 26 zeigt eine Absetzung im Ellbogen (Exartikulation).
Bild 27 zeigt einen langen Oberarmstumpf.
Bild 28 zeigt einen mittellangen Oberarmstumpf.
Bild 29 zeigt einen kurzen Oberarmstumpf, 10 cm vom Akromion, prothetisch wenig günstig.
Bild 30 zeigt einen sehr kurzen Oberarmstumpf, 4—10 cm vom Akromion, prothetisch ungünstig.
Bild 31 zeigt eine Exartikulation der Schulter, bei welcher der Oberarmkopf teilweise erhalten geblieben ist.
Bild 32 zeigt die totale Exartikulation im Schultergelenk.

25 26 27 28

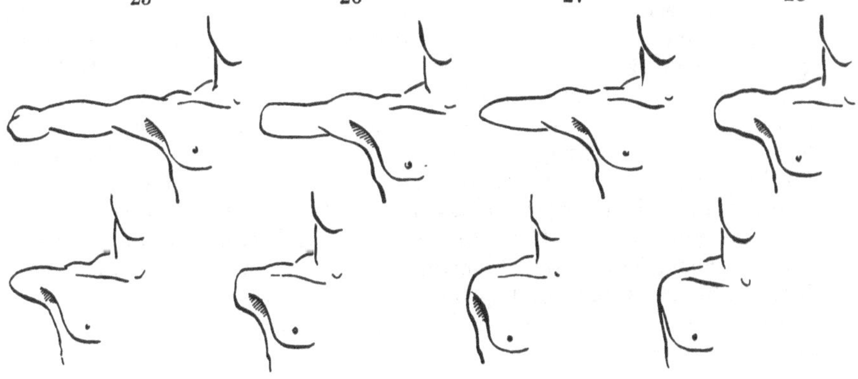

29 30 31 32

Abb. 58

Für die technische Versorgung des Armversehrten wird immer maßgebend sein müssen, welche Arbeiten und Verrichtungen er im täglichen Leben und im Beruf ausführen will und in welchem Umfange dies mit Hilfe der Prothese erreicht werden kann. Wie bei den Beinstümpfen die Gelenke ist auch bei den Armstümpfen das Vorhandensein des Ellbogen- bzw. Schultergelenkes immer von großem Vorteil. Immerhin weiß sich die Technik heute der im menschlichen Körper befindlichen Kraftquellen zu bedienen, und so zeigen die neuzeitlichen Prothesenkonstruktionen viele Möglichkeiten, sie zum Ausgleich des Funktionenausfalles einzusetzen.

3. Maß- und Abformtechnik für Fuß- und Beinstümpfe

a Allgemeines

Die Durchführung einer fehlerfreien und genauen Maßnahme einschließlich der Herstellung korrekter Fertigungsunterlagen macht folgende Arbeitsvorgänge erforderlich:

1. Ermittlung der genauen Längen- und Umfangsmaße des Körperteiles, wie sie sich nach den Meßlinien des menschlichen Körpers für das anzufertigende Ersatzglied als notwendig erweisen. Ein Maßschema erleichtert das Messen und Festhalten der ermittelten Körpermaße (siehe Abb. 59).
2. In der Regel empfiehlt es sich eine Umrißzeichnung von vorn und von der Seite, d. h. in zwei Ebenen herzustellen. Auf der Zeichnung werden wichtige Merkmale (Knochenpunkte, Narbenstellen, empfindliche Stellen u. a.) gekennzeichnet; ebenso werden auf der Umrißzeichnung die verschiedenen Maße eingetragen.
3. Die Gipsbindenabform (Gipsbindenabdruck) für die Anfertigung der Fuß- und Beinprothesen wird bei normaler Körperhaltung des stehenden Versehrten vorgenommen, wobei eine bestmögliche normale Stumpfstellung erreicht werden muß. Sie ist immer in der natürlichen Stellung der Extremität und in der aktiven Beherrschung der Muskeln und Gelenke zu verstehen.
   Da die Herstellung des Gipsbindenabdruckes immerhin einige Zeit beansprucht, erfolgt sie am besten im Maßbalancegerät (nach Schnur) bzw. im Gipsrahmen (nach Lange), wo sich der Versehrte mit den Händen an den Seitenstangen festhalten bzw. auf den Handgriffen abstützen kann. Damit wird nicht nur einer Ermüdung des Versehrten vorgebeugt, sondern auch die einmal eingenommene Haltung und Stellung des Versehrten während des Arbeitsvorganges gesichert.
   Alsdann wird der abzuformende Gliedrest vorgerichtet, d. h. die empfindlichen Stellen werden mit einem ca. 3 mm starken Filz belegt, der mit Heftpflaster oder Klebeleinen am Körper befestigt wird. Das gilt insbesondere beim Unterschenkelstumpf am Fibula (Wadenbeinköpfchen und am Tibia) (Schienbein); wo ferner auch die Kniegelenkdrehpunkte beim Pendeln des Stumpfes mit den Fingerspitzen abgetastet und ca. 2 cm über dem Kniegelenkspalt mit Farbstift angezeichnet werden. Die Farbstiftmerkmale übertragen sich dann beim Abformen auf den Gips. Erst nach dieser Präparation des Körperteiles wird dieser mit dem Trikotschlauchüberzug versehen bzw. durch Einölen oder Enfetten für die Anlage des Gipsbindenverbandes vorbereitet. Soll die Abform aufgeschnitten werden, sei an die Führungsschnur bzw. an den einzugipsenden schmalen Blechstreifen gedacht.

Maßschema für Beine

Längenmaße: cm

A	Hüftgelenkmitte — Boden	
A 1	Hüftgelenkmitte — Hüftbeinkamm	
B	Tuber — Boden	
C	Kniemitte — Boden (im rechten Winkel gemessen)	
D	Fußlänge in cm	
E	Stumpflänge (bei Oberschenkelamputation)	
F	Stumpflänge ab Kniemitte (bei Unterschenkelamputation)	

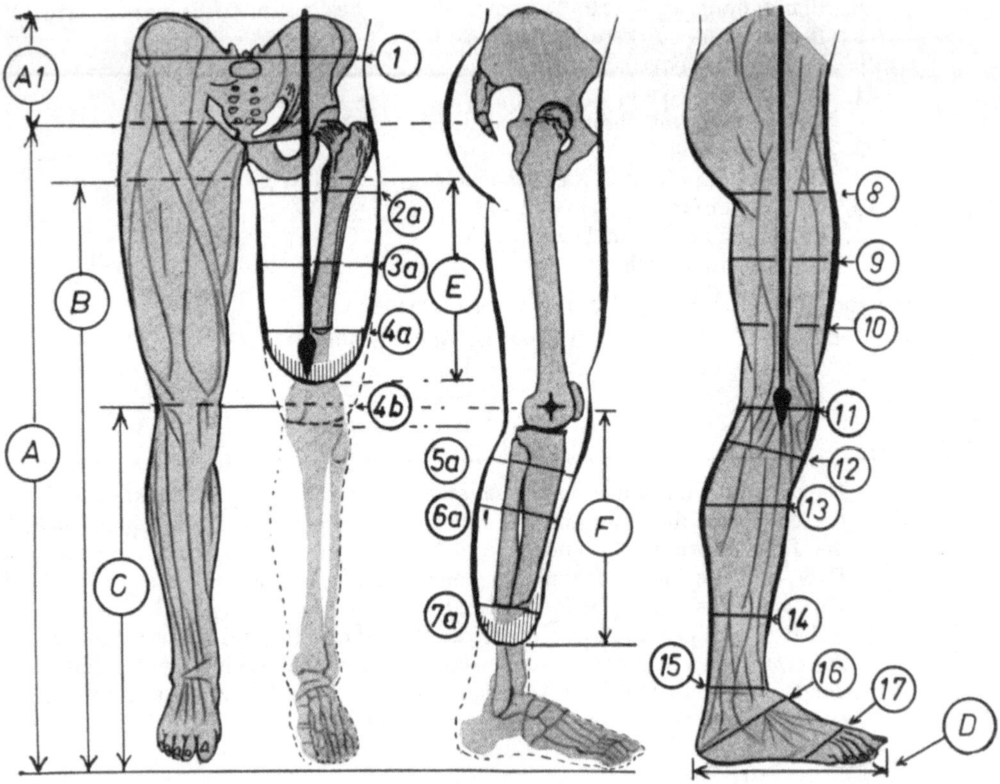

Abb. 59

Umfangmaße: cm

bei Oberschenkelamputation:

1 Beckenumfang
2a Stumpfumfang unter dem Tubersitz
3a Stumpfumfang, stärkste Stelle/Muskel
4a Stumpfumfang, etwa Handbreite über Kniemitte
4b Stumpfmaß am Stumpfende bei abnorm langen Stumpf (Gritti)
13 Wadenumfang des gesunden Beines
14 Beinumfang oberhalb des Knöchels vom gesunden Bein
15 Knöchelumfang ,, ,, ,,
16 Umfang über Spann — Ferse ,, ,, ,,
17 Umfang über Ballen ,, ,, ,,

bei Unterschenkelamputation:

1 Beckenumfang
5a Stumfumfang unter dem Knie
6a Stumpfumfang über die Wadenstelle
7a Stumpfumfang zwischen Wade und Knöchel

8	Beinumfang unterhalb Tuber	des gesunden Beines	cm
9	Beinumfang, stärkste Stelle/Muskel	,, ,, ,,	
10	Beinumfang oderhalb Knie	,, ,, ,,	
11	Beinumfang (Knie)	,, ,, ,,	
12	Beinumfang unterhalb Kniescheibe	,, ,, ,,	
13	Wadenumfang	,, ,, ,,	
14	Beinumfang oberhalb des Knöchels	,, ,, ,,	
15	Knöchelumfang	,, ,, ,,	
16	Umfang über Spann-Ferse	,, ,, ,,	
17	Umfang über Ballen	,, ,, ,,	

Die angegebenen Maße sind die reinen Körpermaße.

Merkmale: Lotlinie vorn und seitlich am Gipsmodell
Amputation: rechts — links.
Körpergröße: Geschlecht: männlich — weiblich
Körpergewicht: kg Beruf/Tätigkeit:

Die Gipsbindenabform muß am abgeformten Körperglied ausreichend aushärten, damit die Präzision der Form gewährleistet ist. Im übrigen gilt es für die Durchführung der einzelnen Arbeitsvorgänge die für die verschiedenen Fuß- und Beinstumpfarten vorgesehenen Regeln zu beachten, die für die Fertigung des Kunstgliedes von maßgeblicher Bedeutung sind.

4. Neben der Gipsbindenabform (Gipsbindenabdruck) wird neuerdings auch die Abform nach Pappschablonen zusätzlich oder auch allein angewendet. Wegen der Bedeutsamkeit dieser Abformmethode werden nähere Erläuterungen hierzu in einem besonderen Abschnitt gebracht.
5. Das fototechnische Meßverfahren nach Roeser.

b Arbeitsregeln für das Abformen der Fußstümpfe

Für den Gipsbindenverband (Gipsnegativ) bei einem Pirogoff- oder Chopartbeinstumpf erhält dieser einen Trikotschlauchbezug, der am Strumpfende zugenäht bis oberhalb des Knie reicht und dort derart befestigt wird, daß er rutschfest am Bein gehalten wird. Eine Führungsschnur bzw. ein schmaler Leichtmetallblechstreifen wird mit eingegipst, weil der Verband nach Erhärtung des Gipsverbandes aufgeschnitten werden muß.

Pirogoff- und Chopart-Stümpfe werden bei noch feuchtem Gipsbindennegativ belastet. Lotlinien seitlich und vorn sind anzubringen, wie auch sonstige Merkmale vor Anbringung des Gipsverbandes am Stumpf anzubringen sind.

c Arbeitsregeln für das Abformen der Unterschenkelbeinstümpfe

Für die Gipsbindenabform (Gipsnegativ) wird der Trikotschlauchbezug zweckmäßig bis Trochanter und Damm, über Gesäß und Leiste gehend, durch eine Schnur oder Band über die Schulter reichend, am Oberkörper derart befestigt, daß ein Abrutschen des Gipsnegativs — bei konischen Stümpfen oft leicht möglich — nicht erfolgen kann. Vorhandene Weichteile sind mit in die Form einzuziehen und die Muskelstränge sowie empfindliche Stumpfpartien anzuzeichnen bzw. beim Anlegen des Gipsverbandes herausmodellieren. Wenn es sich um eine Prothese handelt, welche mit einem Aufsitz an der Oberschenkelhülse ausgestattet werden soll, ist die Aufsitzfläche am Tuberknorren über die Gipsbinde mit dem Finger abzutasten und die Sitzform während des Antrocknens durch Druck zu markieren.

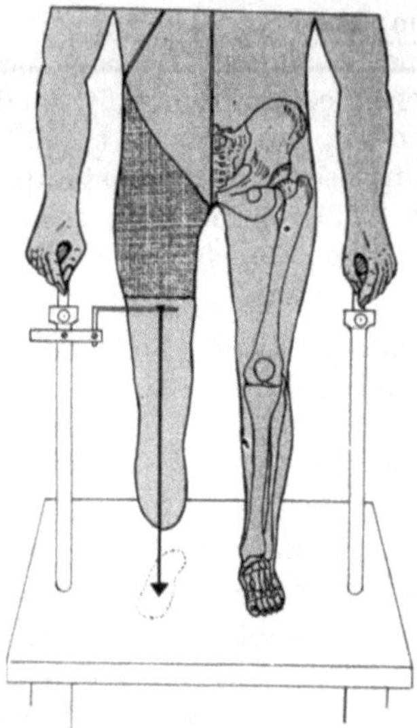

Abb. 60. Vordere Lotlinie

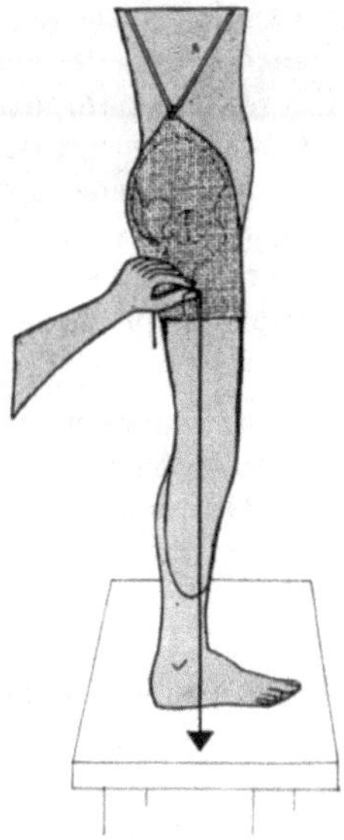

Abb. 61. Seitliche Lotlinie

Für den Unterschenkelstumpf selbst gilt, den Kniesitzrand durch Anstemmen der rechten Hand zwischen Daumen und Zeigefinger an die Kniescheibe (Patella) bei leicht gebeugtem Knie herauszuarbeiten. Je kürzer der Stumpf, desto notwendiger ist die Abstützung am Knierand. Da das Gipsnegativ meistens aufgeschnitten werden muß, wird auch in diesem Falle eine Führungsschnur bzw. ein schmaler Leichtmetallblechstreifen mit eingegipst. Vor dem Aufschneiden und Abnehmen der Abform sind die vordere und die seitliche Lotlinie nach dem bekannten Aufbaugesetz anzubringen.

d Arbeitsregeln für das Abformen der Oberschenkelbeinstümpfe

Wie beim Unterschenkelbeinstumpf ist es auch hier empfehlenswert, daß der Trikotschlauchbezug bis Trochanter- und Damm, über Gesäß und Leiste gehend, durch eine Schnur bzw. schmales Bein über die Schulter gehend, am Oberkörper befestigt wird, weil bei konischen Oberschenkelbeinstümpfen die Abform meistens abrutscht. Nur wenn die erhärtete Abform (bei deformierten bzw. auch Grittistümpfen) aufgeschnitten werden soll, ist eine Führungsschnur bzw. ein Leichtmetallblechstreifen miteinzugipsen.

Weichteile sind in die Abform einzuziehen und Muskelstränge sowie empfindliche Stumpfpartieen (Narbenstellen) sind anzuzeichnen bzw. herauszuformen. Die Aufsitzfläche am Tuberknorren ist über die Gipsbinde mit dem Finger abzutasten und die Sitzform während der Erhärtung der Abform durch Druck zu markieren. Beim Anlegen des Gipsbindenverbandes ist der Beinstumpf normal an den Körper heranzuziehen und es muß vermieden werden, eine künstliche Beuge — bzw. Ad — oder Abduktionsstellung zu schaffen. Die Lotlinie frontal gegenüber dem Sitzknorren (Belastungslinie) und seitlich auf dem Stumpfdruck über das Hüftgelenk (Mittelpunkt aufzeichnen.

Julius Schnur schreibt hierzu in seinem Buch, „Das Kunstbein-Messen und Bauen“:

„Beim Oberschenkelamputierten ist der Gipsabdruck weit schwieriger und insbesondere bei weichen und fleischigen Stümpfen. Prof. Dr. Gocht hat für den Gipsabdruck des Oberschenkelamputierten eine besondere Methode angegeben, nach der der Gipsabdruck nicht nur den Oberschenkelstumpf umfaßt, sondern über den Trochanter major hinausgehend noch einen Teil des Beckens umgibt. Durch diese hohe Form des Gipsabdruckes soll die Stellung des Amputationsstumpfes in frontaler und sagittaler Ebene besser erkennbar sein. Außerdem wird während des Erhärtens der Gipsbinden der Tuber mit dem bekannten „üblichen Gocht'schen Handgriff anmodelliert".

Die Herstellung wirklich einwandfreier und zweckvoller Gipsbindenabformen von einem Oberschenkelbeinstumpf war in den Jahren der technischen Fortentwicklung auf dem Gebiete der Orthopädietechnik oftmals Gegenstand kritischer Betrachtungen. Die Gipsbindenabform für eine Prothese aus Leder wurde für die Fertigung der Prothese aus Holz abgelehnt oder in anderer Form gewünscht.

So schreibt Dr. med. Götz-Gerd Kuhn, Münster zum Thema: Gipsmodellabnahme am Oberschenkelstumpf (Heft 5/57 Orthopädie-Technik-Wiesbaden) u. a.:

„Man hat sich seit vielen Jahren immer wieder bemüht, eine ideale, allgemein gültige Form des Prothesenschaftes zu finden und diese bei der Modellabnahme durch verschiedene Modellier- und Wickeltechniken zu erzielen. Es ist bei der Modellabnahme nicht das Wichtigste, ein getreues Abbild des Stumpfes zu erreichen, sondern vor allem die für die Belastung notwendigen funktionellen Belange zu berücksichtigen. Einerseits müssen die Muskeln ihrer Entwicklung entsprechend Platz finden, weil sonst vorzeitige Ermüdung oder Durchblutungsstörungen und Stauungen die Folge sind. Zum andern müssen die Muskeln einen ausreichenden Kontakt mit der Schaftwand haben, damit eine genügende Haftung zustande kommt und um gleichzeitig das Körpergewicht zusammen mit dem Sitzknorren aufzunehmen. Form und Weite des Prothesenschaftes sind in gleicher Weise für die Belastbarkeit des Stumpfes verantwortlich."

So wird häufig festgestellt, daß selbst bei festester Anspannung der Wickeltouren beim Gipsbindenverband am Oberschenkelstumpf die Gipsbindenabform zu weit wird. Es hat sich hieraus eine Modellabnahme notwendig gemacht, die darin besteht, daß man vorweg einen Gipsabguß des Schaftrandbereiches in Form eines schmalen Ringes anfertigt und dann erst, wenn dieser einwandfrei paßt, den übrigen Stumpfteil einbettet und mit diesem Sitzring verbindet (siehe Abb. 62).

Der Sitzring soll möglichst dünn gehalten werden, damit man durch den Gips den Tuber gut fühlen kann; dazu eignen sich sehr gut die 10 cm breiten elastischen Gipsbinden. Auf der Vorderseite des Beinstumpfes setzt man die Gipsbinde an und beginnt dann die Wickeltouren ohne wesentliche Spannung der Binde in Richtung auf den Damm und entlang der Schaftrandmarkierung, die man tunlichst vor Anbringung des Sitzringes mit einem Farbstift am Körper des Patienten aufzeichnet. Dabei soll die Gipsbinde möglichst hoch in den Schritt reichen. Nach der ersten zirkulären Wickellage spannt man bei allen weiteren Touren die Binde um die Hüfte herum kräftig an, während man sie im Schrittbereich und am Tuber möglichst nur lose herumlegt. Dabei ist darauf zu achten, daß alle Bindentouren übereinander in Richtung von vorn nach hinten außen, entlang dem angezeichneten Schaftrand liegen. Alsdann wird der Beinstumpf in die richtige Stellung (leichte Adduktion und geringe Vorbeugung) gebracht und der Sitzring anmodelliert. Wichtig ist dabei, daß das Becken gerade steht und die Finger in der Glutealfalte möglichst horizontal verlaufen. In dieser Stellung und Lage ist die vollständige Erhärtung des Gipsverbandes abzuwarten. Anschließend daran wird eine Versteifung des Tubersitzes durch Anbringen einer Longuette unterhalb des Sitzes angebracht und weiter auch der ganze Ring — wenn es nötig ist — durch Auflage einer normalen Gipsbinde verstärkt.

Erst nach vollständiger Aushärtung des so angebrachten und modellierten Sitzringes wird die weitere Herstellung der Gipsbindenabform durchgeführt. Die Anlegung der dafür benötigten 12—15 cm breiten elastischen Gipsbinden geschieht mit größerer Spannung bei leichter Anspannung der Stumpfmuskulatur zirkulär um den ganzen Beinstumpf. Die Aushärtung erfolgt ohne weiteren Modelliergriff. Hier sei noch erwähnt, daß die Verbindung zwischen Sitzring und der sonstigen Abform eine absolute sein muß.

Sobald wir die Lotlinien auf der Abform außen angebracht haben, kann die Abform vom Körper abgenommen werden. Sie wird je nach Notwendigkeit noch in

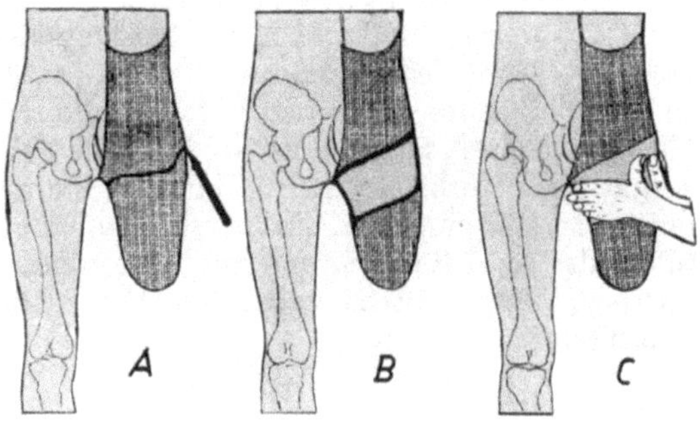

Abb. 62

üblicher Weise verstärkt. Man entfernt nun den Trikotschlauch und bestreut die Innenseiten der Abform mit Gipsmehl, um die Wandung glattreiben zu können. Eine genau nach dieser Technik erstellte Gipsabform kann dann den Anspruch auf einwandfreie Beschaffenheit erheben, wenn der Amputierte das Gefühl hat, bei Belastung mit seinem Körpergewicht bequem darin zu sitzen, und wenn man den Schaft gegen seinen Willen bei Anspannung der Stumpfmuskulatur nicht vom Stumpf abziehen kann.

e Abformen nach Pappschablonen

Nicht immer genügt dem Prothesenbauer der übliche Gipsabdruck — d. h. die Gipsbindenabform des Beinstumpfes —, weil er bei der Herstellung einer Beinprothese aus Holz mehr oder weniger geneigt ist, dem Holzstumpfschaft eine Zweckform zu geben. Da mit der Gipsbindenabform eine solche nicht immer erreicht wird, ging die Technik dazu über, nach Pappschablonen dieses Ziel zu erreichen. Die individuelle Fertigung des Stumpfschaftes aus Holz bedingt an sich schon ein großes Fingerspitzengefühl und die Anwendung von Pappschablonen verlangt ein absolutes Können und Wissen des Orthopädiemechaniker.

Die Herstellung der Pappschablonen geschieht entweder nach der Gipsbindenabform oder auch direkt nach dem Beinstumpf. Man wird der letzteren den Vorzug geben, weil man dabei die genaue Beschaffenheit des Stumpfes erkennt, während die Gipsbindenabform lediglich die äußere Form des Stumpfes vermittelt. Julius Schnur sagt hierzu:

> „Ich kann in ihm (dem Gipsabdruck, d. h. in der Gipsbindenabform) nicht erkennen, wo die Knochenvorsprünge — Trochanter major, Tuber ischii und Femurende — liegen und wie stark sich die Adduktoren und Flexoren bei ihrer Tätigkeit aus-

dehnen, weil ich, wie bereits gesagt, eine glatte Umgangsform durch den Gipsabdruck erhalte, in die man während der Erhärtung des Gipsabdruckes diese Möglichkeiten kaum oder nur sehr schwierig hineinarbeiten kann."

Nach seiner Erfahrung benutzt man am besten für die Herstellung der horizontalen Pappschablonen vom Beinstumpf ein Bleiband von etwa 25 mm Breite und 2 mm Stärke, das man dort um den Stumpf herumlegt, wo die Pappschablone benötigt wird. Das Herumlegen des Bleibandes ist derart vorzunehmen, daß die normale Form des Beinstumpfes erhalten bleibt. Mit den Fingern wird dabei der Stumpf dergestalt abgetastet, daß das Bleiband an den Knochenvorsprüngen — Femurende und Trochanter major — entsprechend weiter ausgeformt werden. Diese erweiterte Formgebung ist auch bei den Adduktoren und bei den Flexoren erforderlich. Hierbei muß der Beinversehrte seine Muskeln anspannen, ohne den Stumpf vom Körper abzuspreizen, und dabei die Muskeln deutlich zu machen. Zwischen dem M. sartorius (Schneidermuskel) und dem M. pectinaeus (Kammuskel) ist eine Einbuchtung des Bleibandes zur Stumpfmitte für die frontale Druckpelotte erforderlich. Es ist dabei zu achten, daß auf die Aorta (große Schlagader), die in der Tiefe zwischen diesen beiden Muskeln verläuft, kein zu starker Druck ausgeübt wird. Der Trochanter major muß mit dem Bleiband gut umfaßt werden und an der sog. Gesäßtasche ist wieder eine Einbuchtung zur Stumpfmitte hin, vorzusehen, wodurch die dorsale Druckpelotte entsteht, welche eine Verdrehung der Prothese am Stumpf weitgehend verhindert.

Es sind zu unterscheiden:

1. die Frontalschablone (Abb. 63 A),

die den Konturenumriß des Stumpfes in der Frontalansicht zeigt. Man hält ein Stück Pappe hinter den Stumpf und zeichnet mit dem Bleistift den Umriß vom Perineum ausgehend nach unten um den Stumpf herum und hinauf bis über den Trochanter major hinaus. Vorbedingung hierbei ist, daß die Pappe nicht gegen den Stumpf gepreßt wird, was die Form des Beinstumpfes beeinträchtigen und dann am Ende eine zu breite Schablonenform ergeben würde.

2. die Sagittalschablone (Abb. 63 B),

zeigt uns den seitlichen Konturenumriß des Beinstumpfes. Man führt eine Pappe mit einem kleinen Kreisausschnitt ganz hoch am Perineum ein und zeichnet mit dem Bleistift an der Vorderfront des Stumpfes in der Leistengegend beginnend herunter, um den Stumpf herum bis scharf unter dem Tuber und am M. glutaeus maximus (großer Gesäßmuskel) in die Höhe. Auf der Sagittalschablone (am Körper) sind die Höhenstellen zu kennzeichnen, in der die Horizontalschablonen angelegt werden sollen. Diese Höhenstellen sind gleichzeitig auch auf den Beinstumpf zu übertragen. Ehe die Schablone vom Körper entfernt wird, tastet man mit den Fingerspitzen zum Tuber und zwar derart, daß man sie an die Schablone anlegen kann; mit den so angelegten Fingern wird die Schablone vom Körper abgezogen und der Sitz des Tubers auf der Schablone angezeichnet.

3. die Horizontalschablonen (Abb. 63, 1—3)

zeigen Form und Umriß des Beinstumpfes in den vorher vermerkten Längshöhenstellen an. Zur Anfertigung dieser Schablonen wird der Beinstumpf vorn mit einer senkrechten Linie versehen. Die anzufertigenden Schablonen erhalten die gleiche Linie vermerkt, so daß beim Einpassen der Schablonen in den Holzstumpfschaft alle — der Form des Stumpfes entsprechend — eine Richtung haben. Wie bereits

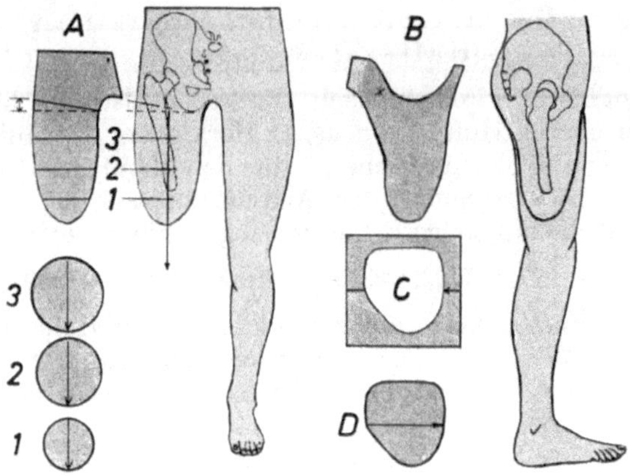

Abb. 63

gesagt, bedient man sich dabei des Bleibandes, welches vorweg ebenfalls mit der senkrechten Linie gekennzeichnet wird.

Zuerst wird die unterste Schablone angefertigt. Nach Formgebung des Bleibandes am Stumpf wird es vom Stumpf abgezogen und auf die Pappe gelegt. Mit dem Bleistift umreißt man den geformten Bleiring außen herum und vermerkt dabei auch das Zeichen der senkrechten Linie mit einem Pfeil. Von unten her beginnend, werden die Horizontalschablonen mit 1, 2, 3 usw. gekennzeichnet.

4. der Kontaktring (Abb. 63 C—D),

ist die oberste Horizontalschablone und bedingt einen guten Sitz.

Man legt hier das Bleiband etwas straffer als bei den anderen Horizontalschablonen herum, ohne jedoch eine Quetschung des Beinstumpfes hervorzurufen. Ohne die Form des Stumpfes in eine Zwangsform zu bringen, gibt man dem Bleiband nach Möglichkeit die Zweckform, überträgt diese auf die Pappe und schneidet sie dann so heraus, daß man damit einen geschlossenen Schablonenring — den Kontaktring erhält.

Man zieht diesen Kontaktring über den Beinstumpf und kontrolliert durch Abtasten mit den Fingerspitzen, ob die mit dem Bleiband geschaffene Form die anatomische Form des Stumpfes — also nicht nur die äußere Form, sondern auch die Lage der Muskeln und der Knochen des Stumpfes wiedergibt.

Wie Abbildung A zeigt, wird die Kontaktschablone schräg vom Perineum zum Trochanter major angelegt. Dorsal liegt sie in der Höhe des Tubers. Liegt die Schablone nicht ringsherum geschlossen an, ist eine neue Schablone anzufertigen, denn nachträgliche Korrekturen an einer nicht einwandfreien Schablone zeitigen ein falsches Bild und sind dann keine maßhaltigen Fertigungsunterlagen.

Bei Kurzstümpfen und starken Abduktionen wird die Entfernung der lateralen Kante der Kontaktschablone von der horizontalen Ebene zum Perineum zu vermerken und auf der Frontalschablone zu übertragen.

Die Arbeitsmethode des Messens und der Maßnahme mit dem Bleiband — überhaupt die Herstellung und Anwendung von Pappschablonen — läßt es empfehlenswert erscheinen, die Schablonen bzw. Bleibandumrisse und die ermittelten Maße am Körper des Versehrten auf ihre Richtigkeit zu prüfen. Erst mit solchen Selbstkontrollen schafft man sich die notwendige Sicherheit in der Maßnahme für die Erstellung einwandfreier Fertigungsunterlagen.

f Arbeitsregeln für das Abformen bei Amputation in der Hüfte (Hüftexartikulation)

Die Gipsbindenabform wird wie beim Oberschenkelstumpf hergestellt, jedoch mit Umfassung der ganzen Hüfte bei genauer Markierung der Hüftbeinkämme. Die Stumpfbelastungs- bzw. Tubersitzfläche ist mit den Händen besonders anzumodellieren. Da die technische Versorgung dieser Amputationsfälle mit zu den schwierigsten gehören, sei nachstehend auf einige Erfahrungsregeln hingewiesen.

So schreibt Werber in der Orthopädie-Technik (Heft 1—1959):

Bei der Maßnahme müssen die Beckenkämme in gleicher Höhe stehen; die Hüften sind scharf über die Beckenkämme herauszumodellieren. Der Tuber wird durch einen Filzring markiert, der bei der Maßnahme außerhalb der Gipsbinden mit einem Brett scharf horizontal unter die Sitzfläche gedrückt wir, wobei der Tuber durch den Filzring eine Entlastung erfährt. Durch die horizontale Fläche schafft man später eine bessere Sitzfläche für den Patienten und sie erleichtert die Anbringung des Scharniers usw.“

Hersteller der Kanadischen Hüftbeinprothese beschreiben die Maßnahme wie folgt:

„Der Gipsabdruck für die Herstellung des Gießharzschaftes wird am besten in Liegestellung des Patienten genommen. Das gilt insbesondere bei beleibten Personen. Der Versehrte liegt auf dem Rücken und läßt das Becken über die Kante des Gipstisches herausragen. Das gesunde Bein wird auf einen Stuhl o. ä. gelagert. Durch diese Lagerung ist der Leib abgeflacht und erspart die Reduzierarbeit am Modell. Nach Markierung aller wichtigen Konturen, besonders der vorderen, oberen Darmbeinstachel, kann die Anfertigung des Negativs (Abform) erfolgen. Der Abdruck soll proximal etwa 5 cm über den Darmbeinkamm reichen und distal das Stumpfende vollkommen — bis in das Perineum hinein — umschließen. Von der amputierten Seite soll der Abdruck über das Schambein, im Verlaufe der Leistenbeuge und von dort leicht nach unten schwingend nach hinten verlaufen. Vor Erhärtung des Gipses wird die Gegend des Tuber ischii mit der Hand flach angedrückt. Bei der Modellierung des Gipspositivs (Fertigungsmodell) werden alle markierten Punkte, wie tiefliegende Narben und druckempfindliche Knochenvorsprünge durch Auftragen von Gipsbrei freigelegt. Über den Darmbeinkämmen wird Gips abgetragen.“

g Fototechnisches Meßverfahren „Methode Roeser“

Allgemeines

Der Erfinder dieses neuzeitlichen Meßverfahrens, Herr Leonhard Roeser-Essen, geht davon aus, daß es sich bei dem Ersatz eines amputierten Beingliedes schlechthin nicht um den Bau des Kunstgliedes handelt; es handelt sich vielmehr um die Wiederherstellung der durch Absetzung des natürlichen Beines gestörten Statik des Gesamtkörpers.

Um die richtigen Schlußfolgerungen für den Bau von Beinprothesen ziehen zu können, ist es notwendig, daß man sich den menschlichen Körper einmal näher ansieht. Eine frontale Schnittlinie in senkrechter Richtung von Mitte Kopf über Mitte Nabel und Mitte Symphyse angelegt, ergibt zwei fast gleiche Körperhälften. Durch die Absetzung eines Beines im Unter- oder Oberschenkel wird diese Körperhälftengleichheit gestört; sie soll nun durch einen künstlichen Ersatz ausgeglichen werden.

Für den Bau dieses Ersatzgliedes sind mechanische Gesetze bestimmend; jedoch kann das Kunstglied niemals als ein selbständiger Teil für sich betrachtet und unabhängig von dem Körper, den es später stützen und tragen soll, hergestellt werden, sondern es muß sich den Gesetzmäßigkeiten des Gesamtkörpers unterordnen, harmonisch in das Gesamtkörperbild eingliedern und damit die ursprüngliche Körperhälftengleichheit wiederherstellen.

Wenn es richtig ist, daß die Natur symmetrisch baue und beide Körperhälften fast völlig gleich sind, dann muß das noch vorhandene gesunde Bein richtungweisend für die Statik des zu fertigenden Kunstbeines in seinem Verhältnis zur Gesamtkörperschwergewichtslinie sein. Um diese Statik eindeutig festzuhalten, wird ein fototechnisches Verfahren angewendet, daß nachfolgend näher beschrieben wird. Es hat nicht den Zweck aus etwa kosmetischen Gründen eine möglichst naturgetreue äußere Form des Kunstbeines zu schaffen; es ist vielmehr notwendig, mittels der Fotozeichnung eine Übertragung der Statik des noch vorhandenen gesunden Beines auf die Amputationsseite zu erreichen.

Bei der Herstellung eines Kunstbeines ist zu beachten, daß es für den Stand, besonders jedoch für die Fortbewegung, d. h. für den Gang des Menschen bestimmt ist. Die Fortbewegung des menschlichen Körpers geschieht in der Weise, daß, durch Muskelkräfte bedingt, ein Bein vor das andere in abwechselndem Rhythmus gesetzt wird. Das bedeutet, daß wechselweise einmal das ganze Gewicht des Oberkörpers auf dem rechten Bein und dann wieder auf dem linken Bein liegt, und zwar jedesmal dann, wenn das Schwungbein zum Zwecke des Vorsatzes vom Boden gehoben wird und durchschwingt. Der Oberkörper — unterstützt durch die Schwungkraft der Vorwärtsbewegung — wirkt wie ein Pendel, das regulierend nach rechts und links ausschwingt. Man erkennt daraus, daß das Gehen, nämlich die Fortbewegung, außer den hierbei notwendigen Muskelkräften eine Gleichgewichtsangelegenheit ist. Sie ist also neben den notwendigen, die Bewegung auslösenden Muskelkräfte eine durch die Anziehungskraft der Erde bedingte Gleichgewichtsangelegenheit, bei der der Körperschwerpunkt über dem jeweiligen Standbein ausbalanciert wird. Wo befindet sich der Körperschwerpunkt?

Frontal gesehen, verläuft die Schwergewichtslinie bei senkrecht stehendem Oberkörper durch die Mitte des Kopfes, Mitte Nabel, Mitte Symphyse; seitlich gesehen, befindet sich nach Braune und Fischer bei bequemer Haltung der Gesamtkörperschwerpunkt etwa 4,5 cm über dem Hüftgelenkmittelpunkt. Bei dieser Haltung liegt die Hüftgelenkachse einige Millimeter vor, die Kniegelenkachse etwa 10 mm, die Fußgelenkachse etwa 40—50 mm hinter der seitlichen Senkrechten aus dem Körperschwergewichtspunkt.

Der Maßschwerpunkt befindet sich demzufolge etwa 4,5 cm oberhalb des Schnittpunktes der beiden Senkrechten in der Hüftgelenkachse. Es ist deshalb auch verständlich, warum der Mensch schmalspurig geht; würde er normalerweise breitspurig und langsam gehen, würde der Oberkörper als regulierendes Pendel in dem Augenblick, wo ein Bein zur Fortbewegung durchgeschwungen wird, erheblich mehr nach der Standbeinseite ausschwingen müssen, um das Gleichgewicht zu halten. Hieraus ergibt sich die Erkenntnis, daß

a frontal gesehen als Ausgangsstellung für den Bau des Kunstbeines die Stellung richtig sein muß, die uns unter der Bezeichnung
Grundstellung mit geschlossenen Hacken
und etwa 10—15° nach außen gestellten Füßen bekannt ist.

b Seitlich ist, wie wir gesehen haben, die Stellung der „bequemen Haltung" (Braune und Fischer) als günstige Ausgangsstellung anzusprechen.

Aus dem Gesagten ergibt sich,

1. daß die Herstellung von Abbildungen — die einen genauen Überblick über das Verhältnis der unteren Extremitäten zum Gesamtkörper geben, notwendig ist und
2. welche vorderen und seitlichen „Ausgangsstellungen hierfür richtig sind."

Das Meßverfahren

Das Verfahren sieht einen Meßapparat und einen Kontrollapparat vor. Um eine genaue bildliche Wiedergabe der erwähnten Ausgangsstellungen — in möglichst natürlicher Größe — zu erzielen, wurde eine Meßapparatur konstruiert, die mittels des fototechnischen Verfahrens Fehlerquellen — wie sie leicht durch Zeichnen von Hand entstehen können, ausschließt. Sie besitzt Vorrichtungen, die eine genaue Ausrichtung und Fixierung des Amputierten zum Zwecke der Aufnahmen ermöglichen.

Bei diesen Aufnahmen muß darauf geachtet werden, daß die Stumpfseite genau im gleichen Verhältnis zu der auf der Rückseite des Apparates befindlichen Senkrechten (Körperschwergewichtslinie) ausgerichtet wird, wie das gesunde Bein es eindeutig angibt. Von den angegebenen Ausgangsstellungen werden nun Gegenlichtaufnahmen gemacht, die später auf das natürliche Maß vergrößert werden. In der Regel werden diese Aufnahmen in der Größe 9×12 gemacht und später mit einem Projektor — der im genau festgelegten Abstand von der Mattscheibe steht — in Originalgröße auf diese Mattscheibe geworfen. Die Montage des Kunstbeines geschieht dann vor der beleuchteten Mattscheibe und gestattet jederzeit einen guten Überblick über die Gegebenheiten des Beinstumpfes.

Bei der frontalen Aufnahme kommt es darauf an, die Statik des gesunden Beines, um die Körperschwergewichtslinie als Längsachse gedreht, auf die amputierte Seite zu übertragen. Das ist auf zwei Arten möglich:

1. durch Durchpausen der Konturen des gesunden Beines mittels klarsichtigen Papiers oder
2. auf optischem Wege.

Letzterem ist der Vorzug zu geben, da die Optik der Kamera unbestechlich arbeitet, nichts hinzufügt und nichts wegläßt.

Es ist selbstverständlich, daß durch dieses Meßverfahren die anderen Maß- und Abformbestimmungen — wie Gipsabform und Ermittlung der verschiedenen für den Bau des Kunstgliedes notwendigen Körpermaße — nicht überflüssig werden.

Der erwähnte Kontrollapparat ist dazu vorgesehen, den Bau des Kunstbeines derart zu kontrollieren, daß er genau nach den fototechnisch ermittelten Merkmalen durchgeführt wird. Insbesondere soll er dazu dienen, die neben der geschilderten Meßmethode erfundene Baumethode sicher und fehlerfrei durchzuführen.

4. Maßtechnik für Tragevorrichtungen zu den Beinprothesen

a Allgemeines

Zur Ausstattung einer Beinprothese gehört vielfach eine Tragevorrichtung, um die Prothese am Körper zu halten und auch die Gehbewegungen des Versehrten zu steuern bzw. seinen Gang zu regulieren.

Bei belastungsfähigen Unterschenkelbeinstümpfen wird eine solche Tragevorrichtung oftmals entbehrlich, weil die Prothese durch die verschnür- bzw. verschnallbare Oberschenkelhülse am Körper festgehalten wird.

Ebenso lassen sich formrechte Oberschenkelstümpfe vielfach mit einem Saugstumpfschaft ausrüsten, wodurch sich eine Tragevorrichtung im eigentlichen Sinne erübrigt.

Allgemein unterscheidet man:

1. einfacher Tragegurt über eine Schulter, bestehend aus einem breiten Traggurt, der von der Oberschenkelhüse aufwärts über die Schulter zur Rückenseite führt, um an der Rückseite der Oberschenkelhülse befestigt zu werden.
2. einfacher Tragegurt über beide Schultern, aus dem gleichen Material und in gleicher Art, nur daß in Leibhöhe ein Gurtstück abzweigt, um über die andere Schulter hinausgehend auf dem Rücken in gleicher Höhe mit dem Hauptgurt verbunden zu werden.
3. Doppel-Tragegurt ähnlich einer Hosenträgeraufhängung, bei welcher zwei Hauptgurte vom Oberschenkel ab über die Schulter zum Rücken führen, um dort mit den Steuerungselementen (wie auch vorn) verbunden zu werden. Auf der Brustseite sind die Hauptgurte durch einen Quergurt verbunden; auf der Rückenseite ist die gleiche Querverbindung enger gehalten.
4. Doppelter Tragegurt eine ähnliche Ausführung, jedoch ohne Quergurte, für Beinprothesen mit Kniestreckvorrichtung vorgesehen.
5. Doppelter Tragegurt mit Leibgurt und Trochanterriemenverbindung, bestehend aus den beiden Hauptgurten, die vom Leibgurt an der Brustseite über die beiden Schultern führen und dann auf dem Rücken über Kreuz verlaufen, um so — jeder Gurt für sich — an der Körpergegenseite am Leibgurt zu enden.
6. Weiche und feste Beckengürtel, die den Oberkörper bis zur Höhe der Beckenkämme frei beweglich lassen und entweder durch Trochanterriemen oder mittels fester Schienenverbindung mit der Beinprothese verbunden werden. Letztere bedingt in der Regel ein mechanisches Hüftgelenk.
7. Schulterträger für den Beckenkorb der Hüftexartikulationsbeinprothese.

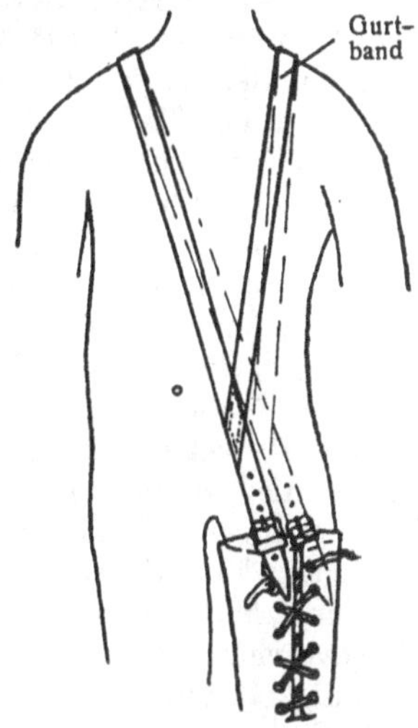

Abb. 64. Einfacher Traggurt über beide Schultern

Entscheidend für eine Ausstattung der Beinprothese mit oder ohne Tragevorrichtung sind die Beinstumpfverhältnisse. Mehr oder weniger wird der Versehrte darauf bedacht sein, auf eine Tragevorrichtung zu verzichten, insbesondere, wenn es sich um eine Tragegurtbandage handelt, deren Gurte über eine oder beide Schultern geführt werden muß, um wirksam zu werden.

Eine Tragevorrichtung in der Art eines Beckengürtels hat dagegen den Vorteil, daß der Oberkörper frei von einer Bandagierung bleibt und eine ungehinderte Atmung gewährleistet. Je nach Eignung des Oberschenkelbeinstumpfes wird die Konstruktion der Beinprothese einen Saugschaft vorsehen, der das Gehen ohne jegliche Tragevorrichtung, höchstens aber eine weiche Beckengürtelbandage, vorsieht.

b Arbeitsregeln für das Maßnehmen von Tragevorrichtungen zu den Beinprothesen

Die Ermittlung der notwendigen Längen- und Umfangsmaße für die verschiedenen Schulter-Tragevorrichtungen geschieht am Körper des Versehrten, der dabei aufrecht und in normaler Körperhaltung vor dem Maßnehmenden steht. Zweckvoll ist es immer, das Maßnehmen mit der Anprobe der Beinprothese zu verbinden, bzw. sie durchzuführen, wenn der Versehrte die Beinprothese am Körper angelegt und befestigt hat.

Art und Konstruktion der Schulter-Tragevorrichtung sind vorher genau festzulegen, denn vielfach wird bei Oberschenkel- und teilweise auch bei Unterschenkelamputierten die Wirkung des großen Kniestreckers aufgehoben und durch eine mechanische Kniestreckvorrichtung ersetzt, die mit der Tragevorrichtung verbunden wird. Das Maßnehmen geschieht mit dem Maßband, das am Ausgangspunkt an der Vorderseite des Körpers angelegt und über die Schulter zum Rücken bis zum Endpunkt geführt wird. Die Maße werden in eine vorbereitete Maßskizze eingetragen, so daß in der Werkstatt die Fertigung durchgeführt werden kann. Selbstverständlich müssen in der Maßskizze neben diesen Maßen auch sonstige wichtige Angaben, wie Art und Dimensionen des elastischen (Gummigurt) und des unelastischen Materials (Gurt) verwendet werden sollen und ebenso welche Art Schnallen (Gurtschnallen, Riemenschnallen) angebracht werden sollen, bzw. wie die Befestigung der Tragegurte an der Prothese bzw. an der Kniestreckvorrichtung vorgesehen ist.

Nicht immer erfolgt die Fertigung der Schulter-Tragevorrichtung nach der hier erwähnten Maßskizze. Bei entsprechender Übung und Erfahrung wird der Bandagist auf das Maßnehmen verzichten und die Schulter-Tragevorrichtung direkt am Körper abstecken. Er legt die Gurtbänder am Körper an, schneidet sie zurecht und heftet die Gurtbänder provisorisch zusammen. Mittels Sicherheitsnadeln oder Klemmzangen läßt sich dabei der gute Sitz und die richteig Paßform fixieren. Die Werkstatt kann dann sehr schnell und sicher die Fertigstellungsarbeiten vornehmen.

Ganz gleich, ob man sich für das Maßnehmen oder für das Vorrichten der Schulter-Tragevorrichtung am Körper des Versehrten entscheidet, in beiden Fällen ist die Genauigkeit ausschlagend für den Erfolg.

5. Maß- und Abformtechnik für Finger- und Handstümpfe

a Allgemeines

Der Fingerersatz wird viel mehr verlangt, als allgemein angenommen wird, denn wie häufig passiert es, daß durch eine Verletzung oder Krankheit ein oder mehrere Fingerglieder — mitunter auch ein oder mehrere Finger total — abgesetzt werden müssen. Die menschliche Hand mit ihren Fingern ist nicht nur ein gestaltendes Organ des Menschen, sondern auch das Tastorgan, denn die Hand fühlt auch im Dunkeln, wo das Auge versagt! Wer diese Erkenntnis hat, wird es verständlich finden, daß schon der Verlust eines Fingers oder eines einzelnen Fingergliedes eine Wertschätzung erfahren muß, wie es ein solches Wunderwerk unseres Schöpfers verdient. Leider trösten sich manche Menschen — soweit sie nicht davon betroffen sind — damit, daß sie sagen: Was kann es schon für einen Menschen bedeuten, wenn er einen Finger oder ein Fingerglied verliert! Ihm stehen ja noch die übrigen neun Finger seiner Hände zur Verfügung. Nun, der versehrte Mensch weiß es am besten und besser und an seiner Meinung dürfen wir nicht achtlos vorübergehen.

Schon der Verlust des Daumens bedeutet einen großen Funktionsausfall; er ist an der Hand derart angeordnet, daß er den übrigen Fingern der Hand gegenübergestellt ist und so den einen Teil der menschlichen Greifzange darstellt, während der andere Teil von einem oder den übrigen vier Fingern gestellt wird. Sein Fortfall beeinträchtigt entscheidend die Greiffähigkeit der Hand. Ein rechtseitiger Daumenverlust wiegt besonders schwer, weil die rechte Hand meistens die aktive Hand ist,

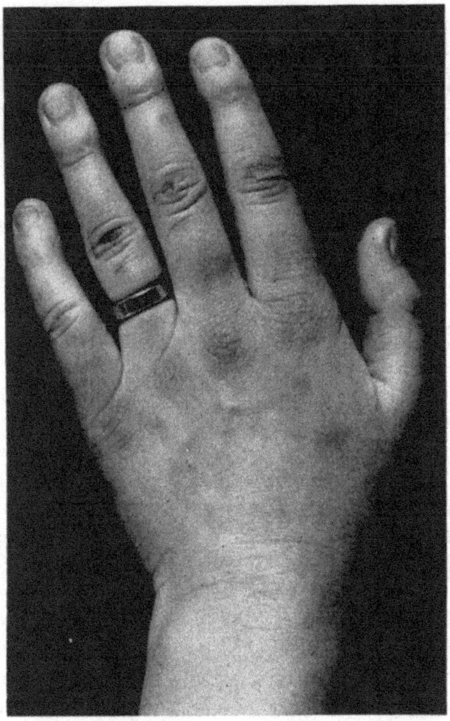

Abb. 65. Gesunde Hand (Rückenseite)

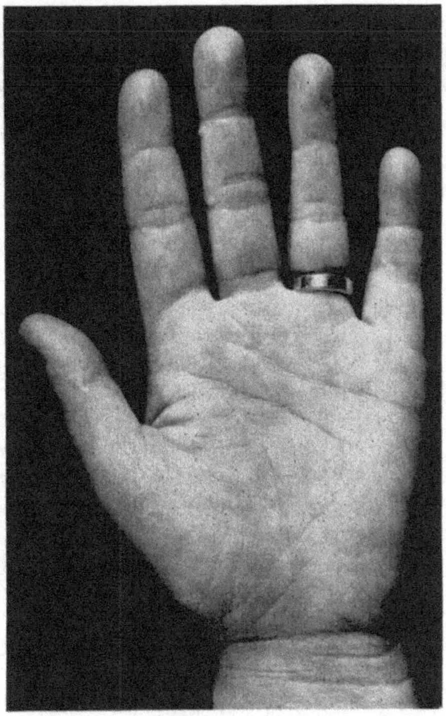

Abb. 66. Gesunde Hand (Innenseite)

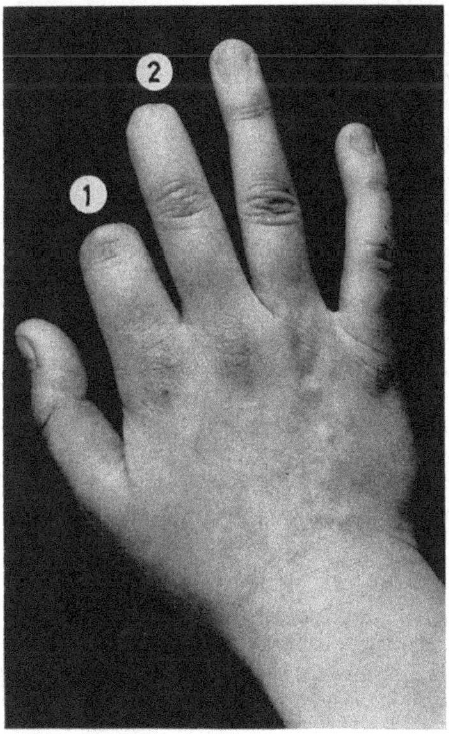

Abb. 67. Rechte versehrte Hand (Rückenseite)

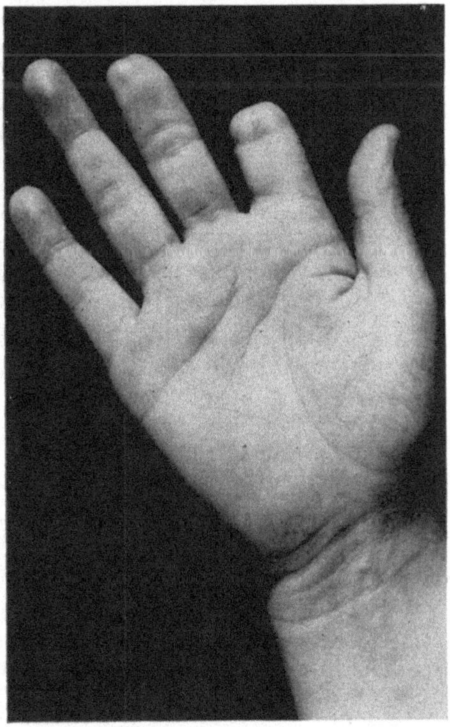

Abb. 68. Rechte versehrte Hand (Innenseite)

während die linke Hand im allgemeinen die passive bzw. die stützende oder haltende Hand darstellt.

Auch der totale oder teilweise Verlust des Zeigefingers kann einen bedenklichen Funktionsausfall zur Folge haben, wenn er für eine besondere berufliche Arbeit (Musiker, Handwerker u. a.) nicht ersetzt werden kann. Zwar wird sein Fehlen für die allgemeine Greiffähigkeit der Hand nicht absolut hemmend sein, weil hier meistens der Mittelfinger eingesetzt werden kann. Ähnlich verhält es sich mit dem Kleinfinger, der in manchen Berufen eine besonders wichtige Funktion zu versehen hat. In der Regel wirkt er stützend und als Ruhepol, wenn die übrigen Finger gemeinsam mit dem Daumen eine greifende, haltende oder rotierende Funktion ausüben. Aber in mancher beruflichen Arbeit, z. B. bei einem Cellospieler, ist er ein aktiver Mitarbeiter bei der Bedienung der Saiten auf der Griffplatte des Instrumentes. Schon sein teilweiser Verlust kann schwerwiegende Folgen für den Versehrten auslösen. Bei einem Violinspieler würde es ähnlich sein.

Solche und ähnliche Fingerschäden und -verluste an der Hand zeitigen aber nicht nur eine Minderung der Bewegungsmöglichkeiten, sondern führen auch — und dies in großem Maße — zu seelischen Hemmungen, die häufig genug von der Umwelt des Versehrten ausgelöst werden. Es kann nun einmal nicht geleugnet werden, daß ein fehlendes Fingerglied, das Fehlen eines oder mehrerer Finger das ästhetische Empfinden des Betrachters stört und ihn zu einer Haltung veranlaßt, die der Versehrte sehr schnell erkennt und die ihn unweigerlich in eine seelische Depression versetzt. Dabei werden Minderwertigkeitsgefühle ausgelöst, die in schweren Fällen sogar bis zur Berufsunfähigkeit führen! Aus psychologischen Gründen heraus versucht deshalb der Versehrte seinen Fingerschaden unsichtbar zu machen, was ihm allerdings nicht immer und meistens nur in unzureichendem Maße gelingt, es sei denn, daß er kosmetischen Ersatz anlegt.

In weiser Erkenntnis des hohen Wertes der menschlichen Hand wird der Chirurg immer darauf bedacht sein, so wenig als nur möglich vom Finger bzw. vom Handkörper abzusetzen. Immer wird er sein besonderes Augenmerk darauf richten, die Bewegungsmöglichkeiten der Finger und ihrer Gelenkglieder zu erhalten, damit die Funktionstüchtigkeit der Hand nicht nachteilig beeinträchtigt wird. Dabei kann auf die Form und das Aussehen der versehrten Hand nicht immer Rücksicht genommen werden, denn versorgungsmäßig ist die Erhaltung oder Wiedergewinnung der Bewegungsmöglichkeiten das Wichtigste.

Leider handelt es sich nicht immer nur um Fingerschäden und Totalverluste eines oder mehrerer Finger. Wir kennen darüber hinaus die verschiedenartigsten Handschäden, die neben dem Fingerverlust noch den Verlust eines oder mehrerer Mittelhandknochen aufweisen. Wir unterscheiden daher:

a den Verlust des ersten Fingergliedes (phalanx prima) oder Nagelglied,

b den Verlust des ersten und zweiten Fingergliedes (phalanx prima und secunda) oder Nagel- und Mittelfingerglied,

c den Verlust des ganzen Fingers (Totalverlust) — des Zeige-, Mittel-, Ring- oder Kleinfingers oder des ganzen Daumens (pollex)

d den Verlust eines oder mehrerer Mittelhandknochen (os metacarpale) in Verbindung mit einem oder mehrerer Schäden zu a) bis c),

e den Verlust sämtlicher Finger und des Daumen, einschließlich der Mittelhandknochen.

Alle diese Finger- und Handschäden können dazu deformiert sein und auch eine schlechte Narbenverheilung aufweisen, die die technische Versorgung erheblich erschweren. Und daraus ergibt sich, daß die Fertigung des notwendigen Ersatzstückes nur individuell vor sich gehen kann. Und ebenso wird und muß man Verständnis dafür haben, wenn der Versehrte selbst den Wunsch hat, auch kosmetisch-ästhetisch versorgt zu werden. Ja, man wird in den meisten Fällen und in erster Linie darauf bedacht sein müssen, Form und Aussehen des Finger- oder Handersatzstückes so zu gestalten, daß die vom Versehrten gestellten Erwartungen — soweit es technisch und menschenmöglich ist — auch erfüllt werden! Die Kunststofftechnik gibt uns heute Möglichkeiten, solche Ersatzstücke zu fertigen, die in Form und Gestalt, in der Wiedergabe der Hand- und Nagelzeichnung und in der Farbe wie lebend wirken und in einer solchen Ausführung erheblich dazu beitragen, dem Versehrten die innere Selbstsicherheit im Umgang mit seinen Mitmenschen wiederzugeben.

Für die Maßtechnik für Finger- und Handstümpfe ist entscheidend, ob das Ersatzstück für die Erhaltung bzw. Wiedergewinnung der Funktionsmöglichkeiten des abgesetzten Gliedes vorgesehen ist oder ob es in erster Linie dem kosmetisch-ästhetischen Bedürfnis des Versehrten entsprechen soll — was allerdings nicht aus-

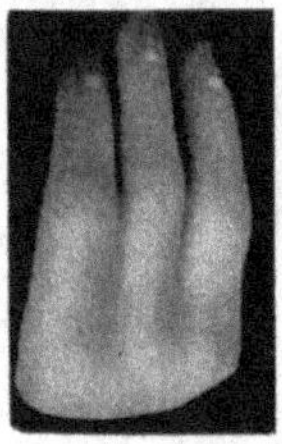

Abb. 69

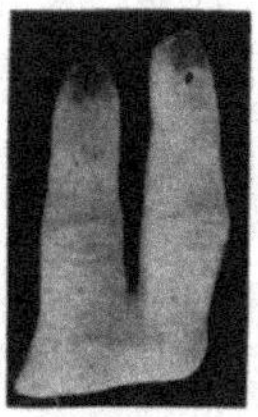

Abb. 70

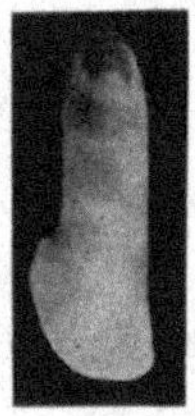

Abb. 71

Dreifinger- Zweifinger- Einfinger-
Aufsatzprothesen

schließt, daß man auch beim kosmetischen Ersatz bemüht bleiben wird, durch Berücksichtigung besonderer technischer Merkmale (Fingerfüllungen, Versteifungen u. ä.) die Funktionen des Gliedes möglich zu machen.

Es wäre daher zu unterscheiden:

a Ersatzstück in Form eines Arbeitshandschuhes, einer Arbeitskappe oder einer Arbeitshand, aus natürlichen Baustoffen, wie Wildleder, Glacéleder, Walkleder, Metall u. ä.

b Ersatzstuck in Form einer Handschutzmanschette mit angearbeiteten Ersatzfingern aus Leder, Blockfilz, Metall, um damit greifen und halten zu können,

c Ersatzstück aus Kunststoff verformt, in kosmetisch-ästhetischer Art.

Hinsichtlich der Abformung des abgesetzten Gliedes finden zu a und b das Gipsbindenabformverfahren und auch die übliche Gipsabformmethode Anwendung, während zu c die Gipsbindenabformmethode abgelehnt werden muß.

Neben der Abformung ist die Ermittlung der erforderlichen Umfangs- und Längenmaße notwendig. Auch hier erleichtert ein Maßschema die Maßnahmetechnik Nicht zuletzt empfiehlt es sich, für besondere Fälle eine Umrißzeichnung anzufertigen, in welcher empfindliche Stellen, nachteilige Narbenbildungen und sonstige Merkmale festgehalten werden. Dabei ist das Augenmerk — insbesondere bei kosmetischen Ersatzstücken — auf die Form und Gestalt der Hand, ihrer Flächen, ihrer Fingerformen und der Fingernagelformen zu richten. Sie sind für die Herstellung des Ersatzstückes von maßgeblicher Wichtigkeit und es kann nicht auf ihre nähere Angabe verzichtet werden.

Die Fixierung der richtigen Farbe für das kosmetisch-ästhetische Ersatzstück ist kein Bestandteil der Maßnahmetechnik und sollte entscheidend der für ein solches individuell hergestelltes Ersatzglied der erforderlichen Anprobe und Anpassung vorbehalten bleiben.

Da aber nicht immer ein durchgefärbter Baustoff verarbeitet wird, d. h. die Färbung unterhalb der Wandung erfolgt, empfiehlt es sich vorweg die Färbung des abzuformenden Gliedes zu ermitteln. Hierzu wird der Orthopädietechniker durch eine entsprechende Farbenskala unterstützt, in welcher die verschiedenenFarbtöne

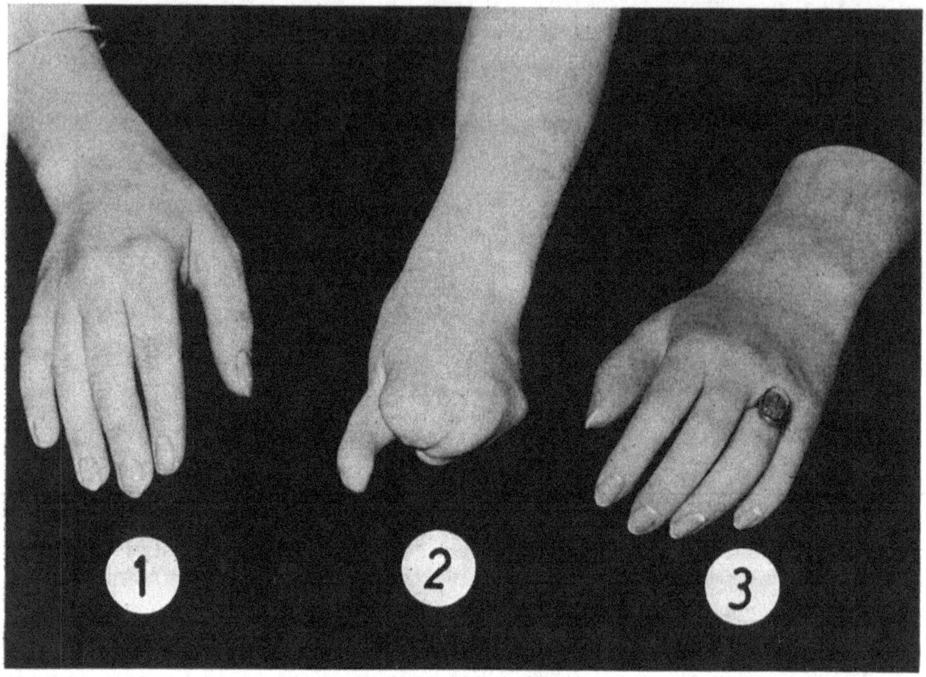

Abb. 72. Kosmetischer Handersatz
1 gesunde Hand, rechts 2 versehrte Hand, links 3 Handersatz für linke Hand

der menschlichen Hautfarbe farbig dargestellt sind. Bei der Maßnahme für das Ersatzglied — welche zweckmäßig bei einer Raumtemperatur von 19—21° C vor sich gehen soll — wird nach der Farbenskala der Farbton festgestellt, der am besten mit der Hautfarbe des Gliedes harmoniert, das ganz oder teilweise ersetzt werden soll. Es ist allerdings ein Unding zu glauben, daß man eine Hautfarbe zusammenstellen kann, die sich der Veränderlichkeit der lebenden Hautfarbe anpaßt. So etwas gibt es nicht und wird auch nicht zu schaffen sein. Es kann deshalb eintreten, daß ein Ersatzglied aus Plastikmaterial, das im Farbton bei der normalen Raumtemperatur richtig zugepaßt ist, im Freien bei erhöhter oder abgesunkener Temperatur erhebliche Unterschiede beim Vergleich mit der lebenden Körperhaut aufweist. Ähnlich verhält es sich, wenn der Versehrte erhitzt und mit erhöhtem Blutandrang zur Anprobe erscheint; hier gilt es, ihn solange warten zu lassen, bis er sich entsprechend beruhigt hat, d. h., der körperliche Zustand normalisiert und der Raumtemperatur angepaßt ist. Damit muß also in jedem Einzelfalle gerechnet werden. Auch die wärmere oder kältere Jahreszeit können die Farbbestimmung schwierig gestalten.

Ebenso sollte man sich prüfen, ob es zweckmäßig ist, den Farbton im Freien festzustellen, wenn sich der Versehrte mehr im Freien als im geschlossenen Raum aufhält. Gewiß wird der Prothesenhersteller allen diesen Fragen eine große Bedeutung beimessen, entscheidend wird aber immer der Effekt sein, den das fertige Ersatzglied beim Versehrten selbst auslöst, der es für sich und für seelische Zufriedenheit nutzen möchte.

b Arbeitsregeln für das Abformen der Finger- und Handstümpfe

Für die technische Versorgung eines Finger- oder Handstumpfes mit einem technischen Handersatz oder einer Arbeitsprothese, die beide grundsätzlich der Erhaltung bzw. Wiedergewinnung der funktionellen Bewegungsmöglichkeiten des abgesetzten Gliedes zugepaßt werden, wird entweder eine Gipsabform oder auch eine Gipsbindenabform hergestellt. Für die Gipsbindenabform gelten die im Abschnitt IV—2 über die plastischen Abform beschriebenen Einzelheiten. Wer sich dafür entscheidet, eine plastische Gipsabform herzustellen, wird wie folgt verfahren:

Man bedient sich einer Kastenform, welche an einer Seite mit einem Ausschnitt versehen ist, damit diesem der Vorderarm Platz findet. Die versehrte Hand wird eingeölt bzw. eingefettet und etwa gespreizt gehalten. Der zähflüssige Gipsbrei wird zunächst auf das Handinnere aufgetragen und weiter auch in die Kastenform gefüllt. Anschließend wird die Hand mit der Handinnenseite auf den noch ungehärteten Gips in der Kastenform gebettet und der Gipsbrei weiter so weit aufgefüllt, bis er die eingebettete Hand ringsherum bis zur Hälfte bedeckt. Die notwendige feste Führungsschnur wird nun unmittelbar an die äußeren Ränder der Hand bzw. Finger derart angelegt, daß sie direkt an der Körperhaut anliegen. Anschließend wird dann der neue neue Gipsbrei aufgetragen bis er eine etwa 1—2 cm starke Schicht über die geformte Hand ausweist. Noch ehe der Gipsbrei erhärtet ist, wird die Form dadurch

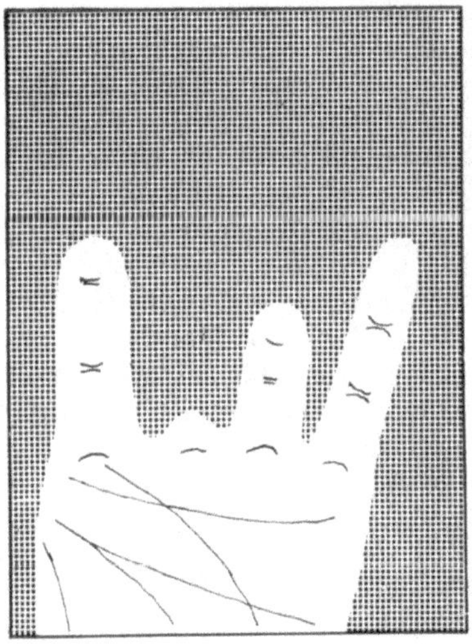

Abb. 73

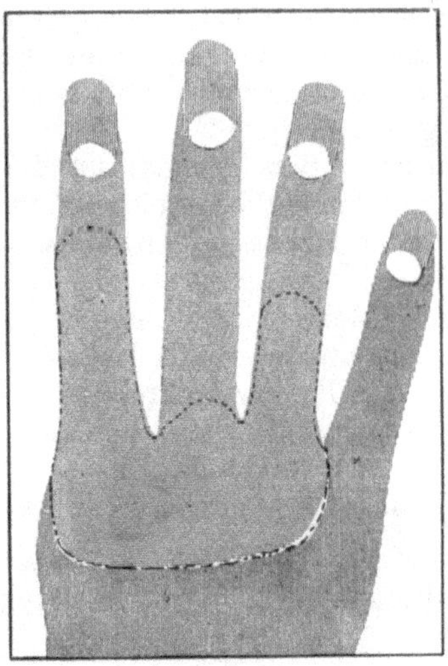

Abb. 74

Zweiteilige Abform für Finger-Ersatzstück

1 Abform der Handinnenseite 2 Ersatzstück über den defekten Handkörper

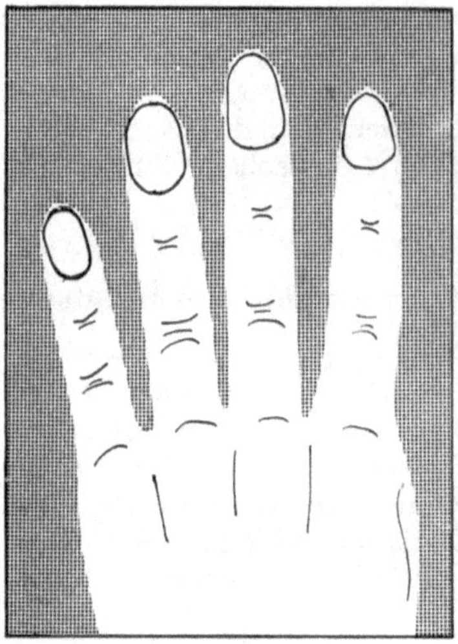

Abb. 75

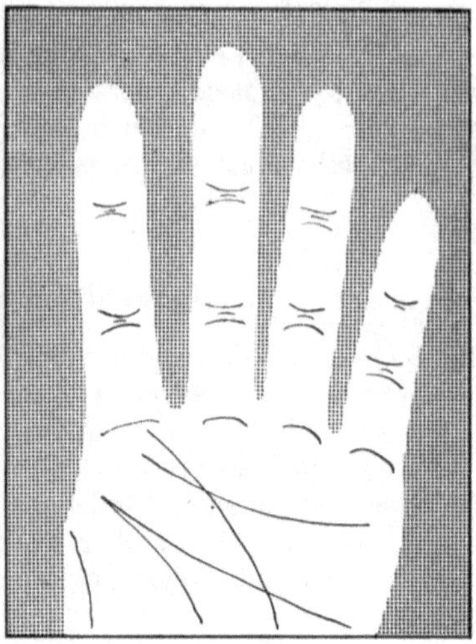

Abb. 76

Zweiteilige Abform für Finger-Ersatzstück
1 Abformteil der Handrückenseite ohne Daumen der gesunden Hand
2 Abformteil der Handinnenseite ohne Daumen der gesunden Hand

in zwei Teile geteilt, indem man die Führungsschnur an beiden Handen faßt und aus der halberhärteten Gipsabform quer durch den Abformkörper herauszieht.

Sicherer erscheint mir die Verwendung einer Isolationszwischenlage aus PVC-Folie, welche nach der Umrißzeichnung hergestellt und auf die untere Gipsschicht anstelle der Führungsschnur aufgelegt wird. Wird nun die obere Gipsschicht aufgebracht, kann sie sich nicht mit der unteren Schicht verbinden; beide Gipsschichten lassen sich nach der vollständigen Erhärtung des Gipsbreies mühelos trennen. Diese Abformmethode erhebt keinen Anspruch darauf, die Hautzeichnung (Hautleisten, Runen, Tastlinien usw. wiederzugeben) und dürfte für den vorgesehenen Zweck die günstigste sein.

Wesentlich anders gelagert ist die Abformmethodik für die kosmetische Versorgung eines Fingers oder eines Fingergliedes bzw. eines Handteiles mit Fingern, denn für diesen Zweck sind Abformen erforderlich, die sowohl die Gestalt als auch die Form des zu ersetzenden Gliedes, insbesondere aber die Art und Beschaffenheit der Hautoberflächen einschl. der Fingernagelpartie wiedergeben. Hier muß sich der Orthopädie-Techniker entscheiden, ob er die Abform aus Modellgips, aus Negocollmasse nach dem Pollerverfahren, aus einem alginaten Abformstoff oder einer Silicon-Abformmasse herstellen will. Alle diese Baustoffe sind geeignet, haben ihre Vorzüge und auch ihre — Nachteile. In der Wiedergabe der Formen und Hautzeichnungen können sie alle angewendet werden. Aber zu beachten ist dabei, daß

a die Abform aus Modellgips wegen der schwierigen Entfernung des abgeformten Gliedes aus der Abform diese geteilt — also zweiteilig — hergestellt werden muß,
b die Abform aus Negocollmasse u. U. leicht brüchig werden kann, verstärkt werden und wegen der Schrumpfneigung beim Austrocknen der Abform in ein feuchtes Tuch gehüllt werden muß, um dann so bald wie möglich das Positivmodell davon zu gewinnen,

c die Abform aus alginaten Abformstoffen — ebenso wie Negocollmasse — die besten Möglichkeiten einer einteiligen Abform gibt — nach erfolgter Abnahme vom abgeformten Glied tunlichst in Wasser gelegt oder in ein feuchtes Tuch gehüllt wird — weil der Abformstoff Neigung zur Schrumpfung hat und deshalb ein schnelles oder baldiges Ausgießen der Abform nötig macht,

d die Abform aus einer Silicon-Abformmasse (Lastic oder Impressional) alle Vorzüge in sich vereinigt. Sie bleibt nach der am Körperglied erfolgten Festigung des Abformstoffes zäh und doch so elastisch, daß sich der abgeformte Körperteil in den meisten Fällen leicht und mühelos herausnehmen läßt und soweit sich dieses, z. B. bei einer Hand wegen des schmalen Handgelenkes nicht erreichen läßt und das Aufschneiden der Abform (möglichst Handinnenseite!) nötig macht, wieder in die einmal verformte Stellung zurückgeht.

Grundsätzlich ist zu unterscheiden, welche Art der Ausführung des kosmetisch-ästhetischen Ersatzgliedes für den Amputationsfall in Frage kommt.

Beim Vorhandensein des Finger-Grundgliedes — gegebenenfalls auch des ganzen oder teilweisen Mittelgliedes, wird man sich für eine Fingeraufsatzprothese entscheiden können. Sie besteht aus einem Stück und ersetzt das End- oder Nagelglied, gegebenenfalls einschließlich des ganzen oder teilweisen Mittelgliedes, und ist in seinem weiteren Teile als Hülse gestaltet, die über den verbliebenen Fingerrest (das Grundglied) reicht bzw. darüber gestülpt wird. Wurde dieser Fingerstumpf vorher leicht angefeuchtet (kein Fett oder Öl!), haftet die Aufsatzprothese vermöge der gummiartigen elastischen Eigenschaft des Baustoffes fest am Stumpf; sie bedarf also keinerlei Befestigungszusätze. Der untere Teil der Stumpfhülse ist ausgeschärft, so daß der Übergang zwischen Fingerhaut und Stumpfhülse fast unsichtbar ist. Vielfach trägt der Versehrte darüber einen modischen Ring, der den Effekt der technischen Vollkommenheit erheblich steigert.

Solche Fingeraufsatzprothesen kann man auch beim teilweisen Verlust des Daumens anwenden; wobei allerdings berücksichtigt werden muß, daß der Daumen nur aus Grund- und Endglied besteht und beim Verlust beider Glieder eine besondere Konstruktion der Prothese gewählt werden muß.

Der totale Verlust eines Fingers der Vierfingerpartie an der menschlichen Hand bedarf für die kosmetisch-ästhetische Versorgung einer besonderen Befestigungsmöglichkeit. Handelt es sich z. B. um den totalen Verlust eines Mittel- oder des Ringfingers, wird der Fingerersatz derart gestaltet, daß der vollkommen abgesetzte Finger einschließlich des Grundgliedes verformt wird. Die untere Stelle des Ersatzstückes reicht dabei über die Fingerwurzel hinaus bis zum Handteller. Die Nebenfinger sind mit dem Ersatzfinger bis zur Hälfte des Grundgliedes direkt verbunden; sie sind hohl verformt und ähnlich einem Fingerüberzug gearbeitet. Durch das Überziehen dieser Fingerüberzüge — die ja mit dem Ersatzfinger fest verbunden sind — wird dieser fest an den Handteller gedrückt. Gegebenenfalls kann die untere Stelle des Fingerersatzstückes mit Mastisol oder einem anderen geeigneten Klebstoff festgeklebt werden.

Fingeraufsatzprothesen sind auch für mehrere versehrte Finger zu empfehlen, weil sie dem Versehrten in dieser Form erhebliche Bewegungsmöglichkeiten gestatten, was den Effekt der kosmetischen Wirkung wesentlich erhöht. Aber nicht immer können diese Fingeraufsatzstücke angewendet werden, und so muß man beim Verlust mehrerer Finger bzw. des ganzen Daumens oder auch Mittelhandteile den kosmetischen Handüberzug wählen, bei dem notfalls ein Reißverschluß das Hineinschlüpfen unterstützt.

Für die Durchführung des Abformprozesses gelten folgende Regeln:

1. Es sind immer zwei Abformen erforderlich; eine vom versehrten Glied oder Körperteil und die zweite vom Gegenstück, also von dem Glied oder Körperteil der anderen Körperseite (rechte oder linke Hand),
2. Werden Gipsabformen gefertigt, sind die abzuformenden Glieder oder Körperteile vorher leicht einzuölen bzw. einzufetten,
3. Für das Abformen ist die normale Handstellung — keine Zwangsstellung, kein bewußtes Abspreizen der Finger u. ä. — vorzusehen. Am besten ist die ungezwungene Normalstellung bei leicht angebeugter Fingerstellung geeignet.
4. Besondere Merkmale kann man ggf. mittels Buntstift markieren.

Entschließt sich der Orthopädietechniker für eine bzw. zwei Abformen aus Modellgips, die er zweiteilig herzustellen hat, seien hier folgende Arbeitsvorgänge aus der Praxis übermittelt:

a Die versehrte Hand wird in natürlicher Haltung auf eine Platte bzw. auf den Gipstisch gelegt. Als natürliche Handstellung ist die gestreckte Handhaltung mit angebeugten Fingern zu verstehen. Dabei werden die Finger etwas gespreizt gehalten, damit auch die Zwischenräume zwischen den einzelnen Fingern in ihrer ganzen Länge wiedergegeben werden können. Die abzuformenden Teile und Stellen werden vorher mit Gipsöl oder Vaseline eingestrichen.

Um die Handhaltung während des Abformprozesses zu unterstützen und nachteilige Veränderungen zu vermeiden, stützt man das Innere des Handteiles — bei einzelnen Fingern die Gelenkstellen — durch eine Auflage ab.

Der Abformprozeß beginnt damit, daß ein zähflüssiger Gipsbrei angerührt wird. Man nimmt hierzu einen feinkörnigen Modellgips und auf ein Teil Wasser werden etwa $1\frac{1}{2}$ bis 2 Teile Gipsmehl diesem unter ständigem Rühren beigemengt, bis ein zähflüssiger Brei erreicht wird. Vollkommen falsch wäre es, das Wasser dem Gipsmehl beizumischen, weil sich dann nur ein unbrauchbarer Gipsklumpen bilden würde.

Dieser teigige Gipsbrei wird auf die ganze Oberfläche des abzuformenden Fingers bzw. des Handrückens und in die Zwischenräume der Finger aufgetragen, bis sich eine Gipsschicht von etwa 10—15 mm bildet. Bei ruhiger Finger- und Handstellung wird die Erhärtung des Gipsauftrages abgewartet. Handelt es sich um größere Abformflächen, wie z. B. einer ganzen Hand, so verstärkt man die Abform vor der Erhärtung des Gipses durch Auflegen einer eingeweichten Gipsbinde. Die Erhärtung des Auftrages erfolgt nach wenigen Minuten.

Nunmehr dreht man die Hand vorsichtig um, so daß der Finger- bzw. Handrücken auf die Unterlage (Platte oder Tisch) zu ruhen kommt und die Handinnenfläche freilegt. Vorsichtig wird die Gipsumrandung der Finger und des Handrandes so weit abgeflacht, daß der Patient die Hand aus der Abform herausnehmen kann.

Unebenheiten der hervorstehenden Gipsumrandung des Fingers oder des Handkörpers mit den Fingern werden nach Möglichkeit geglättet. An drei oder vier Stellen werden Fixierungslöcher mit einem Spiralbohrer in etwa 3—4 mm Tiefe angebracht. Gipsumrandung, Fixierungsbohrungen, Handinneres werden nunmehr mit Gipsöl oder Vaseline leicht eingestrichen. Dieser Aufstrich ist bei der Gipsabform besonders wichtig, um als Trennmittel zu wirken. Ein gutes Seifenwasser gibt eleiche Wirkung. Nunmehr wird das abgeformte Glied wieder in diese Gipsabform eingeführt und es ist äußerst wichtig, daß es in die genaue innegehabte Lage gebracht wird. Ein Abweichen von dieser Forderung macht den Abformprozeß ungültig. Man erreicht dieses genaue Wiedereinführen des Hand- und Fingerteiles in die Abform (des Hand- bzw. Fingerrückens) am besten in der Weise, daß man zuerst die Fingerspitzen in die alte Lage bringt und dann erst den übrigen Handkörper folgen läßt. Nach der Wiedereinbringung des abzuformenden Gliedes in seine bisher eingenommene Lage erfolgt nun der Gipsauftrag auf das Handinnenteil bzw. auf die Innenseite des oder der Finger, die abgeformt werden. Es geschieht in gleicher Weise wie beim ersten Arbeitsvorgang.

Auch hier wartet man die vollständige Erhärtung des Gipsauftrages ab und nimmt dann vorsichtig die nun geschaffene Abform des Handinnenteiles ab. Es hat sich im Laufe der Zeit ergeben, daß man nach Wiedereinführung des abzuformenden Handgliedes unmittelbar an den Grenzstellen der Gipsumrandung Merkstriche mit Kopierstift oder Dermatographen anbringt, welche die Abnahme eines Formenteiles erleichtern. Diese Merkstriche zeigen deutlich, wo gegebenenfalls mit einem Trennwerkzeug (Schraubenzieher, Messer u. ä.) ein kleiner Druck angesetzt werden kann, falls beide Formenteile an irgendeiner Stelle etwas festhaften. Nach Abnahme der zuletzt geschaffenen Abform können wir das abgeformte Glied leicht aus dem anderen Formteil herausnehmen. Es zeigt sich nun, daß sich mit diesem Arbeitsvorgang an den Stellen der Fixierungsbohrlöcher regelrechte Fixierungsnocken gebildet haben, die es nun gestatten, beide Abformteile — nämlich die Rückenfront und das Innenformteil — genau aufeinander zu passen.

b Das Gegenstück — nämlich die noch verbliebene andere Hand bzw. Finger — wird in der gleichen Weise und mit der gleichen Sorgfalt zweiteilig abgeformt. Handelt es sich um einen Finger oder auch um mehrere Finger, so genügt es, eine zweiteilige Form zu erstellen.

Handelt es sich um die Abform einer ganzen Hand, so empfiehlt sich eine dreiteilige Abform und zwar:

1. die Abform der Handrückenseite (mit Fingern, Handteil und guten Zwischenräumen zwischen den einzelnen Fingern — ohne Daumen),
2. die Abform der Handinnenseite, wie zu 1., jedoch mit der unteren Hälfte des Daumens, und
3. die Abform der oberen Daumenhälfte und linken Seitenhälfte des Zeigefingers.

Die hier aufgezeichneten Regeln müssen grundsätzlich auch für die Abformmethoden gelten, bei denen die Abformmasse kein Gips sondern eine der bereits erwähnten Necogoll-, alginate- oder Silicon-Abformmasse ist.

Da die Verarbeitung solcher Abformmassen meistens von ihrem Zustand für die Verarbeitung abhängig ist — wenn die Abformung zweckvoll und erfolgreich sein soll —, muß eine genaue Sachkenntnis des zu verarbeitenden Abformmatrrials vorausgesetzt werden. Wenn es also z. B. beim Negocollmaterial heißt, das Material zügig und flüssig auf das abzuformende Körperglied aufzutragen, so muß dieser Auftrag auch derart erfolgen, daß die Erstarrung des Materials erst am Körperglied selbst vor sich geht und dasselbe gilt auch für die alginaten und Silicon-Abformstoffe. Sobald diese Stoffe angerührt sind und sobald bei den Siliconmassen die Härterflüssigkeit beigemischt sind, beginnt innerhalb des Materials ein chemischer Vorgang, nämlich die Umwandlung des flüssigen Zustandes in den Endzustand. Wie die Erhärtung des Gipses eine gewisse Zeitdauer bedingt, vollzieht sich diese Umwandlung auch in einem gewissen Zeitraum, der begrenzt ist und nur wenige Minuten dauert, und während dessen der Auftrag der Abformmasse auf den Körperteil erfolgen muß. In ihrem zähflüssigen Zustande haftet sie fest und eng an die Körperhaut und schmiegt sich voll und ganz in die Handlinien und Hautfalten ein, um dann nach Beendigung des Umwandlungsprozesses im Endzustand zu verharren. Dieser ist gummiartig elastisch und gestattet dadurch eine mühelose und einwandfreie Entfernung des abgeformten Gliedes oder Körperteiles von der so hergestellten Abform.

In Verbindung mit dem genau ausgefüllten Maßschema oder einer mit genauen Maßen versehenen Umrißzeichnung geben derart präzise hergestellten Abformen eine wirklich brauchbare Fertigungsunterlage.

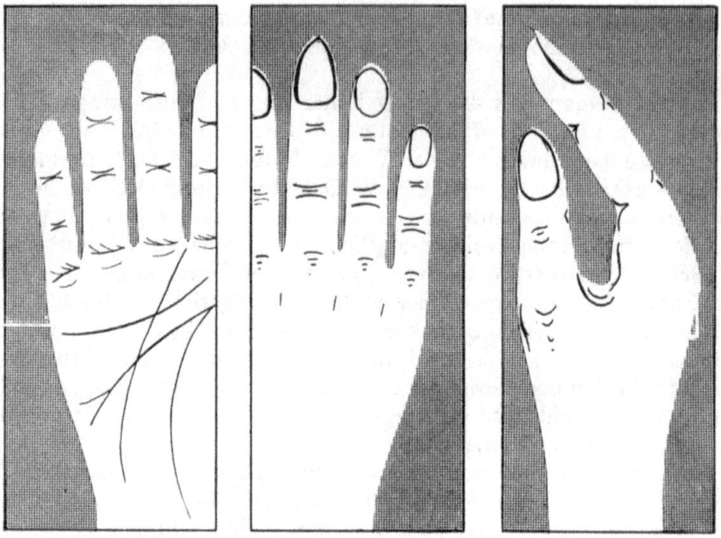

2 1 3

Abb. 77 Dreiteilige Abform für künstliche Hand

1 Abform der Handrückenseite
2 Abform der Handinnenseite
3 Abform der oberen Daumenhälfte und Seitenhälfte des Zeigefingers

Maßschema

für Hand- und Fingerersatzstücke

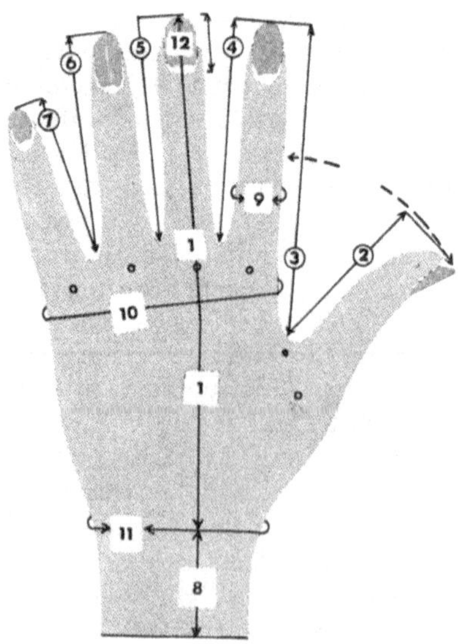

Abb. 78

Längenmaße:	rechts	links
1. Mittelfingerspitze bis Handgelenk		
2. Daumenlänge		
3. Zeigefinger bis Daumenwinkel		
4. Zeigefingerlänge		
5. Mittelfingerlänge		
6. Ringfingerlänge		
7. Kleinfingerlänge		
8. Handgelenk bis Unterarm		
Umfangmaße:		
9. a) Daumenumfang		
b) Zeigefingerumfang		
c) Mittelfingerumfang		
d) Ringfingerumfang		
e) Kleinfingerumfang		
10. Handumfang		
11. Handgelenkumfang		
12. Fingernagelform der Finger		
a) Form siehe nächste Seite		
b) Breite in mm		
c) Länge in mm		

Auftrag: Vor- und Zuname des Patienten: ....

Alter: .... Beruf: ....

Besteller:

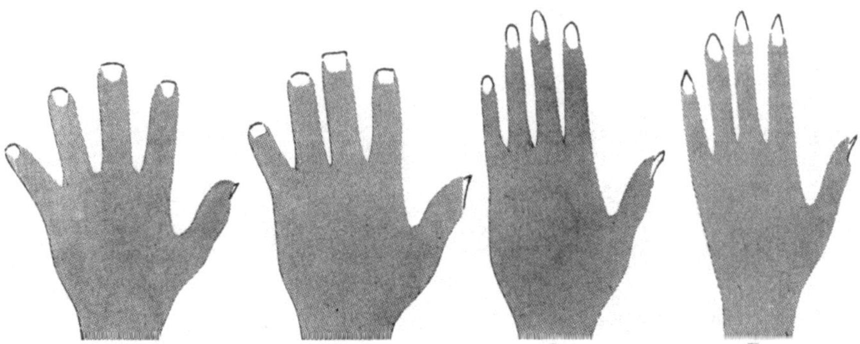

A knotige Finger spachtelförmige Handfläche — B kurze Finger eckige Handfläche — C zarte Finger konische Handfläche — D lange Finger lange u. schmale Handfläche

Abb. 79. Hand- und Fingerformen

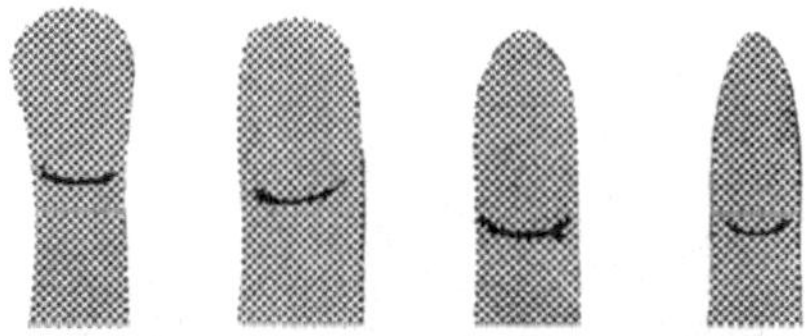

1 spachtelförmig — 2 eckig — 3 konisch (kegelförmig) — 4 spitz

Abb. 80. Fingerkuppen

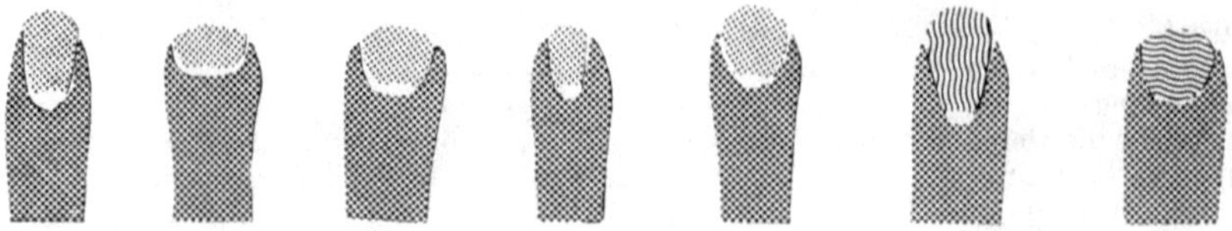

Abb. 81. Fingerkuppen mit Fingernägeln

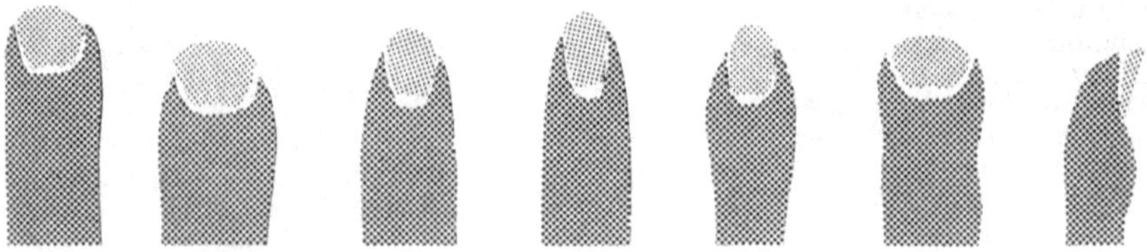

Abb. 82. Daumen mit Fingernägeln

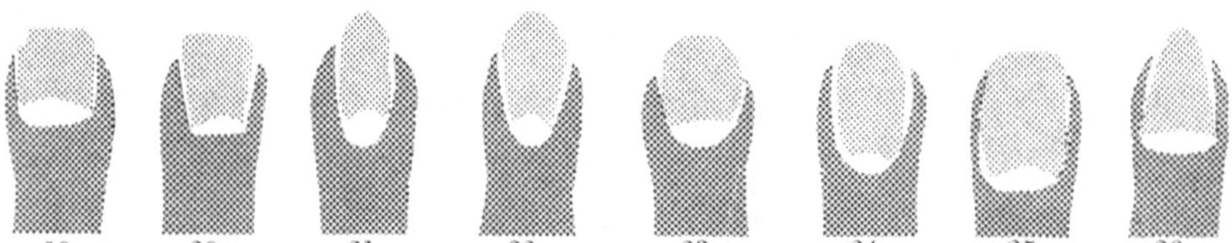

Abb. 83. Fingernagelformen

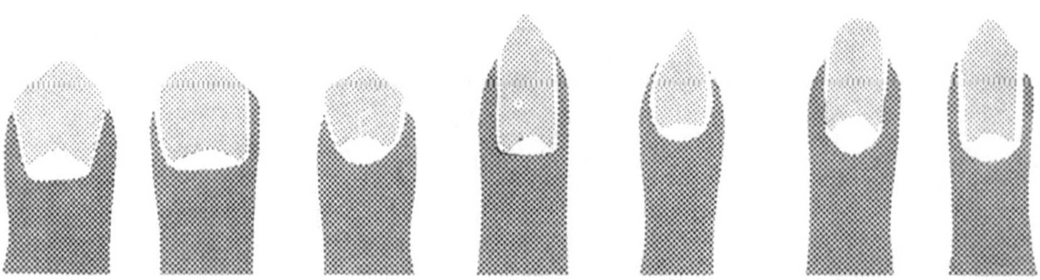

Abb. 84. Manikürte Fingernagelformen

6. Maß- und Abformtechnik für Unterarmstümpfe

a Allgemeines

Neben der Art und Beschaffenheit des Unterarmstumpfes ist es die Länge des Stumpfes, die mitbestimmend für die technische Versorgung ist. Diese Versorgung bzw. Ausstattung des Versehrten mit einer Armprothese sieht im allgemeinen folgende Prothesentypen vor:

a Arbeitsprothesen, für die Ausführung schwerer körperlicher Arbeiten (Arbeitshilfen),

b Schmuckprothesen, die lediglich einen kosmetischen Ausgleich des fehlenden Armteiles darstellen,

c Gebrauchsprothesen, auch willkürlich bewegbare Kunstarme genannt, stellen technische Konstruktionen dar, die es dem Versehrten gestatten, die physiologischen Funktionen der Hand und des Armes ohne Zuhilfenahme der verbliebenen gesunden Hand auszuführen. Dabei soll ein solcher Gebrauchsarm tunlichst auch die kosmetische Form nachahmen. In der Regel sind es die Muskulatur und die Beweglichkeit des Armstumpfes sowie die Bewegungen des Schultergürtels und des Rückens, die dabei als Muskelersatz genutzt werden.

Die Art der technischen Versorgung zu a, b oder c wird maßgeblich nach der Länge und der Beschaffenheit des Armstumpfes gewählt. Dabei ergibt sich bei Unterarmstümpfen folgende Wertigkeit:

1. der mittellange Unterarmstumpf zeigt folgende Vorteile: das Vorhandensein des Ellbogen- und des Schultergelenkes sowie eine Unterarmdrehmöglichkeit bis zu 100° gestatten fast alle Bewegungen und Stellungen des natürlichen Armes ohne Hand,
2. der kurze Unterarmstumpf zeigt die gleichen Vorteile mit der Einschränkung, daß die Unterarmdrehmöglichkeit (bis zu 60°) geringer ist,
3. der lange Unterarmstumpf zeigt ebenfalls alle zu 1. genannten Vorzüge bei einer Unterarmdrehmöglichkeit bis zu 120°, hat aber den Nachteil, daß bei abnormer Stumpflänge ein Platzmangel für die künstliche Hand mit Mechanik da ist, der die prothetische Versorgung schwierig gestaltet.

Die Maßtechnik für den Unterarmstumpf unterteilt sich in

a die Abform des Armstumpfes mittels Gipsbindenverband,

b die Ermittlung der Längen- und Umfangsmaße nach einem Maßschema, das nach den Meßlinien am menschlichen Körper aufgestellt ist.

c Umrißzeichnung des Armstumpfes mit den Körpermaßen und Markierung wichtiger Punkte und Stellen, die für die Herstellung der Prothese wichtig sind.

Die Herstellung der Gipsbindenabform richtet sich nach der Art und Konstruktion der Prothese. Dabei unterscheiden wir

Prothesen für den Unterarm, die bis Mitte bzw. bis zum Ellbogenspalt reichen (Arbeits- oder Schmuckprothesen) und keinen Halteschaft (Greifarm) oder keine Oberarmhülse erhalten sollen,

Prothesen für den Unterarm, die einen Halteschaft erhalten und
Prothesen für den Unterarm, die mit einer Oberarmhülse ausgestattet werden.

Für die Herstellung eines genauen und zweckvollen Gipsbindenverbandes für die Unterarm-Abform ist es nötig, daß

der Gipsbindenverband bei einem leicht angewinkelteu Unterarm angelegt wird (für einen Greifarm ist allerdings eine Beugestellung bis zu 90° vorgesehen),

alle wichtigen Punkte und Stellen (innerer und äußerer Knorren des Oberarmes sowie Handgelenkspalt) mittels Farbstift fixiert werden,

der abzuformende Unterarmstumpf mit einem Trikotschlauchüberzug bis zum Oberarm reichend versehen ist und

die Führungsschnur bzw. der schmale Leichtmetallstreifen angebracht sind, wenn es sich um einen Stumpf handelt, der ein Aufschneiden der Abform nötig macht.

Die erste vorbereitete Gipsbinde wird am Stumpfende angelegt und dem Körper zu zirkulär um den Stumpf gewickelt. Die Wicklung hat leicht und gleichmäßig zu erfolgen, ohne Schnürfurchen zu machen. Man streicht die Gipsbindenlagen mit der Hand glatt, damit sie sich besser aneinanderlegen und modelliert die Knochenpunkte gut in den Gips heraus. Ehe die Abform erhärtet, können noch Abstützpunkte, evtl. Korrekturen vorgenommen werden, wie sie nach den Arbeitsregeln für die verschiedenen Unterarmstümpfe und für die genaue Anpassung der dafür vorgesehenen Prothesenkonstruktionen vorgesehen sind. Immer muß daran gedacht werden, daß die Einbettung des Armstumpfes in einen Prothesenschaft vorgenommen wird, der in der Regel aus einem festen Werkstoff (Walkleder, Holz, Leichtmetall, Vulkanfiber und Gießharz) verformt wird, der meistens hart und unnachgiebig ist und nur wenig nachgeformt werden kann. Jedenfalls lassen sich nachträglich kaum irgendwelche Vergrößerungen in der Schaftweite ohne besondere Schwierigkeiten durchführen.

Daraus folgert, daß schon bei der Gipsbindenabform druck- oder sonstige empfindliche und wenig fleischige Knochenvorsprünge freigelegt werden müssen, während die für die Haftung des Schaftes am Stumpf entscheidenden, gut zu belastenden Weichteile fest gefaßt werden müssen. Arbeits- und willkürlich bewegbare Kunstarme — insbesondere die Greifarme — beanspruchen für ihre Betätigung meistens größere und intensive Kraft. Beim Unterarm tritt bei solchen Kraftanstrengungen die seitliche Beugemuskelgruppe kulissenartig vor und darum empfiehlt es sich, den Unterarmstumpf für solche Prothesen nicht in der Ruhehaltung, sondern in der Arbeitsanspannung abzuformen. Die Muskelwülste werden vom Versehrten während des Erhärtungsprozesses durch willkürliches Anspannen und Entspannen der Muskeln innerhalb der Abform selber genügend herausgearbeitet, was sehr gut möglich ist, wenn die Gipsbinden locker und ohne einschneidende Wickeltouren angelegt wurden.

Die Ermittlung der Maße am Körper geschieht mittels Maßband und Taster. Das Maßband muß normal auf der nackten Haut liegen; es darf weder straff gespannt noch zu lose gehalten werden, wenn man genaue Maße feststellen will. Am besten ist es hierbei, die wichtigsten Punkte und Stellen am Körper mittels Fettfarbstift (Dermatographen) zu fixieren. Von diesen Merkpunkten oder -stellen werden dann die Längen- bzw. Umfangsmaße ermittelt und in das Maßschema übertragen. Abzüge für Prothesenmaß werden dabei unberücksichtigt gelassen, denn diese werden erst bei der Arbeitsvorbereitung für die Fertigung der Prothese berücksichtigt. Die Maße werden bei leicht angewinkeltem Unterarm genommen; die Hand ist einwärts gedreht.

b Arbeitsregeln für das Abformen der Unterarmstümpfe

Unterarmstümpfe mit gut nutzbarer Unterarmdrehmöglichkeit (60° bis 120°) werden häufig mit einer Unterarmdrehprothese ausgestattet. Für diese Fälle ist es notwendig, die Gipsbindenabform am Stumpfende in etwa Handbreite flach zu verformen. Bei normaler Stellung des Knöchels der Elle (processus styloideus ulnae)

Maßschema für Arme

A = Schulterhöhe
B = Achselhöhlengrund
C = 1 äußerer
2 innerer Knorren d. Oberarmes
D = Handgelenkspalt

Längenmaße: cm

1. Schulterhöhe bis Ellbogengelenk/äußerer Knorren ——
2. Ellbogengelenk/äußerer Knorren bis Mittelfingerspitze . . . . ——
3. Ellbogengelenk / äußerer Knorren bis Handgelenkspalt . . . . ——
4. Handgelenkspalt bis Mittelfingerspitze . . . . ——
5. Ellbogengelenk / innerer Knorren bis Mittelfingerspitze . . . . ——
6. Ellbogengelenk / innerer Knorren bis Handgelenkspalt . . . . ——
7. Achselhöhlengrund bis Ellbogengelenk / innerer Knorren . . . . ——
8. Schulterhöhe bis Stumpfende. . . . . . . ——
9. Achselhöhlengrund bis Stumpfende b. Oberarmstumpf . . . . ——
10. Ellbogengelenk / äußerer Knorren bis Stumpfende. . . . . . . ——
11. Mittelfingerspitze bis Fußboden . . . . ——

Umfangsmaße bei Oberarmstnmpf: cm

a) nahe der Achselhöhle . . . . . ——
b) 3 cm unterhalb Achselhöhle. . . ——
c) stärkste Stelle des Oberarmes ——
d) 3 cm über Stumpfende . . ——
e) nahe am Stumpfende . . ——
f) stärkster Umfang d. Unterarmes a. d. gesunden Seite ——

q) Umfang des Handgelenkes . ——
r) Umfang der Hand ohne Daumen . . . . ——
s) Länge von Handwurzel bis Mittelfingerspitze . . . . . ——

Umfangsmaße bei Unterarmstumpf cm

g) nahe des Stumpfendes . . ——
h) 5 cm über Stumpfende . . ——
i) 10 cm über Stumpfende . . ——
k) 15 cm über Stumpfende . . ——
l) stärkster Stumpfumfang . ——
m) nahe d. Ellbogengelenkes. . ——
n) oberhalb des Ellbogengelenkes ——
o) nahe Achselhöhlengrund . . ——
p) Entfernung n) bis o) . . . . ——

Die angegebenen Maße sind die reinen Körpermaße

Merkmale: Lotlinie vorn und seitlich am Gipsmodell

Körpergröße: Geschlecht: männlich—weiblich

Körpergewicht: kg Berufstätigkeit:

Lebensalter:

neben dem Knöchel der Speiche (processus styloideus radii) werden die Weichteile fest einmodelliert und der Gipsbindenverband an dieser Stelle solange flach gehalten, bis der Gips ausreichend erhärtet ist. Selbstverständlich darf dabei kein besonderer Druck auf den Stumpf ausgeübt oder das Stumpfende in eine schmerzhafte Zweckform gebracht werden. Das übrige Abformteil behält eine mehr drehrunde Form. Da der Unterarmschaft einer Dreharmprothese nur bis zum Ellbogen reicht, darf auch die Gipsbindenabform nicht über die Spitze des Ellbogens übergreifen.

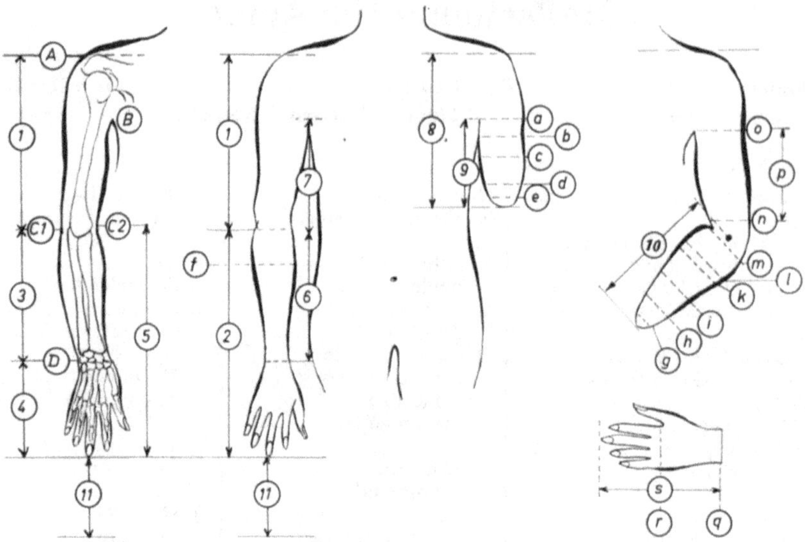

Abb. 85

Bei abnorm langen Unterarmstümpfen müssen die meistempfindlichen Knochenkuppen des Stumpfes — der Griffelfortsatz der Elle und besonders der Gelenkknorren der Speiche — beim Abformen druckentlastet bleiben, weil sie bei der Arbeit oder beim Aufstützen der Prothese besonders belastet werden; sie müssen daher vor Anlegen des Gipsbindenverbandes genau angezeichnet werden.

Mittellange Unterarmstümpfe — besonders aber auch die kurzen Stümpfe — soweit sie mit einem Greifarm oder einer Gebrauchsprothese versorgt werden sollen, bedingen eine besondere Abformtechnik, weil der Schaftrand der Stumpfhülse um die Spitze des Ellbogens herumgreift und sich bei Streckstellung der Armprothese gegen die Sehne des dreiköpfigen Oberarmmuskels andrücken läßt. Dabei liegen dann die Ellbogenknorren innerhalb der Stumpfhülse und auf der Beugeseite ist die Beugemuskulatur bis zur Sehne des zweiköpfigen Oberarmmuskels in den Stumpfschaft eingebettet, wobei sich die sonst oft beobachtete Beugewulst nicht bilden kann. In dieser Art verformter Stumpfhülsen besitzt der Versehrte eine gute Tragfähigkeit und Sicherheit in der Steuerung der Prothese; die Obermanschette und vor allem die Schultergurtbandage werden dadurch sehr entlastet. Die Ausstattung mit einem solchen Halte- oder Trageschaft hat sich weitgehendst durchgesetzt. Sie empfiehlt sich ganz besonders bei kurzen Stümpfen, weil diese infolge ihrer geringen Länge eine gewisse Bewegungseinschränkung im Ellbogengelenk haben; mitunter können sie im Ellbogengelenk nicht voll gestreckt werden, manchmal sind sie auch überstreckbar. Der Gipsbindenverband wird — wie schon ausgeführt — mit Anlegen der ersten Gipsbinde am Stumpfende begonnen und bis einschließlich Oberarm durchgeführt. Die weiteren Arbeitsvorgänge werden im Buch: „Der Bau von Greifarmen“ herausgegeben vom Bundesinnungsverband des Orthopädie-, Chirurgiemechaniker- und Bandagisten-Handwerk-Essen wie folgt erläutert:

„Bei einem rechten Stumpf umgreift die linke Hand (des Abformers) den Ellbogen des in etwa 120° gebeugten Stumpfes von hinten. Der Daumen modelliert den Ellbogenknorren und den seitlichen und hinteren Schaftrand von oben. Dadurch wird der Gipsabguß oberhalb der Ellbogenspitze der Sehne des dreiköpfigen Streckmuskels für den Unterarm fest anmodelliert und die Knochenspitze selbst druckentlastet. Die 4 Langfinger der linken Hand liegen der Innen- und Beugeseite des Stumpfes an und modellieren mit Zeigefinger und Mittelfinger den inneren Ellbogenknorren und die Grube in der Ellenbeuge zwischen dem Rand der Sehne des zweiköpfigen Unterarmbeugers (M. Biceps) und dem seitlichen Armbeuger (M. Brachioradialis). Dieser Muskel wölbt sich beim Anbeugen des Armes auf der Außenseite der Ellenbeuge kräftig angespannt weit vor und muß in dieser Anspannung im Gipsabguß und später im Schaft Raum finden, wenn nicht die Beugefähigkeit und Beugekraft behindert werden soll.

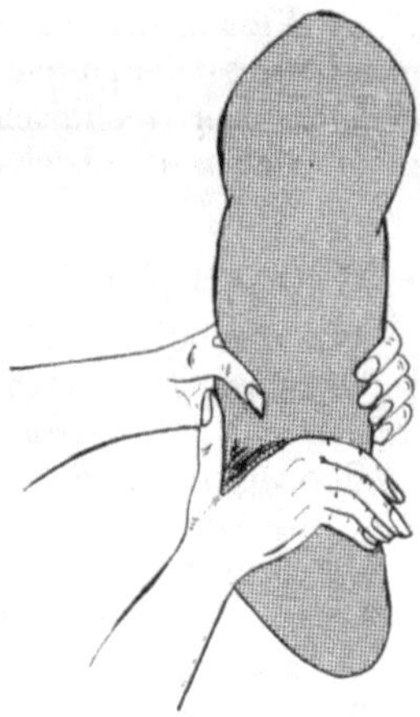

Abb. 86

Die rechte Hand des Orthopädiemechanikers umgreift daher mit den 4 Langfingern den Stumpf von vorn, so daß der Brachioradialiswulst in der Hohlhandbeuge liegt und die Finger die vordere und innere Seite des Stumpfes modellieren. Der Daumen und der Handteller umfassen den äußeren Ellbogenknorren von unten hinten und formen das Gipsmodell auf der Außenseite des Stumpfes.

Mit dem Amputierten muß vorher geübt werden, in welchem Maß die Muskulatur bei einer mittleren Beugehaltung des Armes von etwa 120° stärker und schwächer während des Modellierens angespannt werden muß. Der Stumpf selbst soll in einer solchen Darstellung gehalten werden, daß die Speiche vorn liegt und die Elle hinten. Unter den modellierenden Fingern wölbt sich durch die Muskelanspannung des Amputierten in der Beugefalte des Ellbogens ein trompetenförmiger Rand, der sich fest der Ellenbeuge anschmiegt und alle Weichteile des Unterarmes auch bei der Armbeugung aufnimmt."

7. Maß- und Abformtechnik für Oberarm- und Schulterstümpfe

a Allgemeines

Für die Herstellung der Gipsbindenabform von Oberarm- und Schulterstümpfen wird ebenso wie bei den anderen Stumpfarten verfahren, d. h. der Stumpf wird durch Einfetten, Einölen u. ä. vorbereitet. Als wichtigster Punkt wird die Schulterhöhe (Acromion) mit Buntfarbstift angezeichnet. Der Trikotschlauchbezug wird bis über die Schulterspitze geführt und mittels Schnur an der Gegenschulter befestigt. Ein Einschnitt im Trikotschlauchbezug unter der Achselhöhle ermöglicht eine bessere Anpassung an Schulter und Schlüsselbein. Der Oberarmstumpf wird in seitlich leicht abgespreizter (abduzierter) Stellung abgeformt, um noch vor der Erhärtung des Gipses an den Körper in Normalstellung herangezogen zu werden, wodurch sich die Achselhöhle entsprechend herausbildet. Beim Schulterstumpf wird wie beim Oberarmstumpf verfahren, jedoch wird hier die Abform auch auf die Brust- und Schulterpartie bis Körpermitte (Brustbein und Rückgrat) ausgedehnt. Beim Messen ist zusätzlich das Breitenmaß-Mittellinie Rückgrat bis Außenkante des gesunden Oberarms festzustellen.

Auf der Gipsbindenabform vom Oberarm- oder Schulterstumpf sind vor der Abnahme der Abform vom Körper die frontale und die seitliche Lotlinie aufzuzeichnen.

In Fällen, wo es sich um eine Exartikulation im Schultergelenk handelt, empfiehlt es sich, auch von der Gegenschulter eine Gipsbindenabform anzufertigen, weil bei der technischen Ausstattung solcher Stumpfarten meistens auch ein kosmetischer Ausgleich erforderlich wird.

b Arbeitsregeln für das Abformen der Oberarm- und Schulterstümpfe

Wie bei allen anderen Gipsbindenabformen ist auch hier besondere Sorgfalt dafür zu beachten, daß beim Anlegen der Gipsbinden keinerlei Schnürfurchen entstehen und ganz besonders im Bereich der vorderen und hinteren Achselfalte vermieden werden müssen. Wenn hierbei elastische Gipsbinden verwendet werden, darf mit guten und genauen Abformen gerechnet werden. Die Abformtechnik sieht weiter vor, daß schon beim Abformen die Stellung der Prothese am Körper berücksichtigt werden muß. So lesen wir im Buch: Der Bau von Greifarmen — Herausgeber Bundesinnungsverband für das Orthopädiemechaniker- und Bandagisten-Handwerk-Essen folgende Erläuterung hierzu:

„Der Gipsabguß soll das ganze Schulterblatt umfassen und auch weit in die Unterschlüsselbeingrube reichen. Der Rand muß breit trompetenförmig im Bereich der vorderen und hinteren Achselfalte und an der Innenseite der Achselhöhle ausgearbeitet werden.

In lockerer Ruhehaltung wird die Aufbaulinie für den weiteren Oberarmteil in der queren Körperebene so aufgezeichnet, daß der lotrecht hängende Kunstarm bei kürzeren Stümpfen von einem um etwa 20° abgespreizten Stumpf getragen wird. Je kürzer der Stumpf ist, um so größer kann der Abspreizwinkel werden, während bei langen Stümpfen dies schon durch die Stumpflänge nicht möglich ist. Weiter muß auf dem Gipsmodell der Winkel für den Anbau des Ansatztellers des Ellbogengelenkes festgelegt werden. Dieser soll soweit von außen oben nach innen unten gegen die Schaftlängsachse in dem Sinne geneigt sein, daß der Unterarm frei an der Hüfte und Hosentasche vorbeischwingt. In der pfeilrechten Körperebene soll der Ansatzteller für das Ellbogengelenk etwas von vorn oben nach hinten unten geneigt sein im Sinne einer leichten Verbeugung. Bei Frauen ist die Abspreizstellung des Unterarmes stärker ausgeprägt als bei Männern.

Beim Modellieren stellt man sich günstig vor und seitlich zum Stumpf und läßt bei einem linken Oberarmstumpf mit der linken Hand den vorderen und hinteren Achselwulst auf dem gestreckten Zeigefinger reiten. Die Hohlhand und die übrigen drei Langfinger schmiegen sich der Innenseite und Hinterseite des Stumpfes an. Der Daumen greift zur mittleren Fläche der Unterschlüsselbeingrube um den Brustmuskel herum. Der rechte Daumen legt sich parallel zum linken, über den äußeren Teil der Unterschlüsselbeingrube und den Vorderrand des Deltamuskels, während die vier Langfinger gleitend den Oberrand und äußeren Stumpf modellieren. Schulterblattgräte und Acromion-Schlüsselbeingelenk müssen dabei gut herausgearbeitet werden. Der Amputierte darf dazu die Schulter nicht nach unten drücken, da sonst die Schafteingangsöffnung zu hoch wird und später eine Tasche oben über dem Deltamuskel klafft. Der Stumpf soll bei leicht erhobener Schulter während des Anwickelns der Gipsbinden etwas angelegt werden. Dabei ist das kraftvolle Anspannen der vorderen und hinteren Achselfalte, bei langen Stümpfen auch des zweiköpfigen und dreiköpfigen Armmuskels, besonders wichtig. Es ist zweckmäßig, den Schaftrand schon auf dem erstarrten Gipsnegativ anzuzeichnen und das Modell danach auszuschneiden. Bei langen und kurzen Oberarmstümpfen verläuft er vom Acromion-Schlüsselbeingelenk lappenförmig nach medial um die Schlüsselbeingrube herum zur vorderen Achselfalte. Diese muß mindestens zwei Querfinger breit vom Schaftrand eingeschlossen werden und darf keinesfalls ausgeschnitten werden. Die Sehne des großen Brustmuskels in der vorderen Achselfalte soll ja am Greifarm einen großen Teil der Druckkräfte aufnehmen. Von der vorderen Achselfalte verläuft der Schaftrand als runder Wulst quer durch die Achselhöhle und umgreift auch die hintere Achselfalte mindestens zwei Querfinger breit. Auch die Sehne des großen Rückenmuskels in der hinteren Achselfalte dient ja der Aufnahme von Druckkräften im Greifarm im besonderen Maße. Von der hinteren Achselfalte umgreift der Schaftrand mit einem breiten Lappen, der mindestens die Hälfte des Schulterblattes bedeckt, die hintere Schultergürtelmuskulatur und führt bogenförmig zum Acromion-Schlüsselbeingelenk zurück. Ebenso werden die Aufbaulinien auf das fertige noch nicht vom Stumpf gezogene Gipsmodell gezeichnet."

Aus dem Gesagten geht einwandfrei und eindeutig hervor, wie wichtig die Einbettung des Armstumpfes ist und daß sie mehr oder weniger entscheidend für den Erfolg ist!

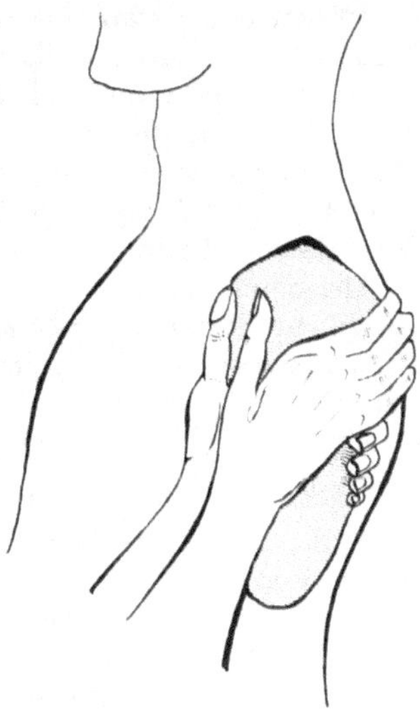

Abb. 87

8. Maßtechnik für Kraftzug- und Tragevorrichtungen für Armprothesen

a Allgemeines

Maßgebend für den größeren oder geringeren Funktionswert des künstlichen Armes ist nicht allein die Länge und sonstige Beschaffenheit oder die Beweglichkeit in den Gelenken, sondern die Möglichkeit, die Prothese am verbliebenen Restglied zweckvoll zu befestigen, spielt eine große Rolle. Die Befestigungsart ist verschieden; sie richtet sich nach den Resten des Gliedes und der Art der Narbe, der Nervenversorgung am Stumpfende und der Hautdecke. Die notwendige Befestigung wird sich immer nach der beanspruchten Leistungsfähigkeit richten müssen. Grundsätzlich ist zu sagen: Je unverrückbarer und fester die Verbindung zwischen Armstumpf und Prothese ist, je weniger die Prothese am Stumpf wackelt, je kleiner der technische Fehler, der sich im toten Gang des Stumpfes in der Prothese äußert, desto größer wird die Leistungsfähigkeit in bezug auf Bewegungsmöglichkeiten und Kraftausübung sein.

Wir unterscheiden für die Befestigung der Prothesen am Körper

I. bei Unterarmstümpfen:

a Befestigung mittels Schnürvorrichtung an der Prothese,

b Befestigung mittels Riemen oberhalb des Ellbogengelenkes (Neumannsche Bindung), die das Ellbogengelenk unbehindert läßt,

c Befestigung mittels seitlicher Riemen oder flexibler Kunststoffschienen mit Oberarmhülse oberhalb des Ellbogengelenkes, welche die volle Nutzung der Unterarmdrehbewegung des Armstumpfes (Pro- und Supinationsbewegung) zuläßt,

d Befestigung am Oberarm mit festen Gelenkschienen und Oberarmhülse, bei welcher das Ellbogengelenk auf Beugung und Streckung beschränkt bleibt,
e Befestigung der Prothese am Körper mittels Schultergurtbandage.

In den Fällen, wo eine Entlastung des Armstumpfes vom Gewicht der Prothese herbeigeführt werden soll, wird das ganze Kunstglied auf der Schulter der Amputationsseite und dem Nacken durch eine Schultergurtbandage aufgehängt, welche in der Achselhöhle der gesunden Gegenschulter eine unverrückbare Befestigung hat. Diese Gurtbandage ist so gestaltet, daß sie die Brust frei hält und die Atmung nicht behindert; der Armstumpf kann bei dieser Befestigungsart zur Kraftausübung bei der Arbeit und zum Steuern der Prothese restlos eingesetzt werden.

Die Schultergurtbandage für eine Unterarmprothese wird — in verschiedenen Ausführungsarten — insbesondere dann auch angewendet, wenn die Bewegung der Schultergürtels als Kraftquelle für die Betätigung des Handersatzes genutzt werden soll. Sie wirkt dann als Kraftzugbandage, kann aber dabei je nach ihre Bauart gleichzeitig als Tragebandage dienen.

Wir unterscheiden dabei:

1. die neunförmige Kraftzugbandage, die nicht als Tragebandage dienen kann; sie besteht aus der Schulterschlinge um die Gegenschulter, die am Ende in Rückenmitte den Ausgangspunkt für den Kraftzug zur Prothese bzw. zum Handersatz bildet;
2. die achtförmige Kraftzugbandage, die neben der Aufgabe, den Kraftzug für die mechanische Hand oder das Greifgerät zu führen, auch als Tragevorrichtung für die Prothese zu wirken hat.

II. bei Oberarmstümpfen kennen wir nur eine Befestigung der Prothese am Körper mittels Schultergurtbandage und zwar:

1. die brustfreie Tragvorrichtung, die meistens an der Vorderseite des Oberarmes, d. h. der Oberarmhülse bzw. des Stumpfschaftes beginnt und über die Schulter der amputierten Seite zum Rücken führt, wo sie unterhalb der Achselhöhle der Gegenschulter (gesunde Seite) nach vorn herausführt, um dann oben über die Schulter in Rückenmitte auf den Ausgangsgurt zu stoßen, wo dann der Fortsatz an der Rückenseite der Prothese am Oberarmteil endet.
2. die Schultergurtbandage nach Carnes, die als Trage- und Kraftzugbandage vorgesehen ist. Sie hat nicht nur den Zweck, die Prothese am Körper zu halten und ihr Gewicht zu tragen, sondern ist in erster Linie dazu bestimmt, in Verbindung mit einem oder mehreren Kraftzügen die funktionellen Aufgaben — Betätigung der Handmechanismen, die Ellbogenbeugung, mechanische oder willkürliche Betätigung der Unterarmdrehbeweglichkeit (Pro- und Supination) — zu erfüllen. Der unter 1. benannte Fortsatz bzw. das Gurtende, das sonst an der Rückenseite des Prothesenoberarmteiles befestigt wird, ist Ausgangspunkt für den Kraftzug, der mit Nutzung der Rückenmuskulatur als Beugezug für die Beugung der Prothese im Ellbogengelenk dient. Ein Quergurt — beginnend am unteren Teil der Achselhöhle auf der Rückenseiten und am Kraftzuganfang auf der anderen Seite des Rückens endend — unterstützt bei Wölbung des Rückens die Wirkung der Beugung.
   Der für die Befestigung der Prothese an der Vorderseite des Oberkörpers vorgesehene Gurt wird als Kraftzug insofern genutzt, als er in seiner Verlängerung bis zur Verbindung mit dem Handmechanismus durch Stumpfstoß die Betätigung der Kunsthand bewirkt. Dagegen führt ein am Rückenkreuz angesetzter Gurt über die amputierte Schulter zum Prothesenoberarmteil, wo er befestigt

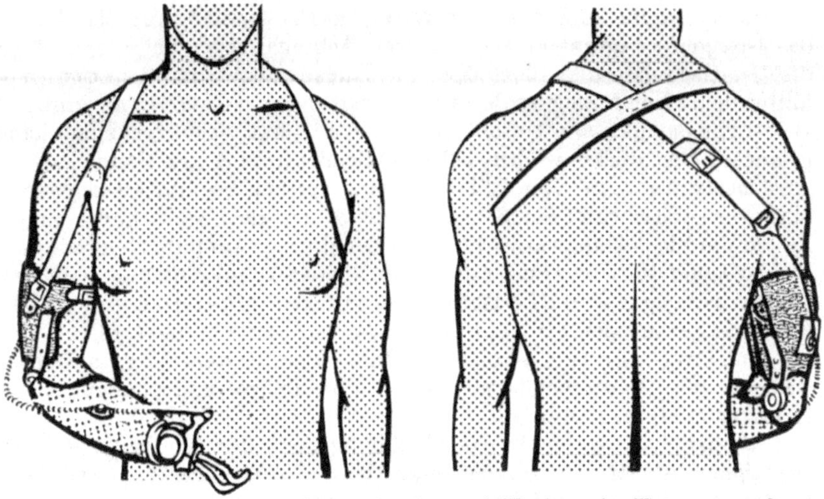

Abb. 88/89. Brustfreie Schultergurtbandage mit Kraftzug für Unterarmprothese

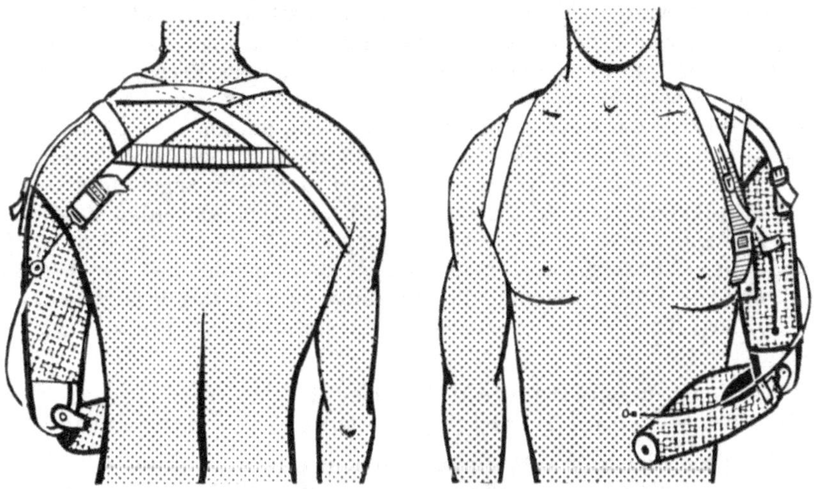

Abb. 90/91. Carnes-Schultergurtbandage in amerikanischer Art

wird und als Tragegurt dient. Je nach Art der Prothesenkonstruktion kann auch bei dieser Art Schultergurtbandage ein weiterer Kraftzug für die Unterarmdrehbewegung angeordnet werden;

3. die Dreizugbandage für Greifarme ist eine Kraftzugbandage, die 3 Funktionen zu erfüllen hat, nämlich die aktive (willkürliche) Betätigung des Handmechanismusses bzw. des Greifgerätes,

   die Beugebewegung des Unterarmes im Ellbogengelenk und

   die aktive (willkürliche) Sperrung und Entsperrung des Ellbogensperrmechanismusses.

Der Beugezug beginnt an der vorderen Achselfalte der Gegenschulter, führt über den Nacken zur Mitte des Rückens bis zur Mitte der Innenseite des Oberarmteiles, wo er an der äußeren Unterarmschiene endet. Durch Vorheben des

Oberarmstumpfes kommt er zur Wirkung. Der Greifzug für die Hand bzw. das Greifgerät beginnt an der hinteren Achselfalte der Schulterschlinge um die Gegenschulter und führt über die Rückenmitte zum Befestigungspunkt hinter dem Schultergelenk der amputierten Seite, um von dort zum zweiten Befestigungspunkt am Unterarm zum Greifgerät bzw. der Kunsthand zu gelangen. Das Rückenwölben bewirkt die Betätigung des Hand- bzw. Greifgerätmechanismusses. Der Ellbogengelenksperrzug beginnt an dem vorderen Ende der Achselwulst der Schulterschlinge um die Gegenschulter und führt hinten um die Nackenwurzel über die Schulter der amputierten Seite auf die Vorderfläche des Oberarmschaftes zum Sperrmechanismus innerhalb des Ellbogenteilstückes. Er wird ausgelöst durch Strecken der Halswirbelsäule oder durch Abwärtsstoßen des Stumpfes im Kunstarm (Schulterstoß).

4. die Zweizugbandage — eine Kraftzug- und Haltebandage unterscheidet sich von der Dreizugbandage dadurch, daß Beuge- und Greifzug zu einem Kraftzug kombiniert werden.
   Der Zweizugbandage fehlt die Unabhängigkeit der Armbeugung von der Betätigung des Handmechanismusses bzw. des Greifgerätes, weil jede der Funktionen nacheinander vorgenommen werden können.

III. bei Schulterstümpfen (Schulterexartikulation) unterscheiden wir lediglich die Halte- und Tragevorrichtung in ihrer Eigenschaft mit oder ohne Kraftzug. In der Regel wird darauf gehalten werden, daß zur Befestigung dieser Prothesentypen am Oberkörper mittels eines Schulterkummets ein breiter Brustgurt — an seinen Enden an der Brustseite geteilt gehalten — am Schulterkummet angebracht wird, der zur Achselhöhle der Gegenschulter geführt wird, um auf der Rückenseite über Rückenmitte an der Rückenseite des Schulterkummets in gleicher Weise befestigt zu werden. Die Verschlußmechanik wird auf der Brustseite angeordnet.

Handelt es sich um eine Bandagierung mit Kraftzügen, so werden diese — soweit sie für die Beugung bzw. für die Betätigung der Kunsthand vorgesehen werden — zweckvoll ihren Ausgangspunkt unterhalb der Achselhöhe auf der Rückenseite nehmen, weil die Rückenwölbung die Wirkung auslöst. Gegebenenfalls kann ein Nackenkraftzug für die Abspreizbewegung (Abduktion) der Prothese vorgesehen werden.

b Arbeitsregeln für das Maßnehmen der Trage- und Kraftzugvorrichtungen für Armprothesen

Bei einer Befestigung der Prothese für einen Unterarmstumpf mittels Schnürvorrichtung werden Lage und Stellung der Schnürstreifen in der Regel bei der Anprobe des Stumpfschaftes festgelegt, bzw. vorläufig provisorisch angebracht.

Erfolgt die Befestigung der Armprothese mittels Riemen (einer sogenannten Neumannschen Bindung — auch Achterriemen genannt), dann ist lediglich die Länge des Riemens zu messen. Das Maßband wird in normaler Weise, d. h. nicht zu lose und nicht zu fest, im letzten Drittel vor dem Ellbogengelenk außen am Unterarm angelegt, dann oberhalb und einwärts bis zum Oberarm (oberhalb Ellbogengelenk) geführt, um es dann waagerecht nach auswärts anzulegen, wo es dann wieder oberhalb des Unterarmes bis an die Innenseite des Unterarmteiles gebracht wird. Die Form dieser Riemenbefestigung wird entsprechend den körperlichen Verhältnissen des Oberames gehalten.

Bei einer Befestigung der Armprothese mittels seitlicher Riemen oder einer flexiblen Schienenverbindung zur Oberarmhülse werden Länge und Stellung dieser Verbindungsstücke bei der Anprobe von Stumpfschaft und Oberarmhülse am Körper festgestellt und fixiert.

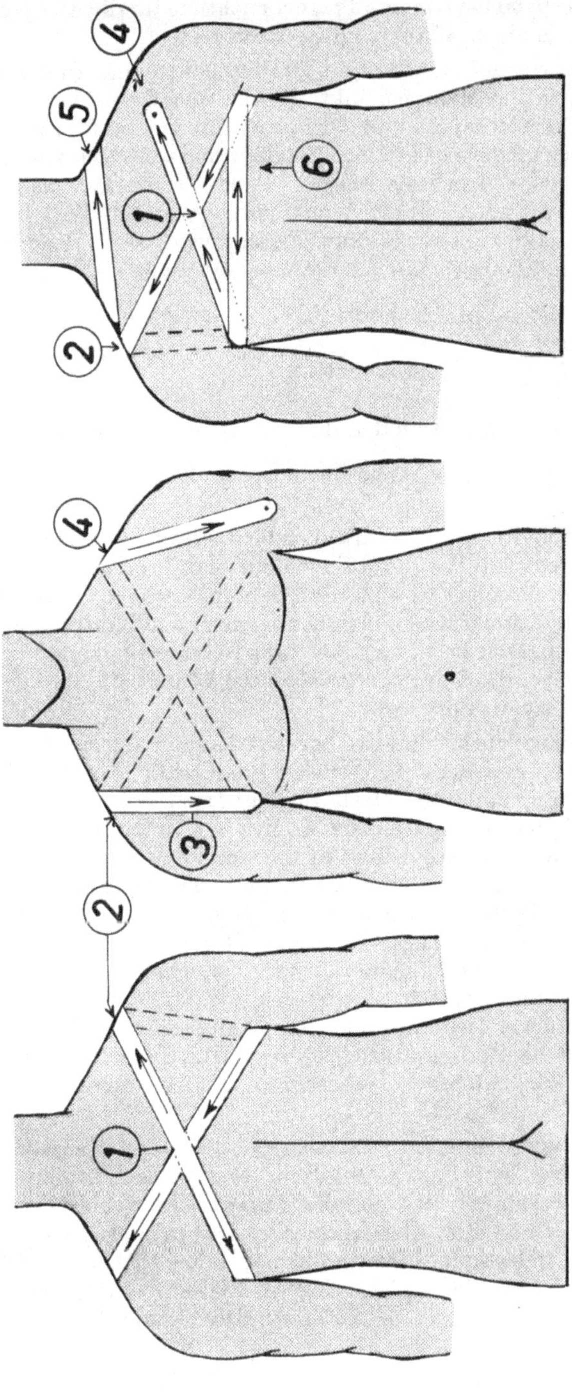

(1) Rückenkreuz
(2) Gegenschulter
(3) Schulterschlinge
(4) Haltegurt oder Kraftzuganschluß
(5) Nackenkraftzug
(6) Rückenquergurt

Abb. 92. Kraftzug- und Tragevorrichtung für Armprothesen

Das Maßnehmen für die Schulterbandagen geschieht meistens bei der Anprobe der Prothese am Körper. Immerhin empfiehlt es sich, diese Bandagen vorzubereiten und das bedingt ein Maßnehmen am Körper des Versehrten. Und hier ist dann zu unterscheiden, ob die Schulterbandage nur eine Tragevorrichtung für die Armprothese sein oder ob sie in erster Linie als Kraftzugbandage wirken soll.

Im ersteren Falle fixieren wir mit Buntstift an der Vorderseite und an der Rückseite des Oberarmes die beiden Befestigungspunkte für die beiden Gurtenden. Dann legen wir das Maßband am Fixierungspunkt an der Vorderseite an und führen es über die Schulter zum Rückenkreuz und legen es in gleicher Richtung weiter bis zur Achselfalte der Gegenschulter, führen es durch die Achselhöhle zur Vorderseite nach oben zur Schulter, so daß es eine Schulterschlinge bildet und setzen den Weg fort zur Rückenseite über das Rückenkreuz hinaus bis zum Fixierungspunkt an der hinteren Seite des Oberarmes. Dabei notieren wir uns die notwendigen Maße und solche sind:

a Fixierungspunkt Vorderseite bis Rückenkreuz,
b Rückenkreuz bis hintere Achselhöhle,
c hintere Achselhöhle bis vordere Achselhöhle,
d vordere Achselhöhle bis Rückenkreuz,
e Rückenkreuz bis Fixierungspunkt an der Rückenseite des Oberarmes.

Das Maß c ist erforderlich, um die Länge der gepolsterten Achselwulst zu ermitteln.

Handelt es sich um eine Schulterbandage, die in erster Linie als Kraftzugbandage wirken soll, so ist zu bedenken, daß ihre Funktionen auf dem Prinzip der Wegverlängerung beruhen. Die mechanischen Gesetze der Gebrauchs- oder Greifprothese können nur dann voll und ohne unnatürliche Armbewegungen und Kraftvergeudung ausgenutzt werden, wenn bei ihrer Fertigung Sitz und Gesetzmäßigkeit in gutem Einklang stehen. Eine Bandage, die mangelhaft aufgebaut ist oder die ihre Gesetze beim Gebrauch verloren hat, ist wertlos.

Soweit die Kraftzugbandage nicht unmittelbar am Körper angemessen wird, was meistens bei der Anprobe geschieht, bei welcher das Gurtband das Maßband ersetzt und die erforderlichen Meßpunkte mittels Bleistift fixiert werden, empfiehlt es sich, wie bei der reinen Tragebandage die Maße mittels Maßband zu ermitteln. Im Grunde genommen ist die Schulterbandage in den meisten Fällen eine offene Acht. Wird sie mit einem Nackengurt ausgestattet, soll dieser mit seiner oberen Kante möglichst unter dem vierten Halswirbel liegen. Seine Länge wird von seinem Ausgangspunkt bis zum Austritt des Kraftzuges bestimmt. Der Rückenquerzug — soweit er erforderlich wird — verläuft quer über den Rücken; er beginnt an der hinteren Achselfalte der Gegenschulter und reicht bis zur hinteren Achselfalte der amputierten Seite, wo er mit dem vom Rückenkreuz beginnenden Kraftzuggurt vereinigt wird. Seine endgültige Länge wird bei der Anprobe festgelegt. Für die Vorrichtung der Bandage gilt das Maß der Rückenbreite von der hinteren Achselfalte links nach rechts oder umgekehrt.

In ähnlicher Weise wie bei der Schultergurtbandage wird auch die Maßnahme für die Halte- und Tragevorrichtung der Schulterstumpfprothese (Schulterexartikulation) vorgenommen. Sie erfolgt zweckmäßig erst bei der Anprobe des Schulterkummet, das am Körper angepaßt wird und auf welchem dann sowohl auf der Brustseite als auch auf der Rückenseite die Befestigungspunkte für den Haltegurt, der zur Achselhöhle der Gegenschulter führt, um dann auf der Gegenseite des Oberkörpers bei den Befestigungspunkten auf dem Schulterkummet zu enden. Der Sitz der Verschnallung auf der Brustseite ist zu fixieren.

VII. Maß- und Abformtechnik für Stütz- und Halteapparate am menschlichen Körper

a Allgemeines

Unter „Orthopädie“ (griechisch: orthos = gerade), verstehen wir ein Spezialfach der Medizin, das sich der Behandlung der chronischen Leistungsstörungen des menschlichen Bewegungsapparates, der Gelenke, Knochen und Muskeln, widmet. Insbesondere behandelt die Orthopädie die Verunstaltungen (Deformitäten) und Verkrümmungen der Beine, der Wirbelsäule usw. (Haltungsfehler); als ein besonderer Teil der Orthopädie ist die Behandlung der Fußleiden anzusehen. Diese Behandlung bedient sich sowohl operativer Methoden wie auch der verschiedenen Zweige der physikalischen Therapie. Außerdem werden zahlreiche technische Vorrichtungen und Apparate verwendet. Diese werden in orthopädischen Werkstätten von Orthopädiehandwerkern hergestellt.

Im Gegensatz zur Prothese (siehe Maßtechnik für Gliedreste bzw. Amputationsstümpfe) ist der Stützapparat als heiltechnisches oder orthopädisch-mechanisches Hilfsmittel dazu bestimmt, die vorhandene Extremität, ein entzündetes Gelenk oder die Wirbelsäule im Stadium der Erkrankung vorübergehend zu stützen und zu korrigieren oder auch bei Dauerschäden dauernd zu entlasten und vor Druck zu schützen. Die Aufgaben eines Stützapparates werden in jedem einzelnen Fall individuell durch das Krankheitsbild bestimmt und es gehört zu den Obliegenheiten des Arztes, auf Grund des Krankheitsbildes bestimmte konstruktive Richtlinien für den Bau eines notwendigen Stützapparates zu geben. In der Regel wird es meistens so sein, daß zuerst die klinische Behandlung und Formverbesserung durchgeführt wird, der dann die Versorgung mit dem erforderlichen Stützapparat folgt. Für den in jedem Krankheitsfalle anzustrebenden Erfolg hat sich eine verständnisvolle Zusammenarbeit zwischen Arzt und Techniker am besten bewährt.

Für eine bessere Übersicht über die konstruktiven Anordnungen der technischen Apparaturen am Körper und ihrer Bedeutsamkeit in den therapeutischen Aufgaben unterscheidet man folgende Gruppen, die alle Extremitäten wie Beine, Arm, Rumpf und Kopf umfassen:

1. Gruppe: Stützapparate für Fuß, Unterschenkel, Knie und Oberschenkel, die dem Glied Halt und Führung geben sollen; Lähmungsapparate einschließlich dem geeigneten Schuhwerk werden eingeschlossen.
2. Gruppe: Entlastungsapparate für das ganze Bein mit exakter Abstützung am Tuber ischii, gegebenenfalls mit Steifstellung der Hüfte, des Knie- oder Fußgelenkes, je nach Verordnung mit Hüftkorb oder Beckengurt.
3. Gruppe: Ausgleichsapparate bei Verkürzungen zur Erzielung möglichst normaler Beinform entsprechend der gesunden Extremität.
4. Gruppe: Korrektions- und Stützapparate für den Rumpf, mit Vorrichtungen zur Entlastung der Wirbelsäule durch Extension. Anwendung von Hüftbügeln, Armkrücken, Federstäben und Pelotten zur Redression, sowie Kopfstützen und Halskrawatten aus Leder und anderen Baustoffen (Plexidur) zur Fixation und Extension.
5. Gruppe: Stützapparate für die obere Extremität.

Es würde zu weit führen, alle orthopädischen Krankheiten aufzuzählen, die sich auf diese fünf Gruppen verteilen und zu deren Behandlung der eine oder andere Apparat wertvolle Hilfe bringen kann. Manchmal ist ein solcher Apparat oder das ärztliche Hilfsmittel überhaupt noch das einzige Mittel, die Fortbewegung des Menschen aus eigener Kraft zu ermöglichen.

Für die Herstellung einer Stütz- oder Halteapparatur am Körper gelten je nach Art und Konstruktion des Hilfsmittels für die Erstellung einwandfreier und zweckvoller Arbeitsunterlagen folgende Meß- und Maßnahmeregeln:

a Ermittlung der erforderlichen Körpermaße mittels Maßband und Zirkel nach vorheriger Kennzeichnung wichtiger Meßpunkte und Körperstellen,
b Feststellung der Körpermaße nach entsprechendem Maßschema für das betreffende Hilfsmittel unter Beachtung der Meßlinien und Meßpunkte des menschlichen Körpers,
c Plastische Gipsabform, wenn es sich um Deformitäten handelt, deren formgerechte Nachbildung erforderlich ist,
d Gipsbindenabform, wie sie allgemein bekannt und meistens auch üblich ist bei gleichzeitiger Ermittlung der Körpermaße entsprechend dem für das orthopädische Hilfsmittel vorgesehenen Maßschema,
e Schablonen-Maßnahme, wie sie an Hand von Konturschnitten in Spezialwerkstätten gehandhabt wird.

Es bedarf keiner besonderen Erwähnung, daß das Messen, Maßnehmen und Abformen in jeder Richtung sachgemäß und mit aller Umsicht und Sorgfalt genauestens durchgeführt werden muß, damit die Gewähr gegeben ist, daß das fertige Werkstück den vorgesehenen Zweck auch erfüllt.

Ähnlich den zirkulären Gipsbindenverbänden, wie sie der Arzt in den Krankenhäusern herstellt, werden auch die zu d genannten Gipsbindenabformen am Körper des erkrankten oder versehrten Menschen hergestellt.

Für den Orthopädie-Handwerker gilt hierbei folgendes:

Man ölt die Haut der Patienten gut mit Gipsöl ein oder überzieht das abzuformende Glied mit einem dehnbaren Trikotschlauch. Wichtig für den herzustellenden Apparat ist die Haltung des Körpergliedes bzw. des Gliedabschnittes; Stellung und Haltung müssen während des Abformens genau der Form entsprechen, die der anzufertigende Apparat oder das Hilfsmittel haben soll. Das gilt ganz besonders für das Abformen des Rumpfes und des Halses, wo der Körper im Gipsrahmen und mit Hilfe der Glissonschen Schlinge etwas extendiert werden muß.

Die Glissonsche Schlinge (benannt nach dem Anatomen Francis Glisson) ist ein besonders geformter und gepolsterter Ledergurt (auch Kopfhalter genannt), der an Kinn und Nacken angreift und einen Zug am Kopf in der Längsrichtung des Körpers ausübt (siehe Abbildungen 93—94).

Da die Gipsbindenabform für Apparate fast immer nach Erhärtung des Gipsbindenverbandes aufgeschnitten werden muß, ist das Einlegen der Führungsschnur bzw. des schmalen Blechstreifens eine Notwendigkeit. Wichtig ist weiter die Kennzeichnung bestimmter Knochenstellen, wie Darmbeinkamm oder Knöchel und vor allem Gelenkspalten des Kniegelenkes mittels Tintenstift oder Fettfarbstiftes; sie sind übertragungsfähige Merkmale für das nach der Abform herzustellende Fertigungsmodell.

Das Anlegen der vorbereiteten Gipsbinden erfolgt zirkulär um das abzuformende Körperglied in der Weise, daß bei der Wicklung immer ein schmales Randteil über die gewickelte Tour zu liegen kommt; das Anlegen und Wickeln geschieht ohne Zug oder Druck gleichmäßig und durch ein leichtes Überstreichen der Binde; mit der Hand werden die vortretenden Knochenpunkte (Darmbeinkamm, Kondylen, Knöchel, Sitzknorren u. dgl.) gut aus dem Gips herausmodelliert. Die Umwicklung mit Gipsbinden muß immerhin so dick sein, daß die Abform beim Abnehmen vom Körper

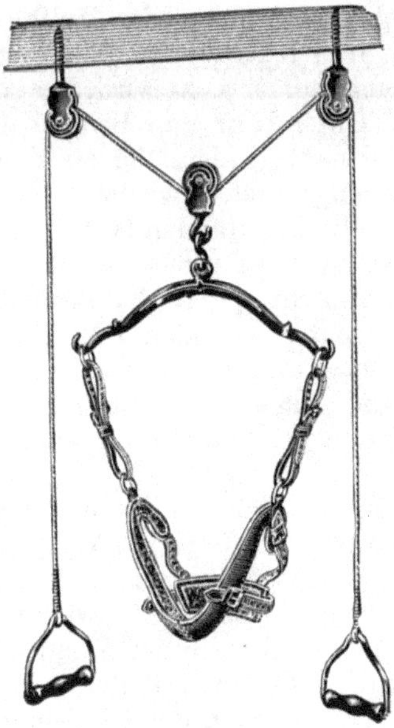

Abb. 93

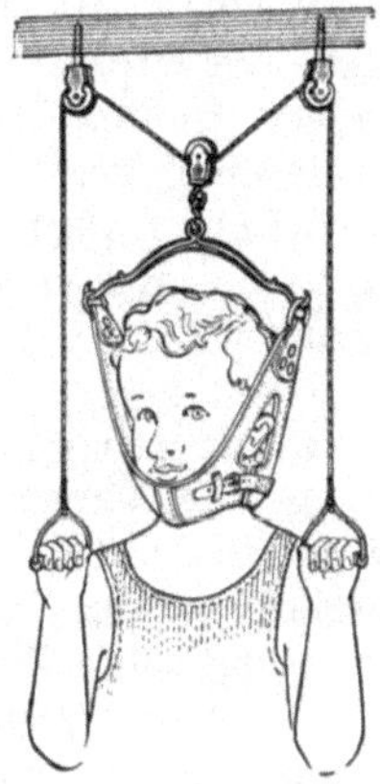

Abb. 94

nicht zusammenknickt. Es ist weiter zu beachten, daß beim Gipsbindenverband sehr leicht Fehlerquellen auftreten können; die bei den verschiedenen Menschen mehr oder weniger stark entwickelten Weichteile — die Haut und die unter ihr liegenden Fettschichten — werden manchmal durch die ringförmig um den Körper angelegten Gipsbindentouren (durch Anziehen der Gipsbinden!) zusammengedrückt, quellen dann hier und da vor und lassen damit eine unregelmäßig gestaltete Oberfläche der Abform entstehen. Diese machen bei dem nach einer solchen Abform hergestellten Fertigungsmodell (Gipspositiv) ein Nacharbeiten, Glätten usw. notwendig, was einer Exaktheit des Modells nicht zuträglich sein kann.

Nach dem Erstarren des Gipsbindenverbandes werden mittels Tinten- oder Kopierstift auf der Vorderseite — bzw. der Stelle, wo die Abform aufgeschnitten werden soll — an verschiedenen Stellen Querstriche angebracht. Erst dann beginnt man die Gipsbindenabform mit dem Gipsmesser oder der Gipsschere aufzuschneiden; und zwar dort, wo die Führungsschnur oder der schmale Blechstreifen eingelegt worden ist. Beim Anziehen der Endes der Führungsschnur hebt sich der Gipsverband etwas vom Körper ab und gestattet so das Aufschneiden der Gipsbindenwandung. Für das Herausnehmen des abgeformten Körpergliedes müssen die Schnittränder etwas auseinandergedrückt werden. Danach drückt man sie so zusammen, daß sie wieder zusammenstoßen und keinen Spalt aufweisen. Dabei ist zu beachten, daß die durch das Aufschneiden geteilten Querstriche wieder genau zusammenführen. Mit einer weiteren Gips- oder Stärkegazebinde wird die Abform sicherheitshalber nochmals umwickelt und ist damit endgültig für die Herstellung der Fertigungsform fertig.

b Arbeitsregeln für das Abformen des Halses

Für die Herstellung angeordneter Apparaturen an Kopf und Hals (Kopfstützen, Stützkrawatten u. dgl.) ist eine exakte Gipsbindenabform unerläßlich. Dazu gehört, daß beim Abformen die richtige Kopfhaltung fixiert wird. Um dieses zu erreichen, wird der Patient in den Gipsrahmen gestellt, aber nicht in der Glissonschen Schlinge gehalten, sondern in einem Halfterverband aus Cambric- oder Mullbinden leicht extendiert. Einen solchen Verband fertigt man zweckvoll aus einer breiten Mull- oder Cambricbinde, in deren Mitte ein Längsschnitt angebracht wird, der so groß ist, daß man nur den Kopf hindurchstecken kann. Unter Kinn und Hinterhaupt wird diese Binde (gegebenenfalls in mehreren Bindenlagen) gleichmäßig ausgebreitet und die beiden Enden oberhalb des Kopfes zusammengebunden, wo sie dann an der Extensionsleine im Gipsrahmen befestigt werden. Mit den Händen läßt man den Patienten die Seitenstangen des Gipsrahmens etwas über Schulterhöhe ergreifen; dadurch fixiert er sich selber. Immerhin ist darauf zu achten, daß der Patient sich nicht in eine lordotische Stellung des Rumpfes einstellt, wozu häufig Neigung besteht. Die Führungsschnur für das Aufschneiden legt man am besten von einem Ohr herunter an die Seitenfläche des Halses und von dort mit einer Schlinge nach der Schulter hinauslaufend. Das Ende kommt an die Seite der Brust in die vordere Axillarlinie heraus.

Kopf, Hals und Brustpartie werden für den Abformprozeß entsprechend vorbereitet. Das Anlegen der Gipsbinden beginnt am Hals und die Wickeltouren werden dann abwärts zum oberen Teil des Brustkorbes weitergeführt und reichen dann bis über die Schulterhöhen. Von dort aus führt die Gipsbindenumwicklung nach oben, so daß der obere Rand schließlich vorn direkt unterhalb des Mundes liegt und von da oberhalb der Ohrspitze zur Höhe des Hinterhauptes verläuft.

Nach Erhärtung und anschließendem Aufschneiden der Gipsbindenabform läßt sich diese mühelos über die andere Schulter des Körpers herunterschieben.

c Arbeitsregeln für das Abformen des Rumpfes

Die Herstellung einer exakten Gipsbindenabform vom Rumpf machen es notwendig, daß beachtet werden müssen:

a die bestmögliche Korrektur der Verkrümmung der Wirbelsäule,
b ein genaues Herausmodellieren der Formen und Flächen des Rückens.

Dazu ist es notwendig, daß man den Patienten in der Glissonschen Schlinge leicht extendiert, damit der etwas zusammengesunkene Rumpf— ohne Gewalt oder Schädigung des Patienten — etwas normalisiert d. h. ausgeglichen wird und eine einigermaßen aufrechte Haltung des Körpers erreicht wird. Die Extensionsleine zur Glissonschen Schlinge wird soweit angezogen, bis der Patient gerade noch mit den Fußspitzen den Boden berührt — aber keineswegs frei hängt! (siehe Abb. 95).

A. Schanz schreibt hierzu bei der Benutzung des Beelschen Maßapparates: „Der Patient wird unter Benutzung des gewöhnlichen Kopfhalters in leichte Suspension eingestellt. Dabei hat man eine wichtige Fehlerquelle zu beachten in der Beckenstellung. Suspendiert man einen Menschen aus einfacher Mittelstellung heraus, erhält man eine Änderung der Beckenstellung. Es fällt der vordere Teil des Beckens abwärts, und es erzeugt dadurch eine Erhöhung der Lendenlordose. Nimmt man bei dieser Lordose das Modell, so stehen die darauf gearbeiteten Apparate auf der Rückseite des Rumpfes entweder mit ihrem unteren Teil vom Gesäß oder mit ihrem oberen Teil von der Rückenfläche weit ab. Der Übelstand ist wie folgt zu vermeiden: Man zieht die Suspensionsleine nur wenig an, läßt den Patienten die Füße nach vorn stellen, während man das Querholz des Rahmens so einstellt, daß sich dasselbe etwas unterhalb der Spinae gegen das Becken anlegt.

Die weitere Fixation des Patienten geschieht damit, daß er sich an den Seitenstangen des Gipsrahmens etwas oberhalb Schulterhöhe festhält. Zu beachten ist dabei, daß er die Schultern nicht in die Höhe zieht!

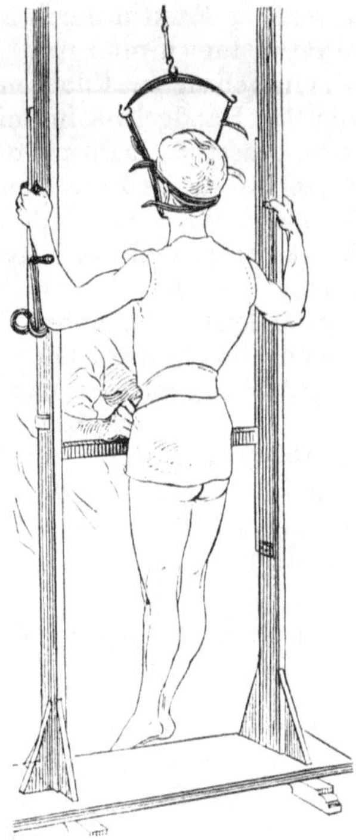

Abb. 95

Die weiteren Vorbereitungen sind das Kennzeichnen besonderer Merkpunkte, das Einölen bzw. das Überziehen eines breiten Trikotschlauches über den Rumpf oder das Anlegen des schmalen Blechstreifens für das Aufschneiden der Abform nach Erhärtung des Gipses.

Hinsichtlich der Anlage des Gipsbindenverbandes bestehen zwei bewährte Methoden. Die eine empfiehlt die vorbereiteten breiten Gipsbindenlonguetten von hinten her auf den Rücken so aufzulegen und auszustreichen, daß sie alle Vertiefungen und Höhlungen ausfüllen. Über diese Longuetten werden dann die normalen Gipsbinden in ringförmige Wickeltouren um den ganzen Rumpf angebracht; und diese halten dabei die zuerst angelegten Longuetten fest. Damit werden unregelmäßige Einschnürungen vermieden und man erhält eine Abform, nach deren Positiv sich leicht und ohne Korrektur der Baustoff für das Hilfsmittel anpassen läßt. Die andere Methode sieht vor, daß das Anlegen des Gipsbindenverbandes zunächst durch eine straff sitzende Tour horizontal oberhalb der Trochanteren begonnen wird. Die Darmbeinkämme werden dadurch herausmodelliert, daß Touren gelegt werden, die — in der Mitte des Kreuzbeines angesetzt — schräg nach oben zum Darmbeinkamm und, diesem folgend, bis zur Symphyse geführt werden. Die Touren kehren dann über die andere Seite in umgekehrter Folge zu ihrem Ausgangspunkt zurück. Vom Becken aufwärtssteigend, werden die Bindentouren um das Abdomen geführt. Diese dürfen — damit ein schädigender Druck auf die Bauchorgane von seiten des späteren Apparates vermieden wird — nicht straff angelegt werden; sie werden nur leicht mit der Hand glatt gestrichen. Die weiterhin um den Thorax zu führenden Bindentouren sollen einen mittleren Grad von Spannung haben. Wenn Konkavitäten am Thorax existieren, so z. B. wenn die flache Rinne, welche zwischen den Schulterblättern liegt, stärker ausgeprägt ist oder noch mehr, wenn an einem skoliotischen Rumpf neben einem hohen Rippenbuckel eine starke Abflachung in der Konkavität besteht, ist es notwendig, den wünschenswerten Ausgleich durch Auflage einer Longuette zu schaffen.

Welche der beiden Abformmethoden die bessere ist, vermag nur der Orthopädie-Fachmann zu entscheiden, der mit geschickter Hand die Abform exakt und zweckvoll zu erstellen hat, um danach das angeordnete Hilfsmittel richtig und wirkungsvoll zu gestalten.

d Arbeitsregeln für das Abformen der oberen Extremitäten (Hände und Arme)

Viele Stütz- und Halteapparate für die oberen Extremitäten werden nach einem Gipsmodell angefertigt, das aus der Abform des Körpergliedes in einer dem Zweck dienenden Stellung erstellt wird.

Je nach dem Sitz der Körperschädigung und der Ausführung der Apparatur muß aus gelenk- und muskelmechanischen Gründen die Gipsbindenabform ihr eigenes Gesicht haben. Handelt es sich dabei um einen Stützapparat für eine Radius-Fraktur, so wird die Fraktur durch Längszug der Hand und entsprechender volarer Korrektur — der Daumen muß parallel zur Längsachse des Vorderarmes stehen — bei rechtwinklig gebeugtem Ellbogengelenk und Gegenhalt am Oberarm zweckvoll eingerichtet und das Handgelenk in halbe Dorsalflexion gebracht. Nach anschließender Vorbereitung beginnt man mit der zirkulären Umwicklung der Gipsbinden, die vom Ellbogen bis an die Zwischenfingerfalten reichen soll. Dabei ist zu beachten, daß die Bindentouren in der Hohlhand die Fingerbeweglichkeit nicht beeinträchtigen. Für das Aufschneiden der Gipsbindenabform für einen Unterarm wird die Führungsschnur bzw. der schmale Blechstreifen an der Handinnenseite vorgesehen. Soll die Gipsbindenabform unter Einschluß des Ellbogengelenks erstellt werden, wird der Oberarm in die Gipsbindenumwicklung eingeschlossen. Der Abformprozeß geht dann in der Weise vor sich, daß er am rechtwinkelig gebeugten Arm durchgeführt wird. Die Führungsschnur bzw. der schmale Blechstreifen für das Aufschneiden wird auf der Beugeseite vorgesehen. Die zirkulären Bindentouren werden ohne Zug, d. h. ohne Spannung ausgeführt, damit keine Gipsfalten entstehen und das Abformbild — ähnlich wie beim Abformen von Armstümpfen — in Form und Gestalt des Gliedes fehlerfrei bleibt.

e Arbeitsregeln für das Abformen der unteren Extremitäten (Beine und Füße)

Deformitäten und Erkrankungen der unteren Extremitäten lassen es in hervorragendem Maße angezeigt erscheinen, orthopädische Apparate zur Anwendung zu bringen. Die Bedeutung der Beine als Fortbewegungsorgane ist die Ursache dafür, die Gehfähigkeit mittels zweckvoller Apparate zu erhalten bzw. wieder herzustellen. Sofern durch die Schädigungen die Tragfähigkeit eines Beines verlorengegangen ist, muß die Konstruktion des erforderlichen orthopädischen Apparates darauf abgestellt werden, daß er die Belastung von der Größe des Körpergewichtes auf sich nehmen kann und dabei auch die zur Vorwärtsbewegung des Körpers notwendigen Bewegungen ermöglicht.

Wie bereits beschrieben, muß für die Gipsbindenabform des Beines zur Erstellung eines Fertigungsmodelles für einen Beinapparat die Abform diejenige Form des Beines erhalten, welche das Bein beim Gehen annimmt.

Dabei ist notwendig zu wissen, daß das Bein im Liegen eine ganz andere Form hat als in der Gehstellung. Im Liegen auf einer horizontalen Fläche, oder wie sie das Bein hat, wenn es in horizontaler Stellung durch Unterstützung mit den Händen oder mit Instrumenten gehalten wird, können wir besonders am Oberschenkel und ganz besonders bei dicken Personen ein Verziehen des Querschnittes in die Form eines Ovals oder eines Ovoides feststellen. In der Gehstellung dagegen besitzt derselbe Querschnitt des Beines vielmehr eine fast kreisrunde Gestalt.

Schanz vertritt daher die Auffassung, daß die Herstellung der Gipsbindenabform für das Bein nicht in Liegestellung des Beines durchgeführt werden soll. Er benutzt hierzu einen Modellierstuhl, auf den sich der Patient mit der gesunden Gesäßhälfte setzt. Das abzuformende Bein wird auf eine Unterlage gestellt. Ein gewisser Druck auf den Fuß zeitigt die gewünschte Trittform des Beines. Dazu wird weiter das Knie in leichte Beugestellung gebracht, denn bei iner solchen fixierten Beinstellung formt sich der Querschnitt in Nähe des Kniegelenkes derart, daß eine ausgiebige Beuge- und Streckstellung möglich wird, ohne daß ein übermäßiger Druck entsteht. Ähnlich kann man auch im Gipsrahmen verfahren. Das Bein wird dann für den Abformprozeß vorbereitet. Führungsschnur oder schmaler Blechstreifen für das Aufschneiden der Abform werden auf der Mitte der Vorderseite vorgesehen. Die Wickeltouren der

Binden werden am Fuß begonnen und zwar werden die Binden unter einem mittleren Druck um den Fuß gelegt, weil der Fuß späterhin im Apparat mit einem gleichen Druck umfaßt wird, den der Schuh gegen den Fuß ausübt. Vom Fuß ab werden dann die Wickeltouren der Binden zirkulär nach aufwärts fortgeführt. Es gehört hier zu den Fertigkeiten des Orthopädie-Handwerkers, ob und inwieweit er über die Dicke der Wade bzw. des Oberschenkels — besonders bei korpulenten Personen — die Binden unter einem gewissen Grad von Druck anlegt, der notwendig sein kann, wenn des Bein in den Hülsen des Apparates gut sitzen soll. Das Herausarbeiten des Tubersitzes für Entlastungsapparate ist besonders wichtig, weil es — wie beim Kunstbein — während des Abformprozesses vor sich gehen muß. Die Methode nach Prof. Gocht hat sich hierbei am besten bewährt. Beim stehenden Patienten beginnt er die Wickeltouren der Gipsbinden rings um das Becken und die proximale Oberschenkelstumpfhüftgegend derart, daß die Touren hinten in der Kreuzbeingegend beginnen, über

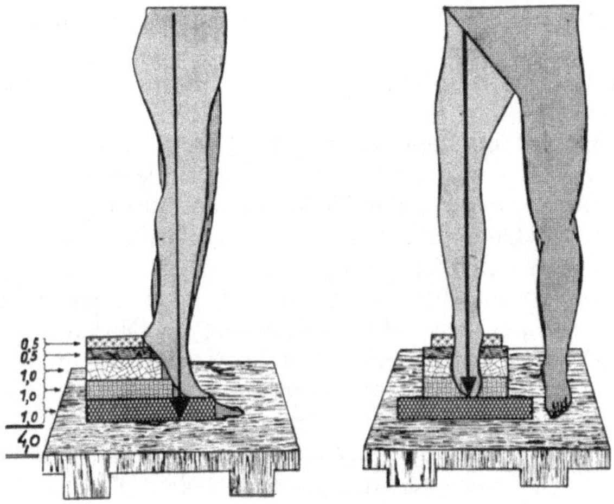

Abb. 96/97

die Glutäen und die Trochantergegend seitlich nach vorn verlaufen, dann zwischen den Beinen zurück das Tuber ischii überbrücken, hinten um den Oberschenkel wieder zur Trochantergegend ansteigen, die Hüftgegend decken, den Bauch umkreisen und wieder zum Kreuzbein zurückkehren usw. Durch Anziehen und gutes Anstreichen der Gipsbinden werden dabei das Tuber ischii sowie die hintere und vordere Umgrenzung des Trochanter major herausmodelliert. Handelt es sich um ein rechtes abzuformendes Bein, legt man vor Erhärtung des Gipses die linke Hand mit den Fingern — insbesondere dem Zeigefinger — gleichmäßig fest drückend horizontal unter das Tuber ischii, wodurch der linke Daumen mit Daumenballen hinter dem Trochanter major zu liegen kommen; die rechte Hand dagegen umgreift in diesem Falle vorn und hinten den Trochanter major, wodurch sich dieser in der Abform gut herausmodelliert. So fixiert, läßt man die Gipsbindenabform vollständig erhärten.

Nach Anbringung der Kontrollstriche quer über die Mittellinie auf der Vorderseite des Beines kann die Abform aufgeschnitten werden.

Das Abformen deformierter Gliedmaßen wird in gleicher Weise — wie hier beschrieben — durchgeführt. Die Abstützungspunkte, wie Tuberknorren, Knierand, Fußsohlen-, Längs- und Quergewölbe, Spitzfußstellung u. dgl. sind durch entsprechende Formgebung und Korrektion bzw. entsprechender Belastung schon während des Abformprozesses festzuhalten. Sie sind immer gute Anhaltspunkte, egal, ob der Apparat dem Körperglied Halt und Führung geben soll oder zur Entlastung bestimmt ist. Dazu gehört auch die Markierung der Lotlinie vorn und seitlich, sowie die Kennzeichnung der Gelenkmitten. Bei Verkürzung des Beines ist diese genau auszumessen und der Fuß in günstiger Spitzfuß- und auftrittsfester Valgusstellung zu gipsen (siehe Abb. 96/97).

Nicht zuletzt sei noch darauf hingewiesen, daß neben der Gipsbindenabform die Ermittlung der Körpermaße (Längs- und Umfangsmaße) nach dem jeweiligen Maßschema unerläßlich sind.

VIII. Maßnahme- und Abformtechnik für Nasenprothesen

a Allgemeines

Die Nase des Menschen trägt entscheidend dazu bei, seinem Gesicht den charakteristischen Ausdruck zu geben. Sie hat neben der Vermittlung des Geruchssinnes noch die Erwärmung, die Befeuchtung und die Filterung der Einatemluft durchzuführen.

Ihre Gestalt ist erst mit dem Eintritt der Geschlechtsreife fertig gebildet. Der Vorsprung, der den Eingang in die Nasenhöhle umschließt, wird die äußere Nase genannt; sie besteht aus der knöchernen und der knorpeligen Nase. Die knöcherne Nase wird von den beiden Nasenbeinen und den Nasenfortsätzen gebildet. An die knöcherne Nase schließt sich die knorpelige Nase an, die aus dem Scheidewandknorpel, den großen und kleinen Flügelknorpeln und einer diesen verlängernden Hautfalte besteht; sie umgrenzen die Nasenöffnungen (Nasenlöcher), wobei sich die äußere Haut eine Strecke weit in den Vorhof der Nasenhöhle hineinzieht. Der Naseneingang wird oftmals von kurzen, etwas starren Härchen umgeben. Mit der Nasenhaut stehen mimische Muskeln in Verbindung.

Unschönheiten der Nase sowie Verstümmelungen infolge Verletzung oder Krankheit lassen sich vielfach durch eine Hautplastik beheben. Wo eine solche nicht durchführbar ist, wird man sich für die Anpassung einer Nasenprothese (kosmetischer Nasenersatz) entscheiden müssen. Begreiflicherweise sind die Ansprüche des Versehrten bei einem solchen technischen Ersatzstück recht hoch gestellt; sie können heute bei einer Verformung des Ersatzstückes aus Kunststoff weitgehendst erfüllt werden.

Für die Formgebung der Nasenprothese sind die Form der noch vorhandenen Nasenbeinreste und die Form des Gesichts maßgebend. Für ein rundes Gesicht paßt keine schmale längliche Nase und für ein langes schmales Gesicht keine gedrungene breite Nase. Wenn wir uns einmal etwas umschauen und darauf achten, werden wir feststellen müssen, daß es eine Vielzahl von Nasenformen gibt und daß auch jede Nase zu dem zugehörigen Gesicht paßt. Auch von vorn gesehen, wird man beobachten können, daß die Länge und Breite einer Nase der Symmetrie des Gesichts zugepaßt erscheinen. Das können wir am besten beim Kleinkind erkennen, während es bei älteren Menschen nicht mehr zuzutreffen scheint, weil hier der Alltag seine Runen in das Antlitz geschrieben hat und dabei auch die Nase nicht ausgenommen hat.

Allgemein gesehen wird die Länge der Nase durch die Dreiteilung des Gesichtes bestimmt, und zwar rechnet man ein Drittel der Entfernung vom mittleren Stirnhaaransatz bis zum Ende des Kinns als die Gesamtlänge der Nase.

Nicht immer wird diese Berechnung richtig sein, weshalb es in jeder Hinsicht besser sein wird, von dem Versehrten eine Photographie des Gesichtes von vorn und von der Seite (Profil) herstellen zu lassen. Diese photographischen Aufnahmen werden

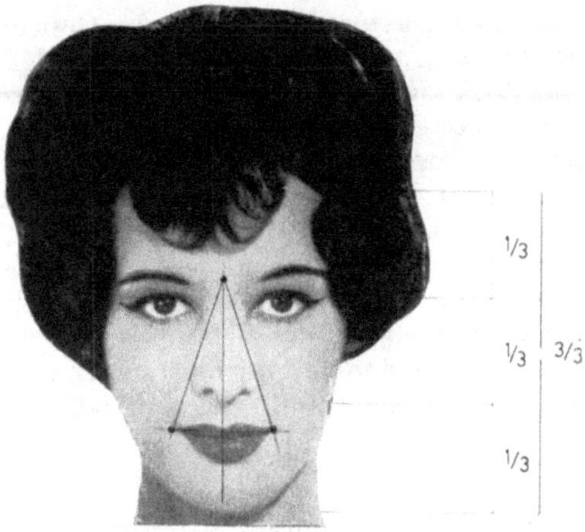

Abb. 98. Dreiteilung des Gesichts (Frontal)

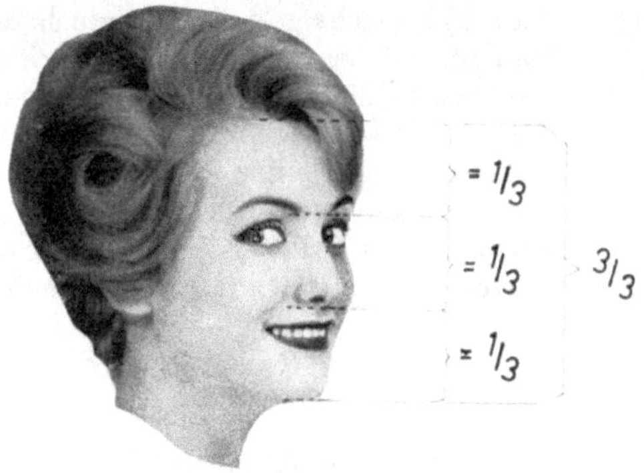

Abb. 99. Dreiteilung des Gesichts (Profil)

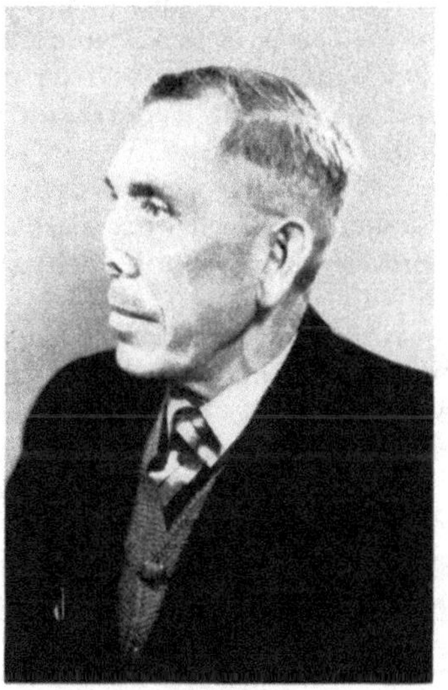

Abb. 100

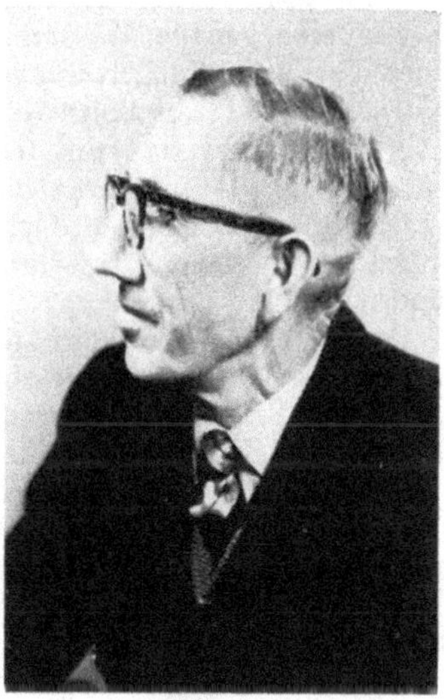

Abb. 101

dann so vergrößert, daß sie mit den Maßen der Höhe und Breite des Gesichtes übereinstimmen (Lebensgröße). Nun lassen sich Länge und Breite des technischen Nasenersatzstückes leicht bestimmen. Mit Hilfe von Pappschablonen können Nasenlänge und Nasenform ohne große Mühe und auch maßgerecht festgelegt werden.

Auch hier gibt uns die Natur wertvolle Hinweise. Wenn durch die Dreiteilung des Gesichtes die Länge der Nase bestimmt wird, so kann man von dem Maß der Nasenbreite sagen, daß es von der Breite des Mundes festgestellt wird. Wir ziehen von der Nasenwurzel bis zu den äußersten Mundwinkeln je eine Linie und erhalten mit der Mundlinie ein Dreieck. In dem Raum zwischen Nasenwurzel und Nasenspitze läßt sich leicht die gewünschte Nasenform einzeichnen. Wir stellen dabei fest, daß auch hier keine Regel ohne Ausnahme ist, aber in der Regel erkennen wir, daß z. B. ein schmales Gesicht eine schlanke Nase und ein rundes Gesicht eine gedrungene breite Nase haben muß.

Hinsichtlich der Befestigung des technischen Nasenersatzstückes am Gesicht wird eine solche in der Verbindung mit einer Brille gefunden. Es wird daher erforderlich sein, daß das roh verformte Nasenersatzstück zunächst provisorisch anprobiert wird und gleichzeitig ein entsprechendes Brillengestell vom Optiker angepaßt wird. Man ist gut beraten, wenn das Brillengestell in Form und Ausführung der gegenwärtigen modischen Ansprüche ausgewählt wird. In Verbindung mit der Brille läßt sich das kosmetische Nasenersatzstück leicht vom Gesicht abnehmen, wenn die Nasenöffnungen einer Reinigung unterzogen werden sollen. Wenn die Anprobe des kosmetischen Ersatzstückes durchgeführt wird, muß auch festgestellt werden, welcher Farbton erforderlich ist, um den kosmetischen Ansprüchen des Versehrten gerecht zu werden. Die Bestimmung des Farbtones wird am besten im Freien vorgenommen, denn der Versehrte will ja gerade im Verkehr mit seiner Umwelt erreichen, daß man seinen Nasendefekt nicht erkennt.

b Arbeitsregeln für das Abformen der Nasenrestglieder

Die Fertigung des technischen Nasenersatzstückes aus Kunststoff erfordert, wie jedes andere kosmetische Ersatzstück, eine absolut genaue und sorgfältige Gipsmaßnahme. Da eine genaue Wiedergabe der Hautoberflächen erforderlich wird, empfiehlt sich die Verwendung von feinkörnigem Modellgips oder anderer geeigneter Abformmassen (siehe VI Abschnitt 5b). Man rechnet auf ein Teil Wasser etwa $1\frac{1}{2}$ bis 2 Teile Gipsmehl, wobei das Gipsmehl in kleinen Mengen dem Wasser beigemengt und unter ständigem Rühren ein zähflüssiger Gipsbrei erzielt wird, in dem sich keine Klumpen oder Klümpchen bilden dürfen. Vollkommen falsch wäre es, das Wasser dem Gipsmehl beizumischen; es würde sich dabei nur ein unbrauchbarer Gipsklumpen bilden.

Für die Durchführung der Gipsmaßnahme wird der Kopf des Versehrten derart auf eine Unterlage gebettet, daß der abzuformende Gesichtsoberteil eine horizontale Grundlage für den direkten Gipsabguß am Kopf darstellt. Das Gesicht von Mitte Stirn bis etwa Mitte Kinn und in einer Breite, die über beide Augen reicht, wird leicht mit Vaseline oder Gipsöl eingestrichen; der Versehrte hält dabei die Augen geschlossen. Nun werden die Augenhöhlen selbst mit einem Watte- oder Zellstoffbausch abgedeckt. Ebenso wird auch der Mund mit einem leichten Tuch so von der Nasengegend abgegrenzt, daß beim Auftragen des zähflüssigen Gipsbreies keine Teile in diese Gegenden gelangen können.

Die Gipsmasse wird nun zunächst auf die äußeren Umrandungsstellen der Nase aufgetragen und nach und nach werden dann die weiteren Stellen mit dem Gipsbrei bedeckt, bis die ganze Nase mit Umgebung eine etwa 10—25 mm starke Gipsdecke aufweist. Gegebenenfalls kann diese vor Erhärtung des Gipsbreies durch eine Gazebinde verstärkt werden, um jeglicher Bruchgefahr bei der Abnahme des Abdruckes zu begegnen. Bei dem Gipsauftrag muß sorgfältig darauf geachtet werden, daß die Nasenöffnungen freigehalten werden. Bei vorhandenem Nasendefekt (Teil- oder Totalverlust) wird die unmittelbare Schadensstelle vorher sorgfältig mit Gaze oder Mull abgedeckt, damit keinerlei Teile des Gipsmaterials mit dieser Stelle in direkte Verbindung kommen können.

Nach vollständiger Erhärtung des Gipsbreies wird die so geschaffene Abform zuerst sorgsam gelockert und dann vom Gesicht abgenommen. Irgendwelche Korrekturen oder sonstige Veränderungen dürfen an dieser Gipsform nicht vorgenommen werden, denn das Positivmodell davon muß die genaue Auflageform für das technische Ersatzstück wiedergeben. Je genauer also die Abform hergestellt wird, desto sicherer läßt sich dann eine absolute Paßform des Nasenersatzstückes erreichen. Dieses soll

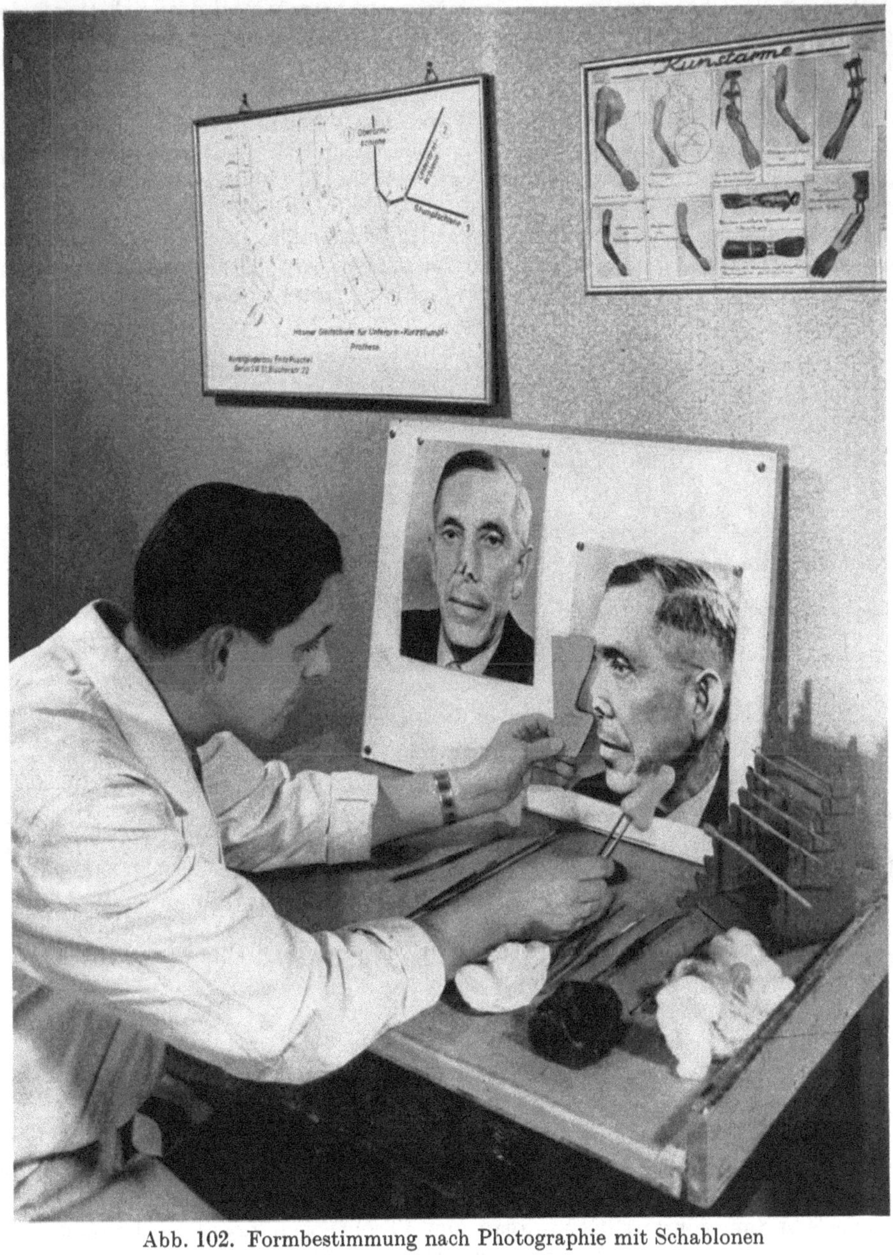

Abb. 102. Formbestimmung nach Photographie mit Schablonen

und muß ja derart auf der Gesichtshaut aufliegen, daß möglichst kein Übergang zwischen dem Ersatzstück und der Gesichtshaut sichtbar wird.

Hat der Versehrte bereits eine Nasenprothese getragen wird es sich empfehlen, diese zum Vergleich dem Prothesenhersteller für die Dauer der Fertigungszeit für die neue Prothese zur Verfügung zu stellen – insbesondere dann, wenn der Versehrte mit der Form und Gestalt der bisherigen Nasenprothese zufrieden war. Trotzdem sollte man – wie schon erwähnt – von dem Versehrten eine Photographie des Gesichts von vorn und von der Seite herstellen lassen und nach deren Vergrößerung in Lebensgröße mit Hilfe von Pappschablonen die Form und Gestalt des Nasenersatzes bestimmen.

Erwähnt sei, daß nach Durchführung der Gipsabform noch die genauen Maße des Kopfes ermittelt und festgelegt werden müssen, um sie als Kontrollmaße zum Vergleich mit den lebensgroßen Photographien zur Hand zu haben.

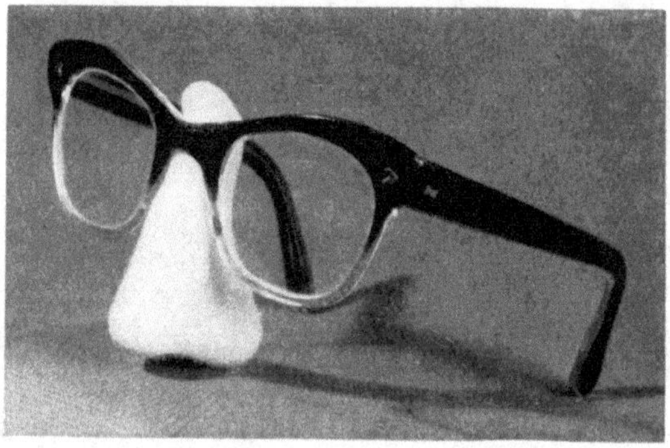

Abb. 103. Nasen-Ersatzstück mit Brille

Die Körpermaße, die Gipsabform der Nasenreste (Gesichtspartie) und die Schablonen bilden gemeinsam die Unterlagen für die Herstellung der Nasenprothese. Die Feststellung des Farbtones für diese Prothese wird während der Anprobe getroffen oder auch vorher an Hand einer Farbenskala vorgenommen.

In der Neuzeit wird man die Abformen möglichst mittels Abformmassen (alginate und Silicon-Abformmassen) erstellen. In solchen Fällen sind neben den hier aufgezeichneten Arbeitsregeln auch die Vorschriften für die Anwendung und Behandlung solcher Abformstoffe zu beachten.

IX. Maßnahme- und Abformtechnik für Ohrprothesen

a Allgemeines

Im allgemeinen Sprachgebrauch wird oftmals nur die äußerlich sichtbare Ohrmuschel als Ohr bezeichnet. In Wirklichkeit ist das Ohr ein Organ, das zwei verschiedene Sinnesorgane (Gehörorgan und Vorhofbogenapparat) beherbergt, zwischen denen außerdem der Gesichtsnerv hindurchzieht.

Die Ohrprothese stellt also lediglich den technischen Ersatz der äußerlich sichtbaren Ohrmuschel dar. Immerhin ist es notwendig, zu wissen, daß wir beim kompletten Ohr folgendes zu unterscheiden haben:

a das äußere Ohr, das ist die Ohrmuschel mit dem äußeren Gehörgang,

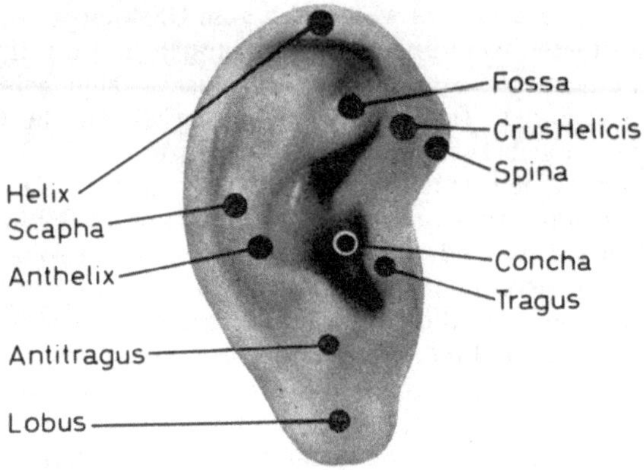

Abb. 104. Das menschliche Ohr — Ohrmuschel

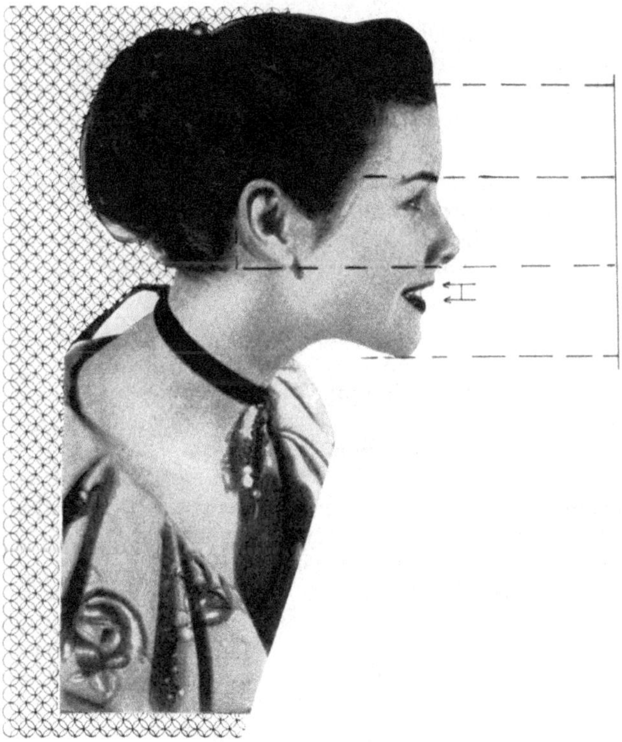

Abb. 105. Dreiteilung des Gesichtes

b das mittlere Ohr, bestehend aus dem Trommelfell, der Paukenhöhle mit dem Gehörknöchelchen und den Nebenräumen,

c das innere Ohr, bestehend aus der Schnecke, die das eigentliche, dem Gehör dienende Sinnesorgan enthält.

Die Ohrmuschel (Auricula) an sich, die wie ein Schalltrichter wirkt, ist eine unregelmäßig muschelförmige, länglich platte Hautfalte, die den am Schläfenbein befestigten

Ohrknorpel enthält. Ihre Form wird wesentlich vom Ohrknorpel bestimmt, der meist nur von der dünnen äußeren Haut überzogen ist; nur der untere Teil, das Ohrläppchen, hat keine Knorpeleinlage. Die Muskeln der Ohrmuschel sind beim Menschen stark verkümmert, aber vorhanden. Der äußere Gehörgang ist etwa 30 bis 32,5 mm lang; in seiner Haut befinden sich zahlreiche kräftige Haare, die derart angeordnet sind, daß sie das Eindringen von Fremdkörpern schwierig machen. Durch Verletzungen, Krankheiten und manchmal auch durch Geburtsfehler können Mißbildungen, mangelhafte Ausbildung eines Teiles oder der ganzen Ohrmuschel sowie ein Totalverlsut derselben hervorgerufen werden.

Für die Anpassung einer wirklich einwandfreien und kosmetisch-ästhetisch guten Ohrprothese ist es wichtig, daß möglichst wenig bzw. nur geringe Ohrgliedreste vorhanden sind. Viele oder größere Ohrgliedreste gestalten die Anpassung des Ersatzstückes schwierig, weil sie sich nicht in den Ohrmuschelersatz wirksam einbetten lassen bzw. durch ihre Unförmigkeit den kosmetischen Effekt verhindern. In solchen Fällen ist es angeraten, die Gliedreste durch einen Chirurgen operativ so zu gestalten, daß die Anpassung des Ohrmuschelersatzstückes ordnungsgemäß durchgeführt werden kann.

Obwohl die natürlichen Ohrmuscheln beim Menschen meistens untereinander nicht absolut gleiche Form und Gestalt haben, wird man beim Ohrersatz wünschen und bestrebt bleiben müssen, diesen in jeder Weise der noch vorhandenen Ohrmuschel anzugleichen. Bei der Ohrmuschelprothese (Ohrersatz) unterscheiden wir grundsätzlich:

a die Ohrmuschel-Auflageplatte, welche mit ihrer Auflageseite auf dem Schläfenbein am Kopfe genauestens aufliegen soll,

b die Ohrmuschel selbst, die mit der Auflageplatte fest verbunden ist und in ihrer Gestalt und Form den kosmetisch-ästhetischen Forderungen entsprechen muß.

Die Befestigung des Ohrmuschelersatzstückes geschieht in der Regel — wenn der oder die Versehrte kein Brillenträger ist — durch Aufkleben mit einem Klebemittel (Mastisol), das hautverträglich sein muß. Nach den jüngsten Erkenntnissen wird der Befestigung des Ohrersatzstückes mittels einer gut sitzenden Brille der Vorzug gegeben, auch wenn es sich bei dem Versehrten um keinen Brillenträger handelt. Ist der äußere Gehörgang noch vorhanden, wird dieser für eine andere und schönere Befestigungsmöglichkeit genutzt. In diesem Falle erhält die Grundplatte einen Haltenocken, der in den äußeren Gehörgang eingeführt wird. Die beiden Teile der Brillenschere werden derart zueinander zugepaßt, daß sie beim Anlegen der Brille am Kopf einen geringen Druck auf das Schläfenbein ausüben und somit der Brille einen festen Halt geben. Der für den Ohrersatz bestimmte Scherenteil wird in die Falte zwischen Ohrmuschel und Grundplatte gelagert, hält somit das Ersatzstück seitlich fest und begrenzt den Sitz des Ersatzstückes nach oben, während der Haltenocken an der Grundplatte im äußeren Gehörgang den Halt nach unten gibt. Diese Art der Befestigung gestattet ein ungehindertes Abnehmen des Ersatzstückes. Ist keinerlei äußerer Gehörgang vorhanden — was man meistens bei einem Geburtsfehler feststellen kann — wird das Kunstohr direkt mit der Brillenschere verbunden.

b Arbeitsregeln für das Abformen und Messen der Ohrrestglieder

Wir unterscheiden dabei:

1. Das Messen und Maßnehmen für die Herstellung und das Anpassen des Ohrersatzstückes,

2. das Abformen der Ohrrestglieder bzw. der operierten Kopfstelle, die später die Auflagestelle für den Ohrersatz, d. h. im besonderen für die untere Seite der Auflageplatte des Ersatzstückes sein soll und
3. das Abformen der noch vorhandenen Ohrmuschel der anderen Kopfseite, weil sie als Gegenstück für den Ohrersatz dienen soll.

Zu 1. Die Maßtechnik für die Herstellung eines kosmetischen Ohrersatzstückes besteht im Messen und in der Fertigung der Gipsabform sowohl des defekten Ohres bzw. der Operationsstelle am Kopf und des noch vorhandenen Gegenstückes, nämlich des Ohres an der anderen Seite des Kopfes. Das Messen erstreckt sich lediglich auf die Fixierung der genauen Stelle des Kopfes, wo das Ohrenersatzstück am Schläfenbein befestigt werden soll. Für die normale Lage und Stellung des Ohres am Kopfe bestehen allgemeine Gesetze, die für die Anpassung des Ersatzstückes wertvoll sind, wobei allerdings zugegeben werden muß, daß sie je nach Lage des Einzelfalles nicht immer angewendet werden können.

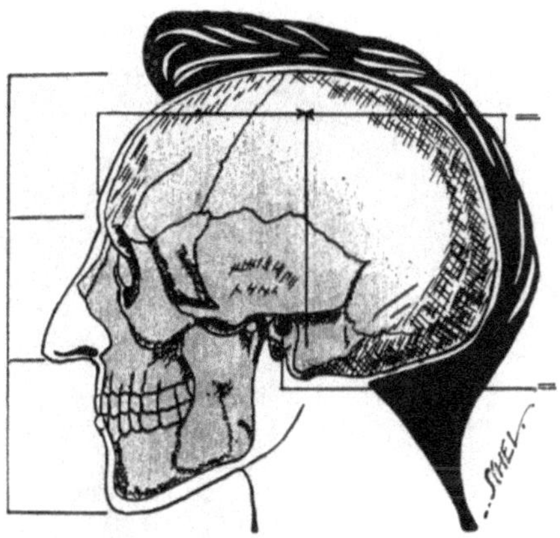

Abb. 106

Es sind dies:

1. das Ohr soll in der Regel in der Mitte zwischen Stirn und Hinterhaupt sitzen;
2. der obere Rand der Ohrmuschel (Spitze oben) soll in einer Linie mit dem Ansatz der Nasenwurzel liegen;
3. die untere Kante der Ohrmuschel (Ohrläppchen) soll sich in gleicher Höhe mit der Nasenspitze befinden und
4. die Ohrmuschel muß senkrecht stehen und möglichst flach am Kopf anliegen.

Um die genaue Höhe der Ohrmuschel am Kopf feststellen zu können, befestigen wir eine Schnur am Kopf in Höhe der oberen Spitze der vorhandenen Ohrmuschel. Am besten hierzu eignet sich eine Gummischnur (Gummiring), die waagerecht anzubringen ist. Sie zeigt auf der Seite des defekten Ohres die obere Linie an, welche wir dann mit einem roten Fettstift nachziehen und so diese Grenze fixieren.

Mit dem Maßband ermitteln wir die Entfernung zwischen Nasenspitze und Gehörgang, der in der Regel von einem kleinen Zipfel der Ohrmuschel überdeckt ist. Die Messung erstreckt sich also von der Spitze dieses Zipfels bis zur Nasenspitze des noch vorhandenen Ohres und wird auf die defekte Seite übertragen und mit Fettstift angezeichnet. Ist ein Gehörgang an der defekten Stelle nicht vorhanden, erstreckt sich die Messung von der Nasenspitze bis zum hinteren Rand der vorhandenen Ohrmuschel. Wir ermitteln damit die hintere Abgrenzung am Hinterkopf und können — da die ganze Breite des Ohres bekannt ist — bestimmen, wo die Ersatzohrmuschel genau sitzen muß. Nicht immer befindet sich der äußere Gehörgang in der Mitte zwischen Stirn und Hinterhaupt.

Zu 2. Abform der Ohrgliedreste bzw. der Auflagestelle für den Ohrersatz. Nachdem wir so die senkrechte und waagerechte Linie gekennzeichnet haben,

beginnen wir mit der Herstellung der beiden Gipsabformen am Kopf des Patienten. Der Kopf des Versehrten wird derart auf eine Unterlage gebettet, daß die abzuformende defekte Ohrstelle eine horizontal gelagerte Stellung hat. Der etwa vorhandene Gehörgang wird mit einem Wattebausch verschlossen, in dessen Mitte ein Holzstift (Zündholz) von etwa 3 cm Länge angebracht ist. Die abzuformende Stelle des Kopfes wird mit Vaseline oder Gipsöl leicht eingestrichen, um ein Festhaften des Gipses am Kopf zu vermeiden.
Der zähflüssige Gipsbrei (Modellgips) wird nun aufgetragen und so um den Holzstift gruppiert, daß derselbe als Merkzeichen sichtbar bleibt. Der Gipsauftrag soll etwa 2 cm dick, etwa 8 cm breit und 10 cm lang sein. Nach wenigen Minuten ist der Gipsbrei erhärtet und kann leicht abgenommen werden, wobei darauf geachtet werden muß, daß sich der Wattebausch ungehindert aus dem

Fertigungsform für Ohrmuschelersatz

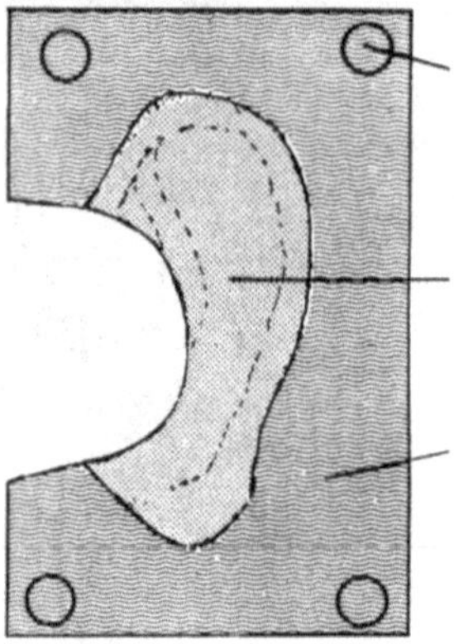

Abb. 107. Formunterteil

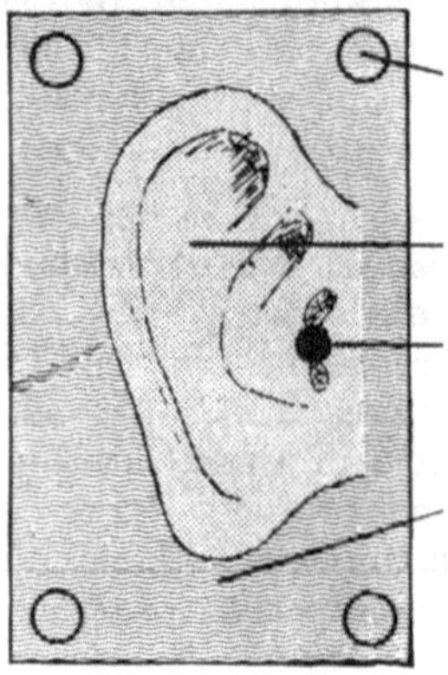

Abb. 108. Formoberteil

Gehörgang entfernen läßt. Diese Abform ist das genaue Spiegelbild der Form und Gestalt der Stelle, wo das kosmetische Ersatzstück dann so aufsitzen soll, daß möglichst keinerlei Übergang zwischen dem Körper und dem Ersatzstück sichtbar bleibt. Da wir die senkrechte und waagerechte Markierungslinie mittels Fettstift gekennzeichnet haben, sehen wir diese auch in der Abform fixiert. Selbstverständlich lassen sich für diese Abform auch alginate oder Silicon-Abformmassen verwenden.

Zu 3. Abformen der nach vorhandenen Ohrmuschel an der anderen Kopfseite. Hierzu drehen wir den Kopf des Patienten um 180^0, so daß die nunmehr abzuformende vorhandene Ohrmuschel des Versehrten (das Gegenstück) horizontal gelagert wird. Der äußere Gehörgang wird wie an der anderen Kopfseite auch hier mittels Wattebausch mit Holzstift verschlossen, damit keinerlei Gipsbrei in das Kopfinnere eindringen kann. Ohrmuschel und Umgebung in etwa 3 bis 4 cm Breite werden leicht mit Vaseline oder Gipsöl eingestrichen. Der zähflüssige Gipsbrei (Modellgips) wird nun zunächst auf die Umgebung des Ohres (Hinterseite der Ohrmuschel) aufgetragen. Die Gipsauflage wird dann allmählich so weit erhöht, bis die Rückseite der Ohrmuschel bis an den äußeren Rand in den Gipsbrei eingebettet ist und mit ihrer Hautoberfläche fest aufliegt, was durch ein leichtes Andrücken der Ohrmuschel unterstützt werden kann, soweit nicht die allgemeine Stellung und Form der Ohrmuschel verändert wird. Dann wird die Gipsauflage um die Ohrmuschel herum erweitert, bis die Gipsumrandung der Ohrmuschel etwa 10 bis 12 mm beträgt. Nach vorn dem Gesicht zu bleibt der Gipsauftrag offen. Nach Erhärtung des Gipsbreies wird diese Teil-Abform abgenommen und die Gipsumrandung egalisiert (geglättet) und mit drei bis vier Fixierungslöchern versehen. (Siehe Bild.) Ausschließend wird diese Teil-Abform mit einem dünnen Vaselinefilm oder Gipsölaufstrich isoliert und wieder in die gleiche Lage am Kopf gebracht, damit nun das Formenoberteil der Ohrmuschel hergestellt werden kann. Die Hinterseite wird wieder genau in die zuerst hergestellte Teil-Abform einge-

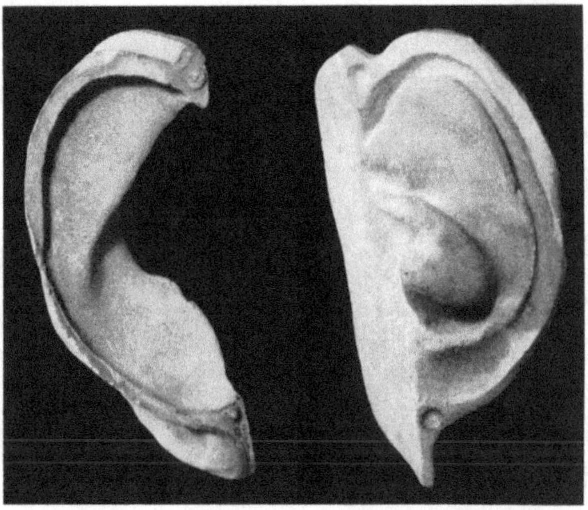

a Oberes Formteil b Unteres Formteil

Abb. 109. Zweiteilige Abform für Ohrmuschelersatz

bettet und nun wird die obere Seite der Ohrmuschel (also die Innenseite mit dem Gehörgang) mit einem Gipsbreiauftrag versehen, der 12 bis 15 mm betragen soll. Um bei der Abnahme einen evtl. Bruch zu vermeiden, kann dieser Auftrag mit einer Bindenzwischenlage verstärkt werden. Jedenfalls beginnen wir zunächst damit, sowohl die Innenseite der Ohrmuschel als auch die Gipsumrandung der unteren Teilform mit den Nockenlöchern mit Vaseline oder Gipsöl zu isolieren, und dann erst füllen wir die Höhlungen und Windungen um den Gehörgang mit Gips aus. Diesen Gipsauftrag erweitern wir über die Umrandung der Ohrmuschel hinaus bis zu den Rändern der unteren Teilform und nach der Gesichtsseite ebenfalls etwa 3 bis 4 cm über den kleinen Ohrzipfel über dem Gehörgang hinaus. Nach erfolgter Aushärtung läßt sich die zuletzt geschaffene Abform ohne weiteres von dem unteren Formenteil abheben. Allerdings ist dabei eine gewisse Umsicht und Gewandtheit nötig, weil die Innenseite der Ohrmuschel eine Reihe von Windungen und Aushöhlungen aufweist und gleichzeitig auch der Wattebausch mit dem Markierungsstift aus dem Gehörgang entfernt werden muß.

Die somit zweiteilig hergestellte Abform der vorhandenen Ohrmuschel und die Abform des defekten Ohres mit den Fixierungslinien sind die absolut notwendigen Maßunterlagen, die der Prothesenbauer unbedingt für die einwandfreie Herstellung des kosmetischen Ohrersatzstückes haben muß.

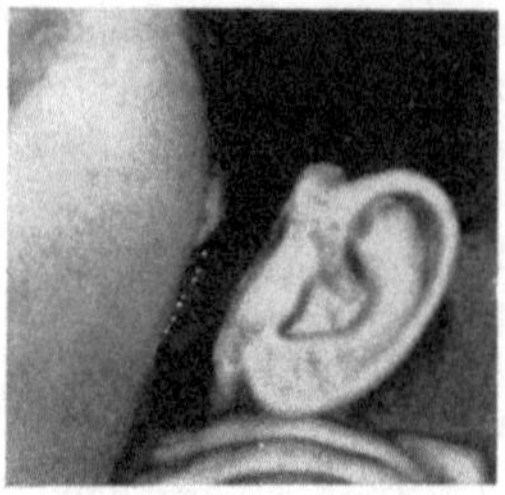

Abb. 110
Ohrmuschelersatz

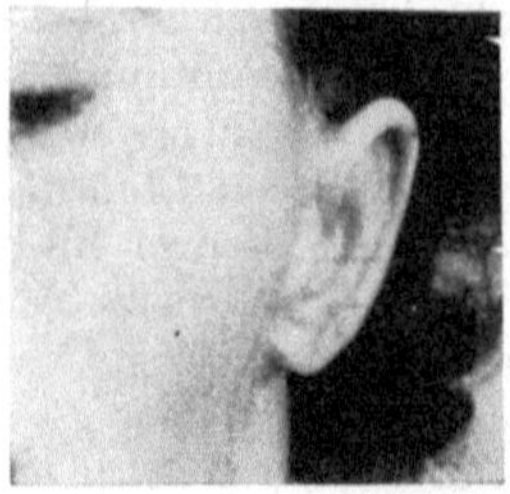

Abb. 111
Ohrmuschelersatz, angeklebt

Abb. 112. Operationsstelle
↓ G = äußerer Gehörgang

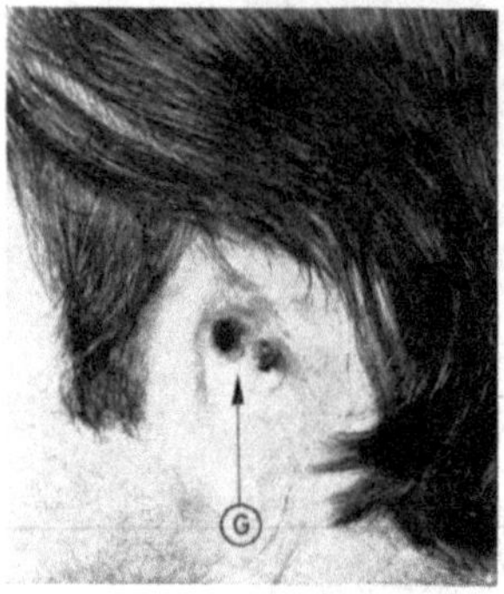

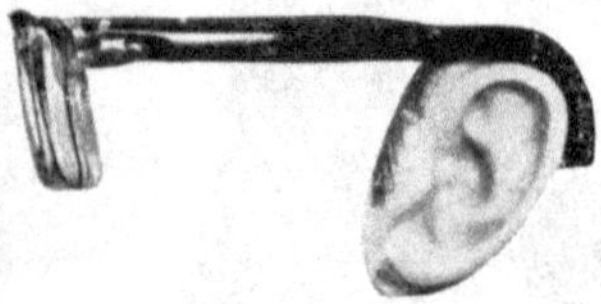

Abb. 113. Ohrmuschel-Ersatz mit Brille

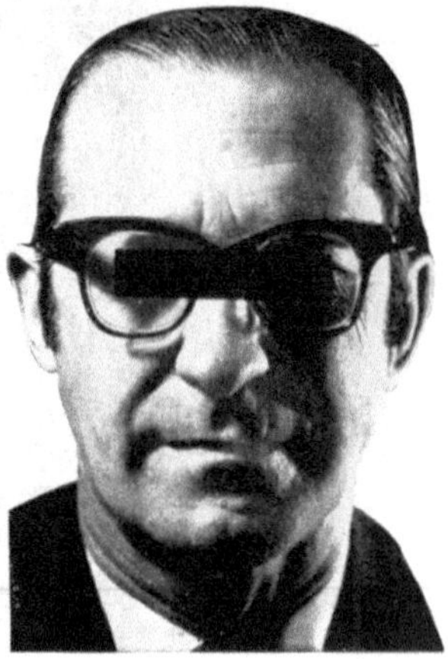

Abb. 114. Patient mit Ohrmuschel-Ersatzstück

Selten wird es vorkommen, daß beide Ohren defekt sind oder fehlen. In solchen Fällen muß von jeder defekten Seite des Kopfes eine Abform angefertigt werden. Außerdem müssen photographische Aufnahmen des Kopfes (von vorn und von der Seite [Profilaufnahme]) gemacht werden. Dazu erstreckt sich die Messung weiter auf:

Maß:
1. obere Stirngrenze bis unterhalb des Kinns;
2. Breite des Gesichts;
3. Umfang des Kopfes, gemessen über die Nasenwurzel waagerecht;
4. Angaben hinsichtlich des Gehörganges.

Je genauer die hier geschilderten Messungen und die Herstellung der Gipsabformen vorgenommen werden, desto leichter ist für den Prothesenbauer die Fertigung der Fertigungsformen und damit die Herstellung eines einwandfreien kosmetischen Ersatzstückes.

Das Abformen der noch vorhandenen Ohrmuschel — selbstverständlich auch der operierten Auflagestelle — mittels alginater oder Silicon-Abformstoffe ist deshalb besonders empfehlenswert, weil dabei sehr genaue Abformen erzielt werden. Bei einiger Geschicklichkeit kann bei Anwendung von Silicon-Abformmasse die Abform für eine Ohrmuschel in einem Arbeitsgang — also als einteilige Abform — hergestellt werden. Auch hier beginnt man den Auftrag der Abformmasse an der hinteren Seite der Ohrmuschel und erst, wenn diese Ohrmuschel-Rückseite, d. h. bis zu einer ausreichenden Dicke von etwa 2—3 mm Stärke vollständig bedeckt ist, wird die vorbereitete Ohrmuschel-Innenseite mit ihren Höhlungen und Windungen mit Abformmasse ausgefüllt, bis auch hier die entsprechende dicke Wandung erreicht wird. Sobald die Abformmasse erstarrt ist — sie verbleibt in einem gummiartig-elastischen Zustand — läßt sich die so geschaffene Abform (einteilig) ohne besondere Mühe von der Ohrmuschel abnehmen. Siehe auch Kapitel VI — Abschnitt 5b.

X. Maßnahmetechnik für Fußbandagen

Zu den kleinen orthopädischen Heil- und Hilfsmitteln rechnet man auch die verschiedenen Fußbandagen, welche die Aufgabe haben, die Rückführung der von der richtigen Stellung abgewichenen Fuß-Skelett-Teile nach dem Normalen hin zu beschleunigen oder auch dazu dienen, Störungen in den Funktionen der Venen und Blutgefäße zu beheben. Ähnlich wie bei den Gummistrümpfen bestehen solche Bandagen aus einem Gummigestrick, das eine bestimmte Kompression am Fuße ausüben soll.

a Spreizfußbandagen mit oder ohne herausnehmbarer Spreizfußpelotte

Mit einem gewöhnlichen Bandmaß wird der Umfang des Fußes in leicht aufgestützter Stellung, dicht hinter dem Grundgelenk der großen und der kleinen Zehe gemessen. Das Maßband wird nicht zu fest nud nicht zu lose angelegt und das Umfangsmaß ermittelt. Bei zu straff gemessenem Vorfuß ergibt sich dann eine zu enge Spreizfußbandage, die dann oft als zu lästig empfunden wird und ihren angestrebten Zweck nicht erzielt.

b Mittelfußbandagen

Das Maßnehmen geschieht wie bei der Spreizfußbandage nur mit dem Unterschied, daß hier das Umfangsmaß des Fußes über der Mitte des Längsfußgewölbes (Rist) gemessen wird.

c Kreuzbandage

Die Kreuzbandage — die in verschiedenen Ausführungen mit oder ohne Spreizfußpelotte hergestellt wird — hält nicht nur die Mittelfußknochen zusammen; sie gibt vielmehr auch den Knöcheln einen festen Halt und wird deshalb gern bei gleichzeitigem Vorkommen von Spreiz- und Knickfuß angewendet.

Die Maßnahme für die Kreuzbandage geschieht in der Weise, daß mittels Bandmaß — nicht zu fest und nicht zu lose — das Umfangsmaß oberhalb der Knöchelpartie und dasselbe des Mittelfußes (Rist) festgestellt werden. Beide Maße — in Zentimeter — ergeben das Größenmaß der Kreuzbandage, z. B. Mittelfuß = 23 cm plus Knöchelmaß = 25 cm ergeben zusammen das Größenmaß der Kreuzbandage Nr. 48.

d Hallux valgus-Bandage

Unter den Hilfsmitteln, die die Aufgabe zu erfüllen haben, die schiefgestellte Grozßehe in eine strahlengrade Richtung zu drängen, kommt der Hallux valgus-Bandage eine beachtliche Bedeutung zu. So hat sich insbesondere die Hallux valgus-Bandage nach Prof. Dr. Thomsen bewährt. Hinsichtlich der Maßnahme ist lediglich der Umfang des Mittelfußes (Rist) für die Größenbestimmung anzugeben.

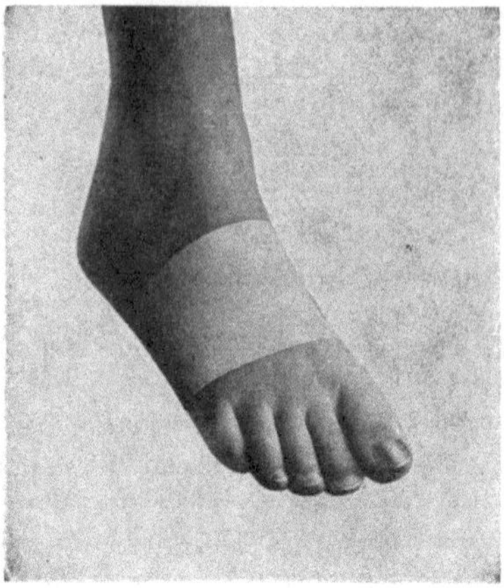

Abb. 115
Spreizfußbandage ohne Pelotte

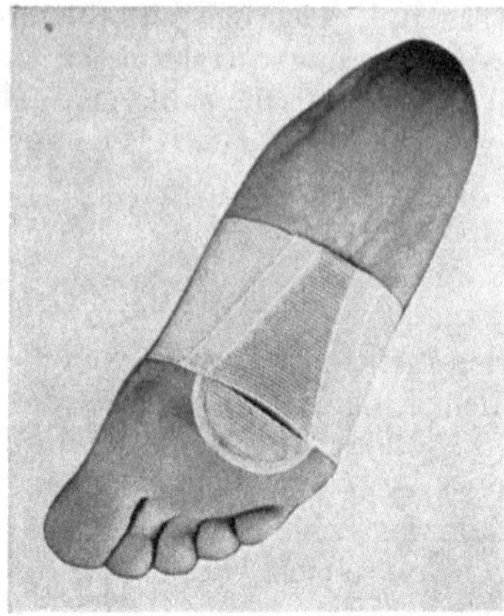

Abb. 116
Spreizfußbandage mit Pelotte

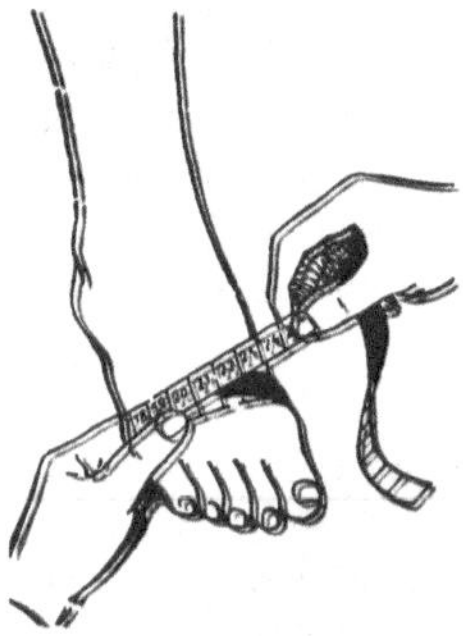

Abb. 117
Maßnehmen für Spreizfußbandagen

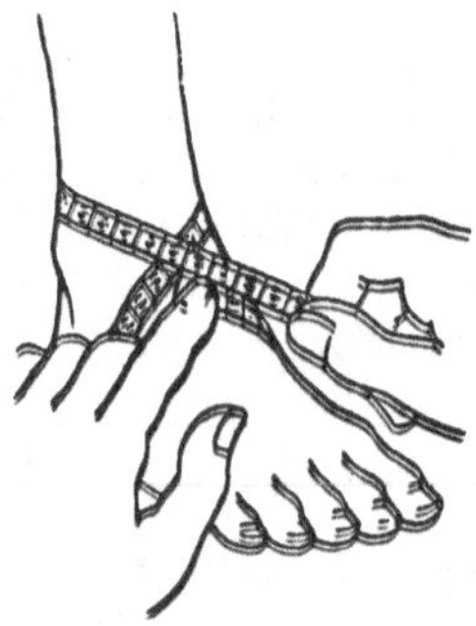

Abb. 118
Maßnehmen für Kreuzbandagen

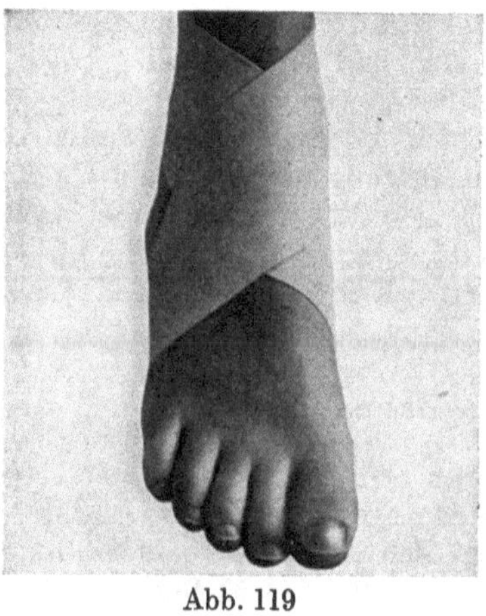

Abb. 119
Kreuzbandage

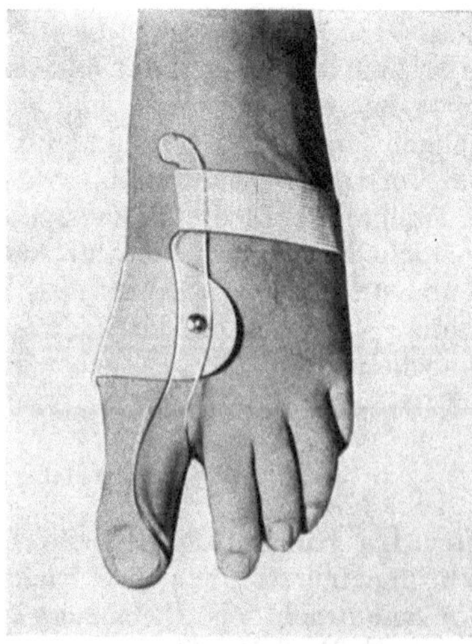

Abb. 120. Hallux-valgus-Bandage
nach Prof. Dr. Thomsen

XI. Maßnahmetechnik für Gummistümpfe

a Allgemeines

Zur Behandlung krankhaft erweiterter Blutgefäße — der Krampfadern (Varizen) und sonstiger damit zusammenhängender Beinleiden werden Gummistrümpfe als orthopädische Hilfsmittel verwendet. Mit ihrer Hilfe soll eine dehnungsfähige Umschnürung des erkrankten Körperteiles erzielt, und die an der Oberfläche liegenden erweiterten Venen sollen zusammengepreßt und blutleer gemacht werden. Damit

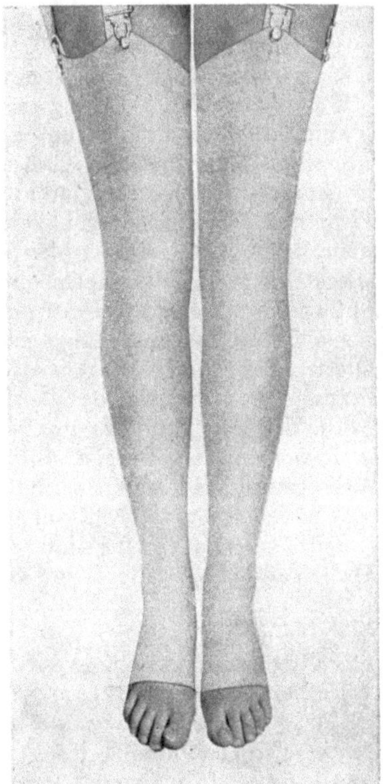

Abb. 122. Zweizug-Gummi-Kniestrümpfe

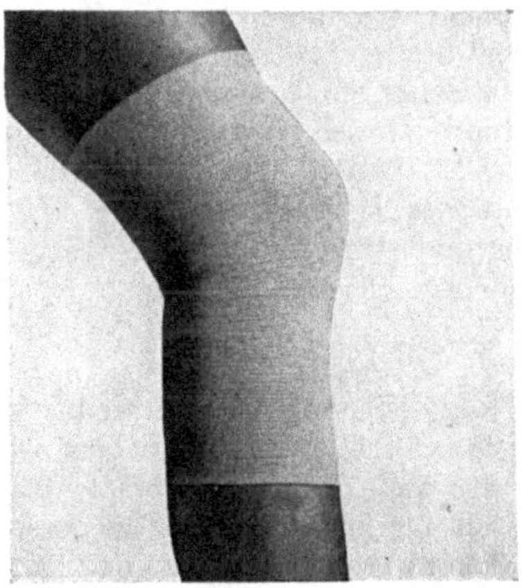

Abb. 121. Kniekappe

wird erreicht, daß der venöse Blutstrom in die tiefen Venen gelangt, wo er durch das Muskelspiel und die intakten Venenklappen wesentlich bessere Rückstrombedingungen vorfindet als an der Oberfläche. Aus diesen ärztlichen Erläuterungen ergeben sich die Erwartungen, die an einen Gummistrumpf gestellt werden müssen.

Er muß aus einem schmiegsamen, dehnbaren Gewirk bestehen, das sich der Körperform genau anpaßt. Die verarbeiteten Gummifäden müssen derart sein, daß der Zug, der für das Zusammenpressen der Venen nötig ist, möglichst lange erhalten bleibt. Für die Herstellung des Gummistrumpf-Gestricks können die Garne verschiedener Herkunft sein. Man verarbeitet Baumwoll-, Seiden-, Kunstseiden- und Mischgarne. Die Garnnummern schwanken je nach dem Grade der Feinheit des Gestricks. Dem entsprechen auch die Qualitätsbezeichnungen der Gummistrümpfe stark-fein-extra fein, superfein-superfein extra usw. Hiernach richtet sich natürlich auch die Stärke der Gummifäden, die entweder als vierkantige oder runde Fäden verarbeitet werden. Diese Gummifäden werden vor ihrer Verarbeitung in den Strickereien doppelt umsponnen, zuerst einmal linksherum mit einem einfachen, schwächeren Garn, dem sogenannten Unterfaden, dann nochmals rechtsherum mit einem stärkeren gezwirnten Garn, dem Oberfaden. Während des Umspinnens wird der Gummifaden stark ausgedehnt, und zwar richtet sich der Grad der Dehnung nach dem Zug, den der umsponnene Faden ausüben soll. Man berechnet die Dehnung so, daß der fertig umsponnene und im Strumpf verarbeitete Faden noch bis zu seiner dreifachen Länge ausgedehnt werden kann. Die Umspinnung muß so dicht gehalten sein, daß der Gummifaden beim Ausdehnen des fertigen Strumpfes nicht sichtbar wird, denn sie hat die Aufgabe, zu verhindern, daß der Gummi unmittelbar mit der Haut in Berührung kommt und soll ihn gegen die schädigenden Einflüsse der Hautfette bzw. des Körperschweißes schützen. Weiter soll sie verhindern, daß der Gummi durch Reibung oder Druck, Licht oder Luft leidet.

Man unterscheidet Einzugstrümpfe und Zweizugstrümpfe. Beim Einzugstrumpf verlaufen die Gummifäden im allgemeinen nicht in der Längsrichtung des Gummistrumpfes, sondern quer, so daß eine seitliche Dehnung erreicht wird. Das Einlegen des Gummifadens erfolgt im allgemeinen bei jeder Maschenreihe; bei Schenkelstrümpfen enthalten manchmal einzelne Maschen im Schenkelstück keine eingelegten Gummifäden. Nach dem Abketteln der letzten noch offenen Maschen erfolgt die Fertigstellung des Strumpfes durch das Zusammennähen der beiden Ränder (die Naht an der Rückseite des Strumpfes). Bei den Zweizugstrümpfen, die beim Tragen einen Zug in Quer- und Längsrichtung ausüben, werden außer den Querfäden noch Längsfäden eingelegt. Bei den sogenannten Kompressionsstrümpfen, d. h. der Zweigzugware ohne Naht wird das Gestrick aus einem Gummifaden gebildet.

Ein Teil der Gummistrumpf-Fabrikation wird in Seriengrößen geliefert, für die die maßgebenden Gummistrumpfhersteller auf Grund jahrzehntelanger Erfahrungen bestimmte Normalkörpermaße für jede Beingröße ausgearbeitet haben. Diese Maße beziehen sich sowohl auf die Beinlänge als auch auf die Beinumfänge.

Bei Übereinstimmung der tatsächlichen Körpermaße mit einer Größe dieser Tabelle kann ohne weiteres eine Seriengröße abgegeben werden.

b Maßanfertigungen

Ein Großteil der Gummistrumpffabrikation erfolgt in Maßarbeit. Soweit die Körpermaße des Beinkranken von der hier aufgezeichneten Norm abweichen, ist eine Maßanfertigung unbedingt notwendig, damit an allen Stellen des Beines die Kompression gleichmäßig dosiert ist. Dabei ist das richtige und genaue Maßnehmen ausschlaggebend für den guten Sitz des Gummistrumpfes.

In der Regel sollen die Maße möglichst frühmorgens genommen werden, bevor das Bein durch Belastung angeschwollen ist. Bei der Ermittlung der Körpermaße läßt man den Patienten auf einen Stuhl hinsetzen oder bettet ihn ausgestreckt auf ein Ruhebett. Das Bandmaß wird nicht zu fest und nicht zu lose, jedenfalls so am Körper angelegt, daß es keinen Druck verursacht. Die Reihenfolge der Maße ergibt sich aus der Maßfigur in der Weise, daß man zuerst die Umfangsmaße feststellt und damit am Fuße beginnt. Dann erst stellt man die Längenmaße fest. Bei Strümpfen, die über das Knie hinaufreichen, wird die Länge von Boden bis Knie (Kniemitte) und von dort weiter aufwärts getrennt festgestellt. Es hat sich aus der Praxis ergeben, daß es zweckmäßig ist, auch das Längenmaß vom Boden bis zum Wadenansatz (b^1) zu ermitteln, wie auch der Umfang an dieser Stelle für den Strumpfhersteller wichtig ist.

Wie gesagt, die Körpermaße werden vom Fachmann als Verkäufer bzw. Lieferer des Gummistrumpfes an den Patienten festgestellt und dem Gummistrumpfhersteller mitgeteilt.

Größentabelle nach ungefähren Körpermaßen

Alle Maße in Zentimeter

Seriengrößen in Einzug- und Zweizug-Qualitäten mit Naht	3	4	5	6	7	8	9	10	11	12
Seriengrößen in nahtlosen Zweizugqualitäten	I		II		III		IV		V	
Umfangmaße:										
Vorderfuß a . .	18½	19	20	20½	21½	22½	23½	24½	25½	26½
Knöchel b . .	18½	19	20	20½	21½	22½	23½	24½	25½	26½
Wade c . .	28½	30	31	32½	34	35½	37	38	39	40
Unterhalb Knie d . .	27½	29	30	31½	33	34½	36	37	38	39
Knie e . .	29½	31	32	33½	35	36½	38	39	40	41
Oberhalb Knie f . .	36	37½	39	40	41½	43	44½	45½	47	48½
Oberschenkel g . .	44	45½	46½	48	50	51½	53	55	57	59
Sockenweite oben . .	20¾	21½	22¾	24	25	26	27	28	29¼	30½
Längenmaße:										
Boden-unterhalb Knie a—d	36½	37½	38½	39½	40	40¾	41½	42	42½	43¼
Boden-oberhalb Knie a—f	52	53¾	56	57½	59½	60½	61½	63	64	65½
Boden-Oberschenkel a—g	62½	65¼	68	70	73	75	77	78¾	80½	82
Sockenlänge a—b	16	16½	16¾	17	17½	17¾	18	18½	18¾	19
Normalausführung Kniekappenlänge d—f	20¾	21¾	22¾	23½	24½	25¼	26	26½	27	27½

Ungefähre Körpermaße

Abb. 124. Maßfigur für Gummistrümpfe

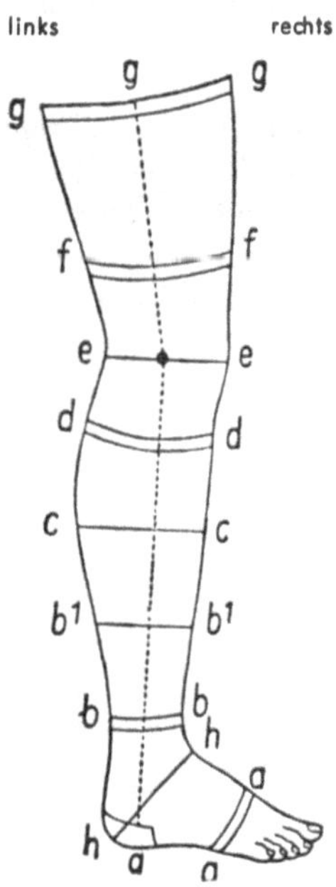

Abb. 123. Maßnehmen für Gummistrümpfe

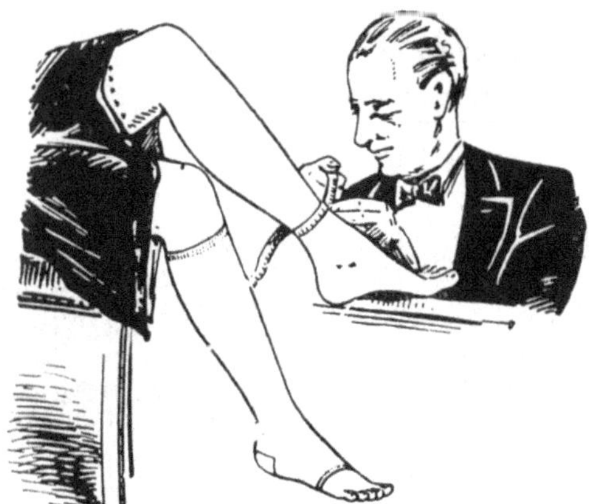

Je nach der gewünschten Qualität, wird nun der Strumpf vom Hersteller in den notwendigen Endmaßen berechnet. Die Berechnungsformel für die Kompression ist unterschiedlich und richtet sich sowohl nach der Art der Qualität als auch nach der Empfindlichkeit des Patienten bzw. nach den Erfordernissen, die der Arzt für erforderlich hält.

Bei kräftigen Strumpfqualitäten (Einzugware und grobe Zweizugware) rechnet man allgemein mit 12—15% Kompression. Dem Wadenteil — als Sitz der größten Beinmuskel — gibt man allgemein 2—3% mehr Kompression. Besonders vorsichtig muß der Druck am Anfang und am Ende des Gummistrumpfes berechnet werden, um Abschnürungen und damit unerwünschte Blutstauungen zu vermeiden. Diese Gesichtspunkte werden aber schon berücksichtigt, ohne daß der Besteller hierzu besondere Angaben macht. Wird auch an anderen Stellen, z. B. am Knie oder am Knöchel besonders fester Druck gewünscht, so hat dies der Besteller bei Auftragserteilung besonders anzugeben.

Je dünner die Strümpfe werden, desto mehr Kompression muß bei der Fertigung berücksichtigt werden. Die feinen nahtlosen Zweizugqualitäten (Rundstrickware) erhalten teilweise bis zu 25% Kompression. Manchmal reicht aber bei starken Beschwerden selbst diese verhältnismäßig hohe Kompression nicht aus. Vom therapeutischen Standpunkt wäre in solchen Fällen besser ein fester und dickerer Strumpf zu empfehlen. Leider werden manchmal Zugeständnisse an die Eitelkeit — vor allem bei Damen — gemacht.

Bei nahtlosen Zweizugstrümpfen bis zum Knie reichend läßt sich manchmal ein Rutschen des Gummistrumpfes nicht ganz vermeiden. Der Grund liegt in den technischen Gegebenheiten, nämlich, daß nur ein Gummifaden (Rundstrickware) verstrickt wird, dessen Dehnung natürlich überall gleich ist. Dadurch ist die Längselastizität gleich der Querelastizität und man kann die Längselastizität nur durch eine Plattierung mildern. In jedem Falle empfiehlt es sich, solche Strumpfware mit Trikotansatz zu verkaufen.

Wenn Zweizugstrümpfe, die bis über Knie reichen, beim Anlegen als zu lang festgestellt werden, so liegt dies meistens daran, daß sie schon vom Fuß aufwärts zu sehr hochgezogen worden sind. Beim Anziehen des Gummistrumpfes wird zweckmäßig der Strumpf bis zum Knöchelteil umgekehrt. Dann wird zuerst das Fußteil angezogen und der übrige Strumpf gleichmäßig über das Bein aufgerollt; am oberen Rand darf nicht gezogen werden, denn die feinen Gummifäden sind sehr empfindlich und können eine Überdrehung auf die Dauer nicht vertragen.

Tabellen für Gummistrümpfe in fertigen Größen in Zentimetern

I. Tabelle für Einzug-Gummistümpfe

Größen-Nr.	1	2	3	4	5	6	7	8	9	10	11	12	13	14	15	16
Umfänge:																
a	14¼	14¾	15½	16	16¾	17½	18½	19¼	20½	21½	22¼	23	24	24¾	25¾	26¾
b	14¼	14¾	15½	16	16¾	17½	18½	19¼	20½	21½	22¼	23	24	24¾	25¾	26¾
c	22½	23½	24½	25¾	27¼	28¼	29¾	31	32	33	34¼	35½	36½	37¾	38¾	40
d	20½	21¾	23	24	25¼	26½	28	29¼	30¼	31¼	32	33	34¼	35¼	36½	37¾
e	22¼	23½	24½	25¾	27¼	28¼	29¾	31	32	33	34¼	35½	36½	37¾	38¾	40
f	27¼	28½	30¼	31¼	32¾	34	35	36¼	37¼	38½	40¼	41¼	42½	43½	44¾	46
g	34¼	35¼	36½	37¾	39¼	41	42¾	44½	46¼	48	49¾	51½	53¼	55	57½	59
Sockenweite oben . . .	16½	17	18	18½	19½	20½	21½	22¼	23¼	24¼	25	26	27	27¾	28¾	30
Kniekappen-weite oben	26	27¼	28¼	29¾	31¼	32¼	34¼	35½	37	38	39¾	41	42¾	43¾	45¼	46¼

I. Tabelle für Einzug-Gummistrümpfe

Größen-Nr.	1	2	3	4	5	6	7	8	9	10	11	12	13	14	15	16
Längen:																
a—d	33½	34½	35½	36½	37½	38	38¾	39¼	40	40½	41¼	42	42½	42¾	43	43¼
a—e	38	39	40	41	42¾	43¾	45	45¾	47¾	48¼	49¼	50	51	51½	52	52½
e—f	9¾	9¾	10¼	10¼	10¾	11	11	11¾	11¾	12¼	12¼	12¾	12¾	12¾	13¼	13¼
e—g	18	19¼	20¾	22	23½	24¾	26	27½	29	30	31	31¾	32¼	33	34	34½
b—d	26½	27¼	28	28½	29¼	29¾	30	30½	31	31½	31¾	32¼	33	33½	33¾	34
b—e	32	32¾	33½	34	35½	36¼	37¼	37½	39	39¼	40¾	41	42	42½	42¾	43¼
d—e	8	8¼	8¾	9	9½	9¾	10¼	10½	11	11½	12	12½	12¾	13	13½	14
Kniekappenlänge e—f	10½	11	11¾	12½	12¾	13¼	13½	14	14¾	15¼	16	16½	16¾	17¼	17½	18
Sockenlänge	14½	15	15¼	15½	15¾	16	16½	16¾	17	17½	17¾	18	18½	18¾	19	19½
Schenkelstck.	15¼	16½	17¾	19	20¾	21½	22¾	24	25¼	26½	27¾	28	28½	29¼	30	30½

II. Tabelle für einfache Zweizug-Gummistrümpfe **mit** Naht

Größen-Nr.	5	6	7	8	9	10	11	12
Umfänge:								
a und b	16¾	17½	18½	19¼	20½	21½	22¼	23
c	27¼	28¼	29¾	31	32	33	34¼	35½
d	27¼	28¼	29¾	31	32	33.	34¼	35½
f Männer	37	38	39	40	41	42	43	44
g Männer	42	43	44	45	46	47	48	49
f Frauen	44	45	46	47	48	49	50	51
g Frauen	48	49	50	51	52	53	54	55
Kniekappen oben: Männer	34	35	36	37	38	40	41	42
Kniekappen oben: Frauen	40	41	42	43	44	46	47	48
Gestricklängen (offene Ferse):								
a bis d	31	31	31	32	32	32	33	33
a bis f	51	51	51	52	52	52	53	53
a bis g	64½	64½	64½	65½	65½	65½	66½	66½
Kniekappen	23	23	23	24	24	24	25	25
Socken	12	12	12	12	12	12	12	12

III. Tabelle für feine Zweizug-Gummistrümpfe **mit** Naht

Größen-Nr.	5	6	7	8	9	10	11	12
Umfänge:								
a und b	Umfänge wie bei Einzug-Gummistrümpfen							
c								
d								
e								
f	35	36	37	38	39	40	41	42
g	41	42	43	45	46½	48	49½	51
Längen:								
a—d	37	38	39	40	40	41	41	42
a—f	56	57½	59	60½	62	63	64	64½
a—g	69	71½	74	76½	79	81	83	84½
Kniekappen	Länge wie bei Einzug-Gummistrümpfen							
Socken								

IV. Tabelle für feine u. feinste Gummistrümpfe **ohne** Naht (Rundstrickware)

Größen-Nr.	4	6	8	10	12
Umfänge:					
a	13½	15	17	19	21
b	13½	15	17	19	21
c	22	24	26	28½	31
d	22	24	26	28½	31
e	22½	24½	26½	29	31½
f	25½	27½	29½	32	34½
g	32	34	36	38½	41
Längen:					
a—d	37	38	39	40	40
a—f	50	50	53	53	53
a—g	65	65	67	67	67

Die in den Tabellen I—IV angegebenen Maße sind die ungefähren Maße der fertigen Strümpfe in Zentimetern.

XII. Maßtechnik für Bruchbandagen

a Allgemeines

Die Versorgung der Eingeweidebrüche ist ein großer und besonders wichtiger Teil des Arbeitssgebietes des Bandagisten. Die Grundlage für alle Bemühungen zur Versorgung oder Heilung solcher Brüche — egal, ob durch Operation oder Bandage, wird immer die genaue Kenntnis der Anatomie der verschiedenen Brucharten und ihrer Eigenarten bilden.

Eingeweidebrüche, vor allem Narben-, Nabel- und Leistenbrüche sind meistens Anlaß zum Anlegen eines Bruchbandes. Dabei muß mittels einer eigens zugepaßten Pelotte der Bruch (Bruchsack mit Inhalt) in der Bauchhöhle zurückgehalten und die Bruchpforte gut verschlossen werden.

Die häufigsten Brüche sind die Leistenbrüche (etwa 80%), danach benannt, weil der Bruch durch den Leistenkanal heraustritt. Er wird nach der Bauchhöhle zu durch den inneren Leistenring und nach der Haut durch den äußeren Leistenring begrenzt. Erfolgt sein Austritt unterhalb der Leistensehne, spricht man von einem Schenkelbruch, der aber seltener als ein Leistenbruch ist.

Der Nabelbruch — benannt danach, weil er im Nabel liegt — hat seine Ursache meistens in einer Auflockerung des Bindegewebes, das den Nabelgang verschlossen hält. Es gibt nach; das Bauchfell wird nach außen vorgewölbt, wobei sich in diese Vorwölbung von der Bauchhöhle her das Bauchnetz, eine Darmschlinge, oder auch die Wand des Darmes hineinlegt und die vorgewölbte Partie des Bauchfelles weiter nach außen heraustreibt.

Die Bauchbrüche erscheinen in fast gleicher Gestalt wie die Nabelbrüche, nur der Weg, den der Bauchbruch durch die Bauchdecke nimmt, ist ein anderer. Bekanntlich erstreckt sich in der Mitte des Leibes senkrecht von oben nach unten verlaufend eine Sehnenplatte; sie bildet die Verbindung zwischen den beiden in gleicher Richtung verlaufenden Rectus-Muskeln, welche oben am Rippenbogen und unten am Schambeinknochen ansetzen. In der Sehnenplatte und auch in den seitlich der Rectusmuskeln befindlichen Sehnenpartien als Ansätze der seitlichen Bauchmuskeln befinden sich kleine Schlitze zum Durchtritt für Nerven und Gefäße. Diese verlieren ihre Festigkeit, wenn die Gewebespannung nachläßt und geben dem dahinterliegenden Bindegewebe und dem Bauchfell die Möglichkeit, infolge des Bauchdruckes in solche nachgiebigen Stellen einzudringen und sie nach außen vor zu wölben.

Für die Herstellung und Anpassung eines Bruchbandes ist es erforderlich, daß sich der Bandagist von der Art und Lage des Bruches durch eine körperliche Untersuchung des Patienten überzeugt. Jede Untersuchung — besonders der empfindlichen Organe — ist mit warmen Händen und mit kurz geschnittenen Fingernägeln vorzunehmen, wobei als selbstverständlich angesehen wird, daß die Hände vor und nach jeder körperlichen Untersuchung sauber gewaschen werden. Sie beginnt beim stehenden Patienten und sofern er bisher ein Bruchband getragen hat, beläßt man dieses am Körper — auch wenn er es über der Unterwäsche trägt. Zunächst prüft man, ob unterhalb der Pelotte etwas vom Bruch heraushängt, ob die Pelotte auf den Schambeinknochen oder auf die Leistendrüsen drückt und wo unter der Pelotte der Leistenkanal liegt. Danach prüft man die Seiten- und Rückenlage des Bruchbandes. Erst dann wird dieses Bruchband vom Körper abgenommen und darauf geachtet, wie sich nun der Bruch verhält. Zeigt er sich nicht, legt man einen Finger gegen den

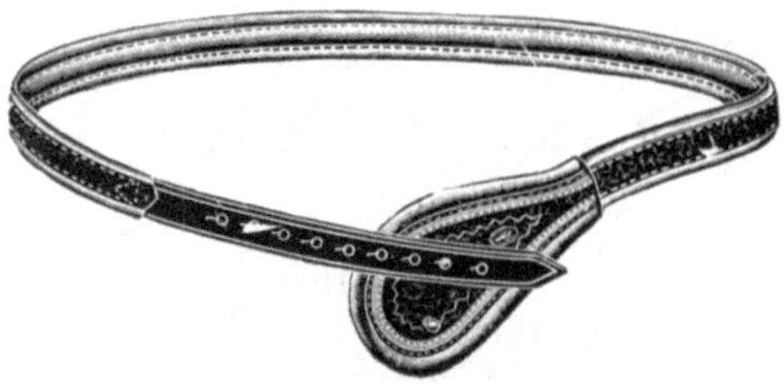

Abb. 125. Leistenbruchband

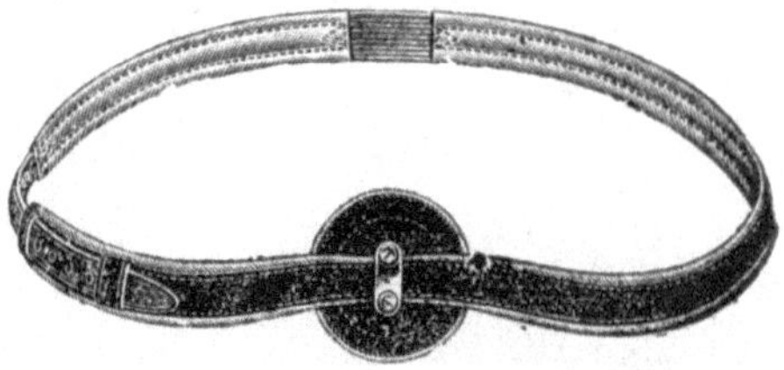

Abb. 126. Nabelbruchband

äußeren Leistenring und auf den Leistenkanal und läßt den Patienten vorsichtig husten. Beim stehenden Patienten ist von Repositionsversuchen dringendst abzuraten. Der ausgetretene Bruch würde sich dabei nur gegen den im Stehen sehr starkeu Bauchdruck anpressen, wo sich der Druck dann auch auf die Wände des Kanals fortsetzt und diesen erweitert.

Anschließend wird die Untersuchung des liegenden Patienten vorgenommen. Dabei muß der Kopf gut unterstützt sein, um ein willkürliches Anheben des Kopfes zu vermeiden, das zu einer Anspannung der Bauchmuskeln führt und die Untersuchung stören kann. Bei leichten Brüchen — wo der Bruch beim Hinlegen des Patienten spontan — von selbst — zurückgeht, kann man sofort zur Untersuchung des Bruchkanals schreiten. Im anderen Falle müßte der Bruch zunächst reponiert werden, was schonend und schmerzlos durchgeführt werden muß. Ergeben sich beim Reponieren Schwierigkeiten, ist Schmerzgefühl vorhanden oder tritt solches auf, ist der Patient sofort zum Arzt zu schicken.

Nachdem man sich nun über die Lage und Größe der Bruchpforte überzeugt hat, ist es notwendig, die richtige Pelottenform, ihre Größe und ihre Höhe sowie die Federlänge und Stärke auszuwählen. Feder und Pelotte sind die wichtigsten Teile am Bruchband. Die Größe der Pelotte soll so sein, daß der Rand der Pelotte den Rand der Bruchöffnung resp. des Bruchkanals um etwa 1—2 cm überragt. Die Polsterung der Pelotte muß stets glatt und ohne Falten sein und hat sich stets in der Dicke und Größe nach dem Fettpolster des Patienten, der Schwere des Bruches, der Stärke des Bandagendruckes und der Größe der jeweiligen Pelotte zu richten. Das Polster soll an Größe und Form die Pelotte überall etwa 3 cm überragen und so dick sein, daß die Abdichtung fest — aber angenehm weich ist, ohne daß die spezielle Form der Pelotte durch zu dicke Polsterung völlig ausgeglichen wird. Die Konsistenz der Pelotte soll aus Gummi hergestellt sein, nicht so weich, daß sie sich bald platt drückt — aber auch nicht so hart, daß sie in sich keine Elastizität mehr hat; sie soll vielmehr in ihrer Form fest, aber an der Oberfläche doch eindrückbar (elastisch) bleiben. Hinsichtlich der Federstärkenbestimmung, schreibt Dr. med. Hermann Meyer-Grell in seinem Werk: Bruchleiden / naturgerechte orthopädische Behandlung:

„. . . soll der Druck derart sein, daß der Bauchdruck gut überwunden wird. Ist die Feder zu schwach, ist die Abdichtung des Bruchkanals nicht genügend gesichert. Dann kann bei schwerer Arbeit, beim Husten, Pressen, Springen u. dgl. der Bruch herauskommen, besonders wenn es sich um einen größeren Bruch handelt und wenn durch Begleiterscheinungen der Bauchdruck noch mehr erhöht wird,

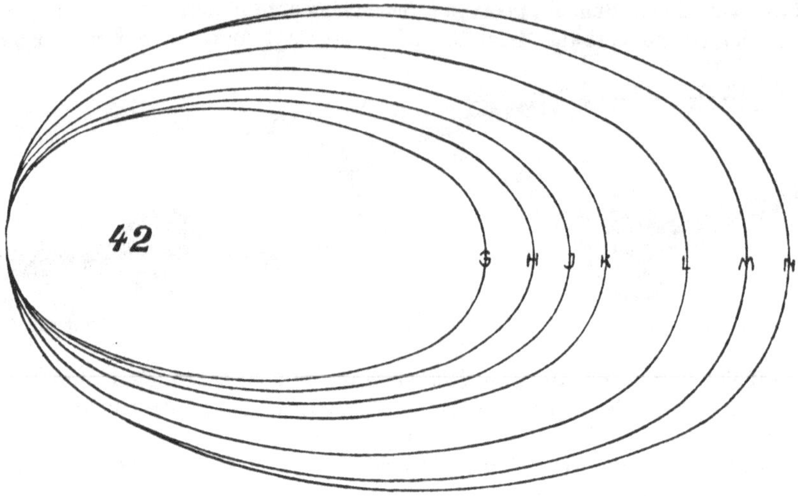

Abb. 127. Form einer Leistenbruchpelotte

wie z. B. durch starken Husten, Bronchialkatarrh, Asthma usw. Wird dagegen die Feder zu stark genommen, verursacht sie erstens unnötige Beschwerden durch den zu starken Druck der Pelotte, ferner aber kann der zu starke Druck das Gewebe durch Ernährungsbehinderung erheblich schädigen. Es kann ein Gewebeschwund (Atrophie) die Folge sein, während gerade das Gegenteil — nämlich eine Stärkung der Gewebe — angestrebt werden soll.

Die Stärke der Feder findet man folgendermaßen: Man prüfe beim stehenden Patienten, nachdem im Liegen der Bruch reponiert ist und zwei Finger auf den Leistenkanal gelegt und beim Aufstehen des Patienten auf dem Kanal weiter mit genügendem Druck belassen sind, so daß der Bruch beim Aufstehen nicht heraustreten kann. Beim dann stehenden Patienten prüfe man, wie stark die beiden Finger gegen den Leistenkanal gedrückt werden müssen, um zu verhindern, daß beim Husten oder Pressen der Bruch heraustritt. Braucht man nur leicht gegen die Bauchwand zu drücken, so ist eine schwache Feder genügend, um den Bruch zurückzuhalten. Muß man mittelstark drücken, wähle man eine mittlere Feder. Ist aber der Bruch nur bei stärkstem Gegendrücken der Finger zu halten, so muß die stärkste Feder genommen werden."

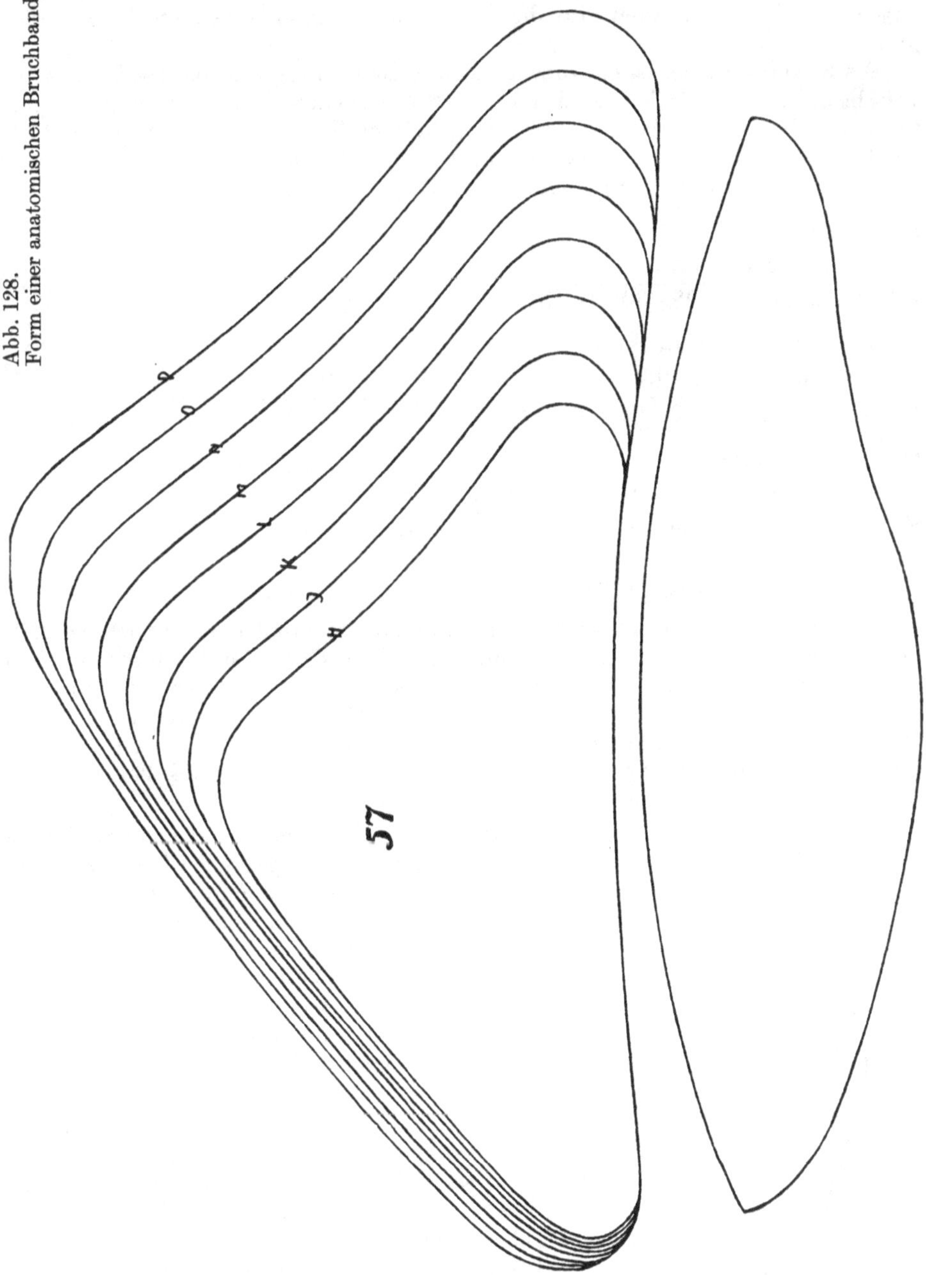

Abb. 128.
Form einer anatomischen Bruchbandpelotte

Wir unterscheiden sechs verschiedene Federstärken, wobei Federstärke 1 die schwächste und Nr. 6 die stärkste Feder darstellt. Bei einem schwer arbeitenden Menschen wähle man niemals eine Federstärke unter Nr. 4, denn bei ihm entscheidet nicht der Bauchdruck, der bei der Untersuchung festgestellt wird, sondern der Bauchdruck, der durch die schwere Arbeit erzeugt wird. Dabei gilt die Regel: Lieber einen stärkeren, aber weichen (durch dickes Polster) Druck, weil damit ein fester, aber angenehmer Halt geschaffen wird, der damit dem Patienten das Gefühl der Sicherheit gibt.

Die Bruchbandfeder ist ein Erzeugnis besonders darauf spezialisierter Firmen. Die verschiedenen Federstärken werden in zwei Breiten geliefert, dabei haben die Leistenfeder und die Schenkelfeder verschieden gehaltene Kröpfung. Die Länge der Feder steht im Verhältnis zum Körperumfang wie 3:5. Die nachstehende Tabelle zeigt, welche Federgrößen für die verschiedenen Körperumfänge in Frage kommen:

für Kinder

Federnummer	5	6	7	8
Körperumfang	28—30	31—34	35—39	40—43 cm

für Knaben und Mädchen

Federnummer	13	14	15	16
Körperumfang	63—66	67—70	71—75	76—77 cm

für Erwachsene

Federnummer	17	18	19	20	21	22	23	24	25	26
Körperumfang	80	85	90	95	100	105	110	115	120	125 cm

b Meßtechnik für das Bruchband

Zur Feststellung des richtigen Umfanges ist es erforderlich, stets nach der Mitte des Leistenkanals bzw. der Bruchöffnung zu messen. Hierzu ist das Maßband so um den Körper anzulegen, daß es an den Seiten etwa 2 Finger breit unter dem Hüftkamm entlangläuft. Hinten muß es etwas höher in der Mulde auf dem Kreuzbein liegen. Beim einseitigen Leistenbruchband gilt als Maß die Entfernung von der Mitte des Leistenkanals rund um den Körper herum wieder bis zum Leistenkanal. Bei einem doppelseitigen Leistenbruchband werden gemessen:

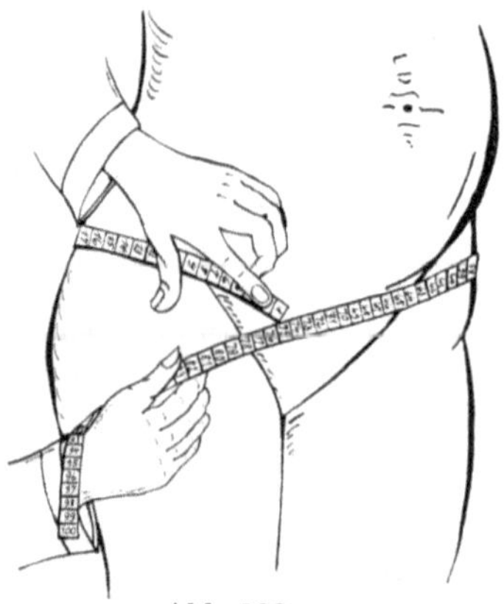

Abb. 129.
Maßnehmen für ein Bruchband

a) Mitte des Leistenkanals der einen Seite über die Körperrückseite bis zur Mitte des Leistenkanals der anderen Seite und
b) Körperumfang einschließlich des Abstandes der beiden Leistenkanäle voneinander — der beim Manne durchschnittlich etwa 12 cm beträgt. Bei der Frau ist das Becken flacher und breiter, so daß die Leistenkanäle seitlicher liegen und daher auch die Entfernung der Leistenkanäle voneinander größer ist.

Die Messungen zu a) und b) sind für die Auswahl der richtigen Federlänge wichtig. Während das Messen des Körperumfanges und des Halses des Bandes beim stehenden Patienten vor sich gehen kann, müssen die Pelottenmaße stets beim liegenden Patienten festgestellt werden. Die Maßnahme hat immer auf bloßer Haut zu erfolgen. Zudem empfiehlt es sich immer wieder, wenn man die Messung wiederholt und dadurch die Richtigkeit der festgestellten Maße kontrolliert.

c Suspensorien

Unter einem Suspensorium versteht man im allgemeinen eine Halte- oder Aufhängevorrichtung zur Ruhigstellung der Hoden. Starke Schwellung der Hoden, stark herabhängender Hodensack, Geschlechtskrankheiten, Wasserbruch (Hydrocele), ferner der sogenannte Krampfaderbruch (Varicocele) und auch die irreponiblen Brüche bedingen das Tragen eines Suspensoriums. Aber auch beim Sport — insbesondere beim Reiten, Radfahren, Boxen und Turnen hat sich das Tragen einer solchen Bandage bewährt. Die Herstellung der Suspensorien geschieht in der Regel in festgelegten Größen nach besonderen Formschnitten in den einschlägigen Bandagenfabriken. Lediglich für besonders schwierige Fälle — insbesondere bei Brüchen wird das erforderliche Suspensorium für den Einzelfall handwerksmäßig gefertigt. Es bestcht in der Regel aus dem Beutel, der zur Aufnahme für den Hodensack bestimmt ist und aus dem Leibgurt. Für die Herstellung sind folgende Maße erforderlich:

a) Körperumfang, für den Leibgurt,
b) Umfang des Hodensacks, seitlich gemessen,
c) Umfang des Hodensacks, von vorn unterhalb des männlichen Gliedes (Penis) nach hinten gemessen,
d) Länge der Schenkelbänder bis zum Leibgurt.

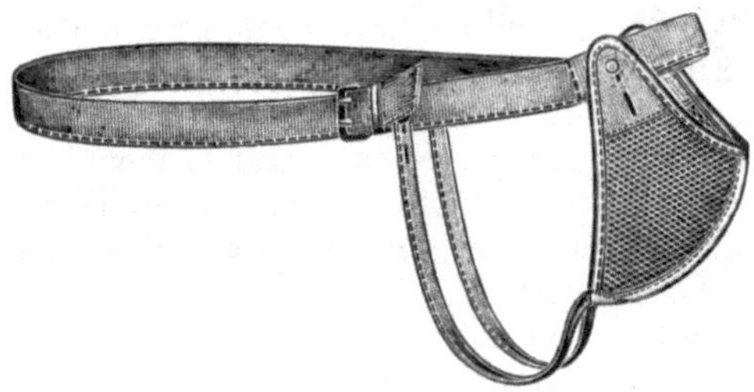

Abb. 130. Suspensorium mit abknöpfbarem Beutel, mit Schenkelriemen

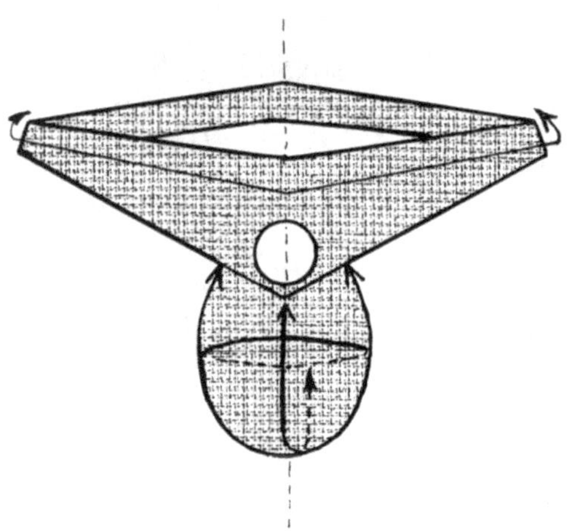

Abb. 131. Maßschema für Suspensorien

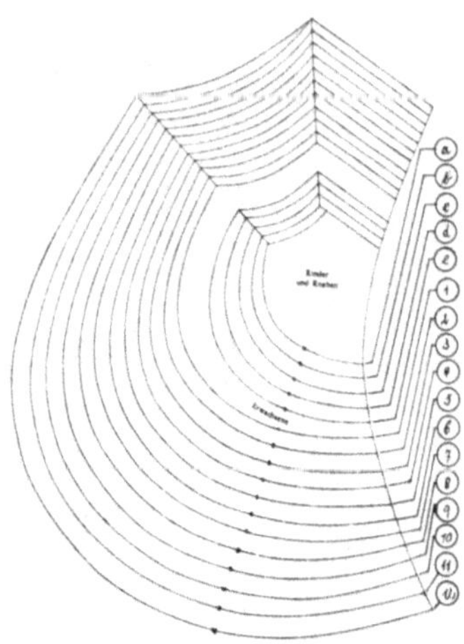

Abb. 132. Beutelgrößen für Suspensorien

XIII. Maßtechnik für Leibbinden

a Allgemeines

Die Leibbinde — gemeint ist hier die medizinische Leibbinde —, bildet eine wesentliche Gruppe derjenigen Artikel, die der prophylaktischen Versorgung des menschlichen Körpers dienen. Neben dem rein medizinischen Zweck zur Behebung vorhandener Leibschäden ist sie ein technisches Hilfsmittel zur allgemeinen Verbesserung bzw. Wiederherstellung einer nicht genügend ausgeglichenen Figur und soll sich dabei auch den modischen Ansprüchen der Trägerin anpassen.

Früher gab es nur das Korsett in einer uns heute erschreckenden starren und unheimlichen Form. Infolge der engen Einschnürung durch ein solches Korsett wurden nicht nur die Funktionen lebenswichtiger Organe wie Magen, Leber, Milz u. a. stark beeinträchtigt, sondern oftmals auch stark geschädigt; auch die unteren Partien des Leibes, die Eingeweide, wurden stark nach unten gedrängt und es entstand dadurch vielfach der unschöne schwere Hängeleib. Später, als die Reformbestrebungen sowohl in der Ernährungsweise als auch in der Kleidung auftraten, versuchte man zunächst einen Verzicht auf das Korsett; weil dies aber nicht immer möglich war, entwickelte sich aus einer inzwischen einfachen Leibbinde die sogenannte „Korsett-Leibbinde", die mit den höher gearbeiteten Leib- und Rückenteilen ein Mittelding zwischen Korsett und Leibbinde war, bei welchem auch die Kreuzgurte und die Stützlasche — teilweise auch die seitlichen Schnürungen für eine zusätzliche Regulierung beibehalten wurde.

Wenn man dem Zweck der Leibbinde gerecht werden will, ist die Bezeichnung „Leibbinde" nicht richtig gewählt, denn es soll ja der Leib nicht gebunden, sondern gehalten werden und man sollte eigentlich von einem „Leibhalter" sprechen. Im Gegensatz zu einem Mieder, Hüftgürtel oder Hüftformer — die ausschließlich der Verbesserung der Figur oder den Erfordernissen der Mode dienen —, ist die Leibbinde kein Bekleidungsstück, sondern ein technisches Heil- oder Hilfsmittel mit der Aufgabe, den Leib zu halten und zu stützen. In den meisten Fällen bestimmt der Arzt darüber, ob und wann eine Leibbinde getragen werden soll. Aber auch der Fach-Handwerker und Verkäufer muß wissen, wann eine Leibbinde angebracht erscheint.

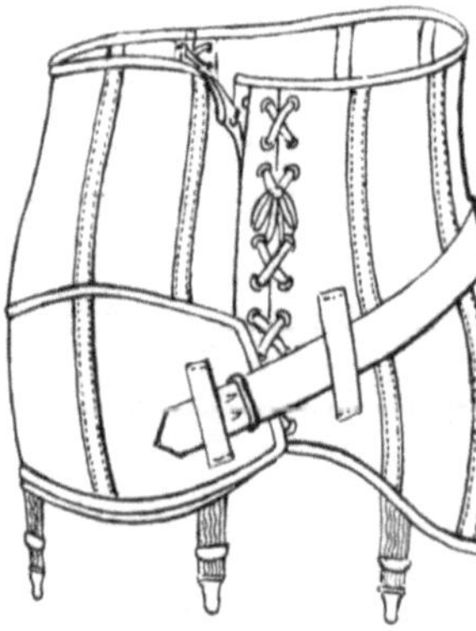

Abb. 133.
Leibbinde mit Stützgurt und seitlichen Schnürungen

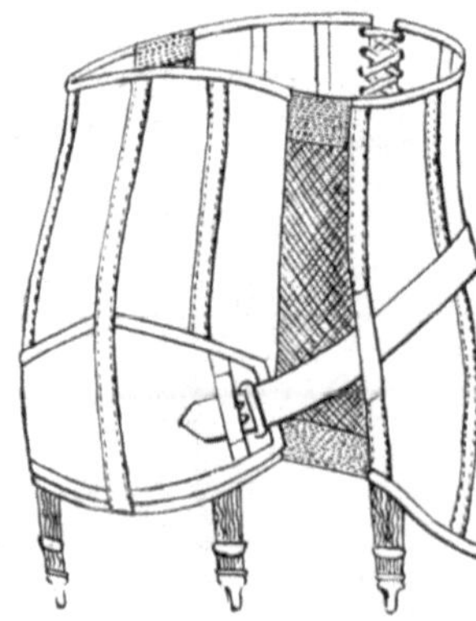

Abb. 134.
Leibbinde mit Stützgurt, mit seitlichen Gummieinsätzen und Rückenschnürung

Leibbinden werden getragen:

1. nach überstandenen Operationen, um der durch die Operation beeinflußten Bauchmuskulatur einen Halt zu geben, bis die notwendige Festigkeit der Muskulatur wieder erreicht ist;
2. bei konstitutionell schwacher Bauchmuskulatur;
3. bei vorhandenen Bauchbrüchen;
4. bei Enteroptose, d. i. bei Herabsinken der Eingeweide, bedingt durch starke Abmagerung;
5. nach Entbindungen, um die normale Leibform wieder herzustellen;
6. bei Vorliegen anderer Umstände (Umstandsleibbinde);
7. bei Bauchfellerkrankungen;
8. bei schwerem Hängeleib und dadurch bedingten statischen Insuffienzerscheinungen;
9. bei sehr großen Körperumfängen, um das starke Gewicht des Leibes zu tragen;
10. bei starken Magensenkungen, um durch die Abstützung der Eingeweide den Bauchinhalt und damit auch den Senkmagen nach oben zu drücken und somit eine Besserung und Heilung der oftmals sehr leidenden Patienten anzustreben.

In den Fällen 1—4 wird zweckmäßig die heute am meisten gebräuchliche Leibbinde angewandt, d. h. solche mit Rückenschnürung, seitlichem Hakenband-, oder Knopfverschluß und, was eigentlich auch immer sein sollte, mit seitlichen Gummieinsätzen. Diese Art hat sich gegenüber der Leibbinde mit Kreuzgurten besser bewährt, weil sie beim Anziehen mancherlei Bequemlichkeiten bietet.

In den Fällen 5—7 und auch als ausgesprochene Umstandsleibbinde wird man immer eine Leibbinde anwenden, die seitliche Schnürungen aufweist; Umstandsbinden müssen außerdem noch Erweiterungslaschen haben, um den jeweiligen Veränderungen der Leibform entsprechen zu können. Immer muß auch darauf geachtet werden, daß eine gute Rückenabstützung erzielt wird; am besten wird diese erreicht, wenn das Rückenteil ein geschlossenes Ganzes bildet. Das Schließen der Leibbinde geschieht dann durch den seitlichen Haken- oder Knopfverschluß. In leichteren Fällen kann auf die seitliche Schnürung verzichtet werden, allerdings sind dann seitliche Gummieinsätze vorzusehen.

Bei einem sehr großen Körperumfang (Fälle 8—9) und bei starkem Hängeleib wird man meistens nicht umhin können, eine besonders kräftige Ausführung aus Drell mit entsprechender Abfütterung anzuwenden, welche mit einem geschlossenen Rückenteil versehen ist. Für Magensenkungen (Fall 10) gibt es verschiedene Ausführungen, bei denen es Grundprinzip ist, eine möglichst große Stützwirkung auf die untere Leibpartie zu erzielen, um den Bauchinhalt, die Eingeweide und damit auch den Magen selbst nach oben zu drücken.

Für die Konstruktion einer Leibbinde muß in erster Linie von den anatomischen Verhältnissen des menschlichen Körpers — insbesondere des weiblichen Körpers — ausgegangen werden. Hierzu muß man sich die Struktur der Bauchmuskeln des Körpers vergegenwärtigen, über die Prof. Dr. med. Martius, Göttingen in seinem Buche: „Die Kreuzschmerzen der Frau“ wie folgt ausführt:

„In erster Linie ist der Hängeleib zu nennen. Wenn wir die Kreuz- und Rückenschmerzen einer Darstellung unterziehen wollen. so müssen wir uns zunächst vergegenwärtigen, daß die normale Haltung der Wirbelsäule und damit der aufrechte Gang von einer kunstvollen Zusammenarbeit der gesamten Skelettmuskulatur und besonders von der Zusammenarbeit der Rücken- und Bauchmuskulatur abhängig ist. Für den Zusammenhalt des Eingeweidepaketes ist in erster Linie die quere Bauchmuskulatur — musculus transversus abdomini — verantwortlich, sie ist wie

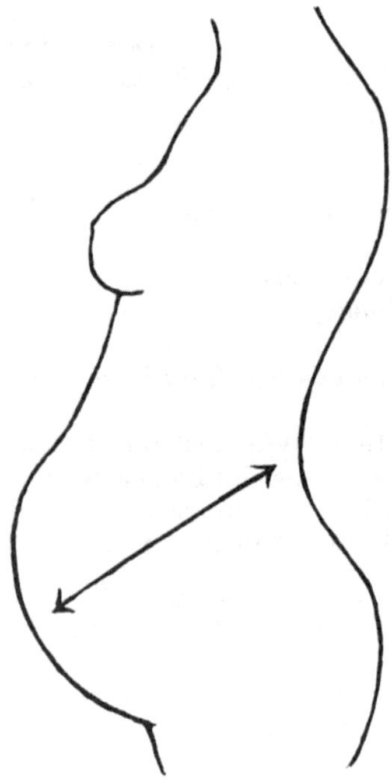

Abb. 135.
Hängeleib

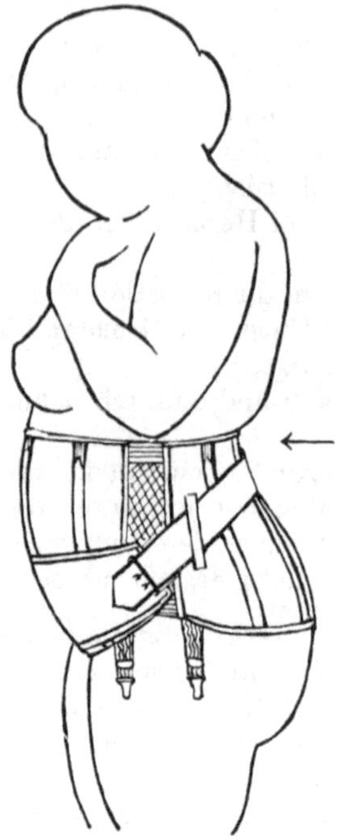

Abb. 136.
Falsche Leibbinde
bei Hängeleib

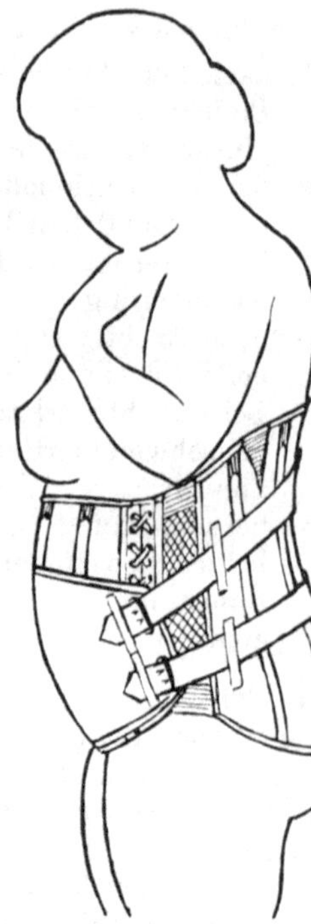

Abb. 137.
Richtige Leibbinde
bei Hängeleib

eine Leibbinde angeordnet und hinten an der sehnigen Hülle der langen Rückenstrecker befestigt, die für sie eine Verstärkung bilden.

Vorne wirkt die lange Bauchmuskulatur — musculus rectus abdominis — als eine entsprechende Verstärkung.

Auch die schräge Bauchmuskulatur — musculus obliquus externus — hat durch ihre eigentümliche Verflechtung in der Rektusscheide neben ihrer Skelethaltefunktion eine ,Leibbindenfunktion'."

Wenn nun die Bauchmuskulatur — wie es beim Hängeleib der Fall ist — ihr festes Gefüge und damit die ausreichende Haltefähigkeit verloren hat, werden die lange Rückenmuskulatur und die Lendenmuskulatur gezwungen, einen Teil der Gemeinschaftsarbeit für die Erhaltung der aufrechten Körperhaltung und des aufrechten Ganges an Stelle der Bauchmuskulatur mitzuübernehmen; sie gerät schon dadurch leicht an die Grenze ihrer Leistungsfähigkeit und damit in Insuffizienzzustände, d. h. in eine schmerzhafte Überanstrengung hinein. Dazu bewirkt meistens der Hängeleib eine Veränderung der Statik insofern, als die durch den Hängeleib veränderte Gewichtsverteilung mit einer Verlagerung des Körperschwerpunktes nach vorn durch eine verstärkte Lordose der Lendenwirbelsäule ihren Ausgleich finden muß. Zur verstärkten Lendenlordose gehört dann auch eine verstärkte Beckenneigung; es entsteht also ein Hohlkreuz. Siehe Abbildungen.

Ebenso muß bei der Konstruktion der Leibbinde eine ähnliche Zugwirkung berücksichtigt werden, wie sie für die Wirkung der natürlichen Bauchmuskeln zur Stützung der Bauchpartien vorgesehen ist. Durch Erschlaffung der Muskeln, durch eine verstärkte Gewichtszunahme, durch den Zustand der Schwangerschaft usw. erfolgt ein Herabsinken der Bauchpartien und dieses ist meistens auch die Ursache erheblicher Kreuzschmerzen, die mit der Leibbinde behoben werden sollen. Es muß daher beim Aufbau der Leibbinde ein festes Rückenteil geschaffen werden, an dem die Leibpartie gewissermaßen aufgehängt werden kann — ähnlich wie dies die vorgenannten Muskelpartien tun. Je nach Lage des Falles kann dabei eine Rückenverstärkung durch einige mittelfeste bis kräftige Längsstäbe berücksichtigt werden. Weiche, nachgiebige Spiralfedern sind dabei nicht geeignet. Bei starken Fettpolstern im Rücken wird auf eine gute Ausarbeitung der oberen Randpartien — evtl. durch ein unterstützendes Einarbeiten von keilförmigen Gummieinsätzen — zu achten sein. Eine derart konstruierte und gut sitzende Leibbinde muß eine bedeutende Zugwirkung auf den Leib ausüben, ohne daß sie der Leibbinden-Trägerin lästig wird. Durch das Heranziehen des Leibes wird der Bauchinnendruck verstärkt, der Körper richtet sich auf und damit verschwinden auch die üblen — oft schwer erträglichen — Kreuzschmerzen; die Lendenlordose wird gemildert.“

b Maßtechnik für Leibbinden

Ein nur oberflächliches Messen der üblichen drei Leibbindenmaße, eine flüchtige Feststellung über Höhe und Rückenlänge ist für die Fertigung einer zweckentsprechenden und gut sitzenden Leibbinde völlig ungenügend, denn eine Leibbinde ist kein Bekleidungsstück, das man gegebenenfalls nach einer Fertiggröße auswählen kann.

In erster Linie und in jedem Einzelfalle muß man sich Gewißheit über die tatsächlichen Verhältnisse nud Körpermaße verschaffen und feststellen, ob ein flacher oder runder Leib, ein weicher oder unnachgiebiger Leib vorhanden ist, damit an Hand dieser Feststellungen eine Leibbindenkonstruktion gewählt wird, die den Besonderheiten der Kundin am besten gerecht wird. Wenn der Körper keine Besonderheiten aufweist, kann das Maßnehmen verhältnismäßig einfach vor sich gehen, zumal wenn es im wesentlichen nur darauf ankommt, der geschwächten Bauchmuskulatur zur Hilfe zu kommen, bevor ein Absinken des Bauchinhaltes eingetreten ist.

Handelt es sich dagegen um vorhandene Deformationen des Leibes bzw. um eine starke Einsattelung des Rückens, so genügt es nicht mehr, allein die Körpermaße festzustellen. In solchen Fällen muß der Leib vorher in eine möglichst normale Form gebracht werden, was zweckmäßig durch Anlegen einer Wickelbinde (Trikot- oder Elastikbinde) erreicht wird, wobei der Leib gut angehoben werden muß. Geschieht dies nicht, würden Maße festgestellt werden, die für die Fertigung der Leibbinde ungenügend sind, denn das unterste Leibmaß würde zu reichlich sein, weil ja der starke Leib darüberhängt und die höheren Maße würden entsprechend zu gering sein.

In ganz besonders schwierigen Fällen muß die Maßnahme am liegenden Körper der Kundin durchgeführt werden, weil hier der Leib zurückfällt; auch hier ist zuerst eine Wickelbinde anzulegen, ehe die Maße festgestellt werden.

Im allgemeinen sind folgende Maße festzustellen:

(b) Taillenumfang,
(c) größter Leibumfang (etwas unterhalb des Nabels gemessen),
(d) Hüftumfang,
(d1) unterer Umfang (schräg gemessen unterhalb des Hüftknochens),
(1) vordere Höhe,
(3) hintere Höhe, von Taille abwärts,
(2) hintere Höhe, von Taille aufwärts.

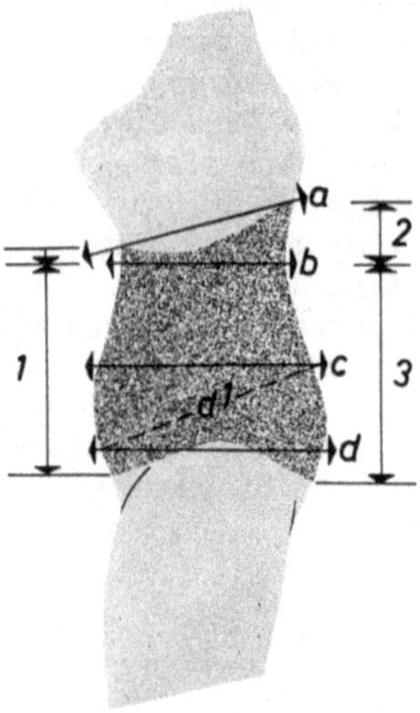

Abb. 138. Maße für Leibbindenfertigung

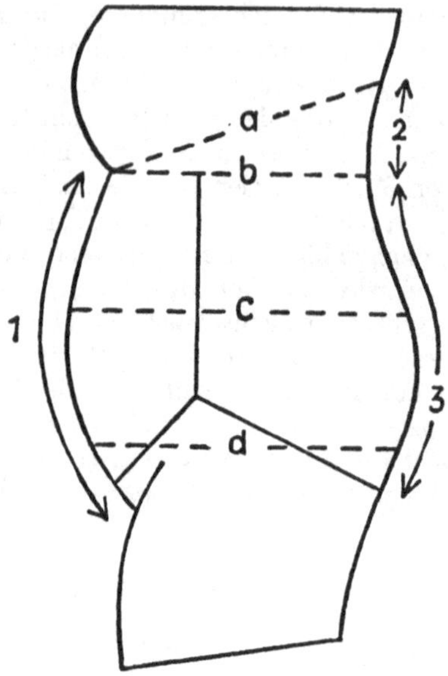

Abb. 139. Maßschema für Leibbinden

Es ist z. B. auch erforderlich, den Beckenumfang zu wissen; auch, wenn die Leibbinde im Rücken hoch hinauf gearbeitet werden soll, ein Schrägmaß (a) anzugeben, aus dem dann ersichtlich wird, ob die obere Partie des Rückenteils stärker auszuarbeiten ist. In manchen Fällen ist es unerläßlich, auch das Maß von — Spina bis Spina — festzustellen, weil dieses Maß — besonders bei starken Personen — verschieden sein kann.

c Maßtechnik bei fertigen Größen

Die Miederwaren-Industrie hat seit Jahren in ihrem Fertigungsprogramm auch die Herstellung von Leibbinden in fertigen Lagergrößen vorgesehen. Die Konstruktionstypen richten sich dabei

a) nach den Leiden und körperlichen Beschwerden der Verbrauchspersonen,
b) nach den körperlichen Proportionen des Körpers und deren Maße,
c) nach dem Bestimmungszweck.

Bei Bruchanlagen, bei Magensenkung, bei Beschwerden nach Geburt oder Operationen und bei Schwangerschaft erweist sich vielfach das Tragen einer entsprechend gearbeiteten Leibbinde als zweckmäßig, um

1. die Stützung und Hebung eines starken Leibes, oder
2. die Rückbildung erschlaffter Bauchmuskulatur, oder
3. eine Hebung des Unterleibes, oder
4. eine bessere Körperhaltung

zu erreichen. Der menschliche Körper in seinen verschiedenen Größen und mit einer Vielseitigkeit in den Proportionen der Figur verlangt bei einer Fertigung der verschiedenen Fertiggrößen auch eine Vielzahl von konstruktiven Ausführungen. Dabei spielen die Höhenmaße in den Fertiggrößen eine große Rolle, und zwar sind die Maße für die vordere Höhe anders als die der hinteren Höhe. So sehen wir aus dem Fertigungsprogramm einer bedeutenden Miederfirma folgende Größen von Leibbinden hinsichtlich ihrer Höhenmaße:

Vordere Höhe:	25 cm	hintere Höhe:	27 oder 32 cm,
,, ,,	26 cm	,, ,,	11 oder 30 cm,
,, ,,	27 cm	,, ,,	35—37 cm,
,, ,,	29 cm	,, ,,	32 cm,
,, ,,	30 cm	,, ,,	32 oder 38 cm,
,, ,,	31 cm	,, ,,	29 oder 36 cm,
,, ,,	32 cm	,, ,,	32, 34, 36, 37, 38 oder 39 cm,
,, ,,	33 cm	,, ,,	37, 39 oder 40 cm,
,, ,,	34 cm	,, ,,	38 cm,
,, ,,	35 cm	,, ,,	45 cm,
,, ,,	36 cm	,, ,,	40 oder 42 cm

je nach Type unter Beachtung der zu a)—c) bezeichneten Merkmale und je nachdem, ob die Leibbinde für eine kleine und untersetzte, mittlere und starke oder stärkere, für eine schlanke und mittlere oder für eine große Figur bestimmt ist. Im allgemeinen werden die verschiedenen Leibbindentypen in den Weiten von 62 cm bis 120 cm gefertigt, was allerdings nicht ausschließt, daß man auch andere Weiten fertigen kann — wenn sich hierfür ein entsprechender Bedarf anzeigt. Der Fachmann oder Verkäufer (Verkäuferin) muß auch für das Anpassen oder Anlegen einer fertigen Leibbinde entsprechend Maß nehmen. Und dabei sind folgende Punkte von besonderer Wichtigkeit:

1. Das Maßband soll nicht scharf angespannt, sondern bei Taille, Leib, Hüfte und über Brust gleichmäßig angelegt werden. (Körperbezeichnungen sind aus den Maßfiguren ersichtlich.)
2. Bei hängendem Leib und hängender Brust sollen Leib und Brust beim Maßnehmen hochgenommen werden.
3. Wenn möglich, ist im Liegen Maß zu nehmen.
4. Genaue Angabe, ob Maße über Kleider, über dem Hemd bzw. auf dem Körper genommen sind, ist erforderlich.
   Außerdem soll möglichst die Kleiderart (dicke, dünne oder mehrere Unterkleider) angegeben werden.
5. Die beste Angabe für einwandfreie Anfertigung ist die Einsendung des Fertigmaßes.
   Wie abzubrechen ist, um das Fertigmaß zu erhalten, zeigt folgende Tabelle:

a) Bei regulären Leibbinden

Leibumfang:	65—70—75—80—85—90—95 cm
Bindenweite:	62—67—70—75—80—85—90 cm
Leibumfang:	100—105—110—115—120—125—130 cm
Bindenweite:	95—100—103—105—110—115—120 cm

b) Bei Artikeln über Hemd bzw. auf dem Körper gemessen

Taille:	64—75 cm	76—90 cm	91—100 cm	ab 101 cm
Für Fertigmaß abbrechen:	2 cm	3 cm	4cm	5 cm
Leibmaß und Hüftmaß:	70—85 cm	86—100 cm	101—120cm	ab 121 cm
Für Fertigmaß abbrechen:	4 cm	5 cm	7 cm	9 cm
Brustmaß:	70—90 cm	91—110 cm	111—125cm	ab 126cm
Für Fertigmaß abbrechen:	3 cm	4 cm	5 cm	6 cm

c) Bei Artikeln über Kleider gemessen

Taille:	64—75 cm	76—90 cm	91—100 cm	ab 101 cm
Für Fertigmaß abbrechen:	4 cm	5 cm	6 cm	7 cm
Leibmaß:	70—85 cm	86—100 cm	101—120 cm	ab 121 cm
Für Fertigmaß abbrechen:	6 cm	7 cm	9 cm	11 cm
Brustmaß:	70—90cm	91—110cm	111—125cm	ab 126cm
Für Fertigmaß abbrechen:	5 cm	6 cm	7 cm	8 cm

Die angegebenen Maße sind Durchschnittsmaße.

Es ist zu beachten, daß bei Figuren mit festem Leib am Maße weniger abgebrochen wird als bei Figuren mit schwammigem Leib. Es ist wichtig, daß aus der Bestellung hervorgeht, ob es sich um Körpermaße oder um Fertigmaße handelt.

Je nach dem Anwendungszweck werden auch die Leibbinden in den Fertiggrößen entsprechend der Type

mit oder ohne seitliche Gummieinsätze,
„ „ „ seitliche Schnürungen,
„ „ „ Leibunterstützungslasche (Stützgurt),
„ „ „ seitlichem Hakenverschluß,
„ „ „ Magenlasche oder Mageneinsatzgummi,
„ „ „ Kreuzgurtverschluß,
„ „ „ Gabelgurte,
„ „ „ Innenbinde, verstellbar

ausgestattet.

Ergänzend sei hier noch gesagt, daß neben den hier aufgezeichneten Leibbinden für Frauen auch Herrenleibbinden in Fertiggrößen nach den gleichen Grundsätzen hergestellt werden. Bei ihnen betragen die vordere Höhe 22—25 cm und die hintere Höhe 16—19 cm je nach den Maßen und Proportionen des Körpers.

d Maßtechnik für Geradehalter

Die aufrechte Körperhaltung des Menschen ist nicht allein durch die regelrechte Form des Knochengerüstes und seines regelrechten Aufbaues gegeben, sondern ist ebensosehr von der entsprechenden Festigkeit der diese zusammenhaltenden Bänder und Gelenkkapseln sowie den Zustand der diese Gelenke bewegenden Muskelzüge abhängig. Ist der Zusammenhang aller mitwirkenden Teile irgendwie regelwidrig oder gestört, treten Haltungsfehler ein, deren Behebung oftmals ganz allgemein mit mechanischen Mitteln zu erfolgen hat. Die moderne Technik ist heute mehr denn je geneigt, geringere Haltungsfehler durch zweckvolle Bandagen (Geradehalter) zu korrigieren. Insbesondere ist die Stellung der Arme mitsamt dem Schultergürtel bei jugendlichen Menschen zu beachten. Eine schlaffe körperliche Haltung im Stehen oder beim Sitzen verlagert den Schultergürtel mit den Armen auf dem Rumpf nach vorwärts, wodurch sich die vorn zwischen Brustkorb und Oberarm befindlichen Muskeln allmählich verkürzen und am Ende zu einer Fixation des Schultergürtels nach vorne führen. Die Ausdehnung des Brustkorbes wird dabei die Ein- und Ausatmung behindern, der Körper zeigt eine schmal- und engbrüstige Form und so bildet sich dann nach und nach ein sogenannter Rundrücken. Bei einem nicht in der Wirbelsäule versteiftem muskelschwachem Rundrücken mit vorhängendem Schultergürtel wird man sich einer sogenannten Mahnbandage oder eines Geradehalters bedienen.

Die einfachste Ausführung einer solchen Bandage besteht aus einem achtförmig um die Schultern geschlungenes Traggurtband, dessen Kreuzungspunkt auf dem Rücken liegt. Vorn am Musc. pectorialis und in der Achselhöhle ist das Gurtband leicht gepolstert. Die notwendige Gesamtlänge des Gurtes wird durch eine Gurtschnalle am Rücken reguliert. Je nach dem Grad der Haltungsfehler und um zu verhindern, daß die Korrektionswirkung durch irgendwelche Körperbewegungen verlorengeht, wird eine solche Bandage durch einen Rückengurt bis zu einem Taillengurt fortgeführt. Bei jüngeren Menschen wird man zweckmäßig hinten die beiden über die Schultern geführten Gurte mit Gummigurtzügen verlängern, die dann an Schenkelriemen angeknüpft werden. Durch die Gummigurtzüge bleibt die Vorwärtsbeugung des Oberkörpers erhalten. Diese Art der Ausführung eines Geradehalters

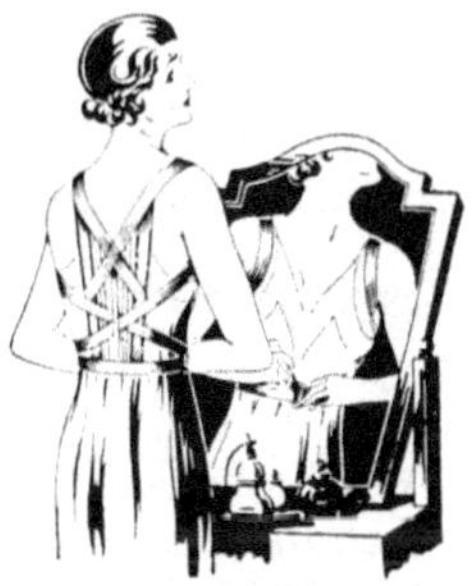

Abb. 140.
Geradehalter für Frauen

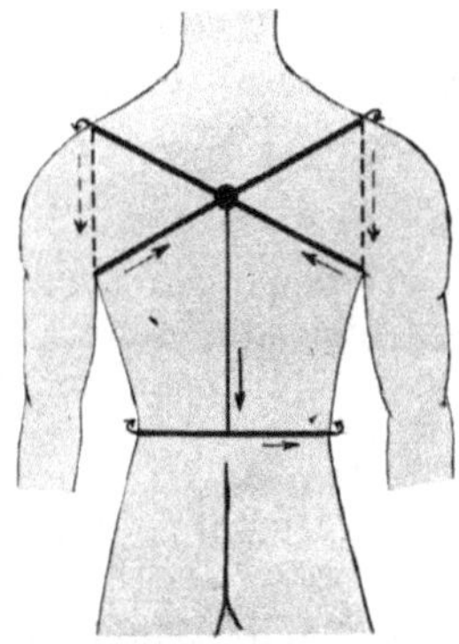

Abb. 141.
Maßschema für Geradehalter

hat insbesondere den Zweck, den jugendlichen Menschen zu „ermahnen", eine richtige Körperhaltung einzunehmen; eine passive Korrektur der Rundrückenhaltung wird damit allerdings nicht zu erreichen sein.

Für die fixierte Rundrückenbildung — bei angeborener, familiär oder durch Rachitis erworbener Krümmung des Rückens — ist die erwähnte Mahnbandage nicht ausreichend; hier wird sich die Herstellung und Anpassung eines aktiven Geradehalters als notwendig erweisen, dessen Ausführung mit dem Arzt zu vereinbaren ist.

Das Maßnehmen für die einfache Ausführung des Geradehalters (Mahnbandage) geschieht zweckvoll mit dem Maßband wie bei den Kraftzug- und Haltebandagen für Armprothesen. Die Maßnahmemerkmale für den aktiven Geradehalter entsprechen der Meßtechnik für Halte- und Stützapparate am Rumpf des menschlichen Körpers.

XIV. Maßtechnik für Miederwaren

a Allgemeines

Die einschlägige Miederwarenindustrie beschäftigt sich in ihrem Fertigungsprogramm auch mit der Anfertigung der nachstehenden Artikel, die wie die Büstenhalter und Leibbinden ebenfalls in den Fachgeschäften zum Verkauf gelangen. Es sind folgende:

1. Strumpfhalterhemdchen

die aus verschiedenen Stoffen gefertigt eine Kombination zwischen Strumpfhalter und Hend darstellen und insbesondere für Mädchen im Alter von 3—15 Jahren vorgesehen sind. Die Größentabelle hierfür richtet sich meistens nach dem Alter. Trotzdem sei hier die Tabelle einer namhaften Herstellerfirma genannt:

Größen-Nr.	4	5	6	7	8	9	10	11
Alter (Jahre)	3—4	5—6	7—8	9—10	11—12	12—13	13—14	14—15

2. Kinderleibchen

Das Kinderleibchen bedeckt den Oberkörper des Kindes bis zur Taille. Die seitlich angebrachten Knöpfe dienen zur Befestigung anknöpfbarer Strumpfhalter. Die Größenbezeichnungen entsprechen etwa dem Alter des Kindes.

3. Strumpfhaltergürtel

Dieser Artikel dient ausschließlich zum Halten der Damenstrümpfe und hat so gut wie keine Formkraft.

4. Sportgürtel

zeigen eine knappe Form mit seitlichen Gummieinsätzen und der Name sagt schon den Anwendungszweck.
Für die Anmessung genügen Taillenmaß und Hüftweite.

5. Gummischlüpfer

Der moderne Gummischlüpfer zeigt die Annehmlichkeit und Bewegungsfreiheit eines Strumpfhalters und eignet sich besonders für schlanke Figuren, insbesondere dann, wenn deren Taillenweite mehr als 26 cm enger ist als die Weite ihrer festen Hüftpartie, weil er sich fest um die hervorstehenden Hüftknochen schmiegt und ein Heraufrutschen und Abstehen am oberen Rand verhindert.

6. Hüfthalter

In der Ausführung unterscheidet man im allgemeinen:

a Hüfthalter mit seitlichen Gummieinsätzen und Hakenverschluß
b Hüfthalter mit Rückenschnürung und Hakenverschluß (besonders für vollschlanke und stärkere Figuren)
c Hüfthalter mit Rückenschnürung und Korsettschließe im Vorderteil (für stärkere und korpulente Frauen)

Dabei unterscheidet man drei Figurentypen:

Figurentyp A: zeigt etwa gleiche Hüft- und Brustweitenmaße. Dieses Gleichmaß ergibt eine harmonische Gesamterscheinung der Figur und selbst wenn das Hüftmaß um 4 cm größer als der Brustumfang ist, gehört dieser Typ zu den Fällen, die am leichtesten mit einem Hüfthalter bedient werden können.

Figurentyp B: zeigt eine breite Hüft- und schmale Oberweite. Hüft- und Leibpartie erscheinen breit und voll, denn die Hüftweite steht in einem ungünstigen Verhältnis zur Brustweite.

Figurentyp C: ist der Typ im umgekehrten Verhältnis, nämlich schmale Hüftpartie und breite Brustweite — ein Typ, der allerdings verhältnismäßig wenig auftritt.

7. Taillenmieder

Die modischen Taillenmieder in den verschiedenen Ausführungsarten formen die weibliche Figur nicht nur in der Taillenpartei und darunter, sondern durch ihre besondere Länge auch über der Taillenlinie und geben einen harmonischen Übergang zum Büstenhalter. Der Körper wird fast korselettartig bei größter Bewegungsfreiheit geformt.

8. Korselett

Beim Vorhandensein harmonischer Maßverhältnisse werden Büsten-, Taillen- und Hüftpartie gleichmäßig geformt. Die geschlossene Form des Korselett gestattet eine gleichmäßige und günstige Verteilung der Proportionen auf die gesamte Körperpartie.

b Maßtechnik für Hüfthalter, Mieder und Korselett

Auch beim Kauf eines Hüftgürtels erwartet die Kundin, daß eine Anprobe des gekauften Artikels vorgenommen wird. Daher ist es notwendig, die für die Auswahl der richtigen Größe notwendigen Maße festzustellen. Erfolgt das Abnehmen der Maße über dem Kleid, so wird das Maßband in der Taillengegend oberhalb des etwa vorhandenen Gürtels oder des Rockbundes angelegt, weil es sonst erhebliches Mehrmaß angeben würde. Von den über Kleid ermittelten Umfangmaßen werden je nach Art und Stärke des Kleiderstoffes 1—4 cm abgerechnet und danach die richtige Größe des Hüftgürtels ermittelt. Bei Rückenschnürung (Mieder) sind 4—6 cm vom Umfangsmaß in Abrechnung zu bringen.

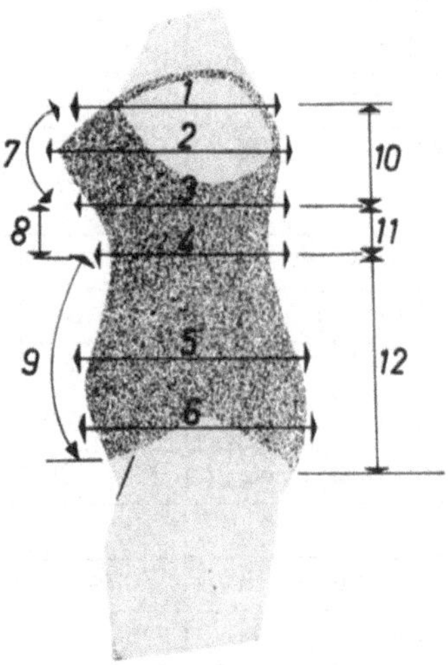

Abb. 142.
Maßschema für Korselett

Die Miederwarenindustrie hat für die verschiedenen Fabrikate entsprechende Maßtabellen aufgestellt, von denen nachstehend folgende zeigen, welche Maßeinheiten beachtet werden müssen:

Tabelle für FELINA-Hüftgürtel in cm

Bezeichnung Nr.	II	III	IV	V	VI	VII	VIII	IX	X	XI	XII
c Taillenweite .	60-62	64-66	68-70	72-74	76-78	80-82	84-86	88-90	92-94	96-98	100-102
d Hüftweite . mehr	30	28	27	26	25	25	24	24	23	23	22
Blusengröße .	38-40	40-42	42-44	44-46	46-48	48-50	50-52	52-54	54-56	56-58	58-60
Kleidergröße .	38	40	42	44	46	48	50	52	54	56	58

Die Triumpf-Werke Heubach/Wttbg. haben für ihre Triumpf-Formentypen bei Hüfthaltern folgende Neuerung hinsichtlich der Formtypenbezeichnung herausgebracht:

Hüfthalter, Büstenhalter und Gummischlüpfer werden mit farbigen Kennzeichen versehen, die auf die unterschiedlichen Hüftweiten der Modelle hinweisen. Hüfthalter erhalten einen farbigen Punkt auf weißem Feld für folgende vier Typen:

Grüner Punkt = schlanke Hüfte bis 22 cm Hüftsprung,
Roter Punkt = mittlere Hüfte 24–28 cm Hüftsprung,
Gelber Punkt = volle Hüfte 30–40 cm Hüftsprung,
Blauer Punkt = starke Hüfte 36–40 cm Hüftsprung.

Typenbezeichnung bei Hüfthaltern

Taillenweite: cm	58	60	62	64	
Hüftweite: cm		bis 82	bis 84	bis 86	Typenfarbe: grün
Hüftweite: cm	82—86	84—88	86—90	88—92	Typenfarbe: rot
Hüftweite: cm	88—92	90—94	92—96	94—98	Typenfarbe: gelb
Hüftweite: cm	94—98	96—100	98—102	100—104	Typenfarbe: blau

Taillenweite: cm	66	68	70	72	
Hüftweite: cm	bis 88	bis 90	bis 92	bis 94	Typenfarbe: grün
Hüftweite: cm	90—94	92—96	94—98	96—100	Typenfarbe: rot
Hüftweite: cm	96—100	98—102	100—104	102—106	Typenfarbe: gelb
Hüftweite: cm	102—106	104—108	106—110	108—112	Typenfarbe: blau

Taillenweite: cm	74	76	78	80	
Hüftweite: cm	bis 96	bis 98	bis 100	bis 102	Typenfarbe: grün
Hüftweite: cm	98—102	100—104	102—106	104—108	Typenfarbe: rot
Hüftweite: cm	104—108	106—110	108—112	110—114	Typenfarbe: gelb
Hüftweite: cm	110—114	112—116	114—118	116—120	Typenfarbe: blau

Taillenweite: cm	82	84	86	88	
Hüftweite: cm	bis 104	bis 106	bis 108	bis 110	Typenfarbe: grün
Hüftweite :cm	106—110	108—112	110—114	112—116	Typenfarbe: rot
Hüftweite: cm	112—116	114—118	116—120	118—122	Typenfarbe: gelb
Hüftweite: cm	118—122	120—124	122—126	124—128	Typenfarbe: blau

b Allgemeines und Maßtechnik für Büstenhalter

Die Frauenbrust besteht aus den beiden Drüsenkörpern, die symmetrisch dem großen Brustmuskel aufgelagert sind. Die Größe der Brust ist von ihrem Fettreichtum abhängig und individuell sehr verschieden. Etwas unterhalb der Mitte der Brust liegen die vorspringenden dunklen Brustwarzen, die von einem kreisförmigen Feld — dem Warzenhof — umgeben sind.

Das kosmetisch befriedigende Aussehen der weiblichen Brust ist für die Frau von großer Bedeutung. Eine Hängebrust, d. h. das tiefe Herabhängen der weiblichen Brüste stellt eine der häufigsten Abweichungen vom weiblichen Schönheitsideal dar. Ursache hierfür kann eine allgemeine Bindegewebsschwäche oder eine übermäßige Fettlagerung sein. Sobald die Neigung zur Senkung der Brüste erkennbar wird, müssen rechtzeitig Maßnahmen zur Festigung des Brustgewebes durchgeführt werden, z. B. sportliche Betätigung, örtliche Massage der Brustpartien und Stützung der Brüste durch einen wirklich gut sitzenden Büstenhalter.

Der Büstenhalter soll aber nicht nur die Brüste stützen! Die einschlägige Industrie bemüht sich bei der Fertigung der Büstenhalter auch um die Erfüllung der modischen Ansprüche, die die Frau für ihre Figur und deren ideale Linie stellt. Fortschrittliches Denken, schöpferische Phantasie und meisterliche Verarbeitung finden die Frauen in den vielen Modellen erster Herstellerfirmen vereinigt. Künstlerisch-technisches Können hat dazu geführt, daß die Büstenhalter in den verschiedenen Größen und in unterschiedlichen Formen gefertigt werden, was jedoch nicht ausschließt, daß für besondere Fälle auch Einzelanfertigungen vorgenommen werden.

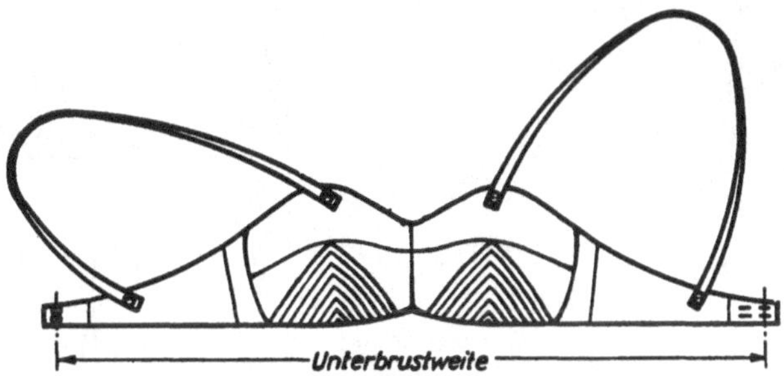

Bezeichnung eines Büstenhalters Größe III:
Büstenhalter III DIN 61560

Abb. 143

Die Maßnahmetechnik für Büstenhalter sieht folgende Arbeitsregeln vor:

Nach Möglichkeit soll die Maßnahme nicht am nackten Körper erfolgen, sondern auf der durch einen Büstenhalter geformten Figur durchgeführt werden. Es ist für einen guten Sitz des Büstenhalters Voraussetzung, daß das Modell der Brustschalen der Größe und Eigenart der Brust entspricht. Deshalb werden zuerst Breite und Höhe der Brust gemessen. Das Maßband wird in Körpermitte (5) angelegt und über die stärkste Stelle der rechten bzw. linken Brustkugel bis zum seitlichen Brustansatz geführt und zeigt uns das Breiten- oder Seitenmaß der Brust. Das Höhenmaß (6) ermitteln wir vom unteren Brustansatz bis zur Höhe des Trägerbandes. Nach Feststellung dieser beiden Maße stellen wir die Umfangmaße der verschiedenen Stellen des weiblichen Oberkörpers fest und zwar:

D = das Taillenmaß,
C = das Umfangsmaß unterhalb der Brust,
B = das Umfangsmaß der Brust (stärkste Stelle),
A = das Umfangsmaß oberhalb der Brust (Höhe der Achselhöhle),
2 = Länge von Taille bis A.

Nach den so ermittelten Maßen wird dann die Art und Form des anzufertigenden Büstenhalters festgelegt. Dabei unterscheidet man

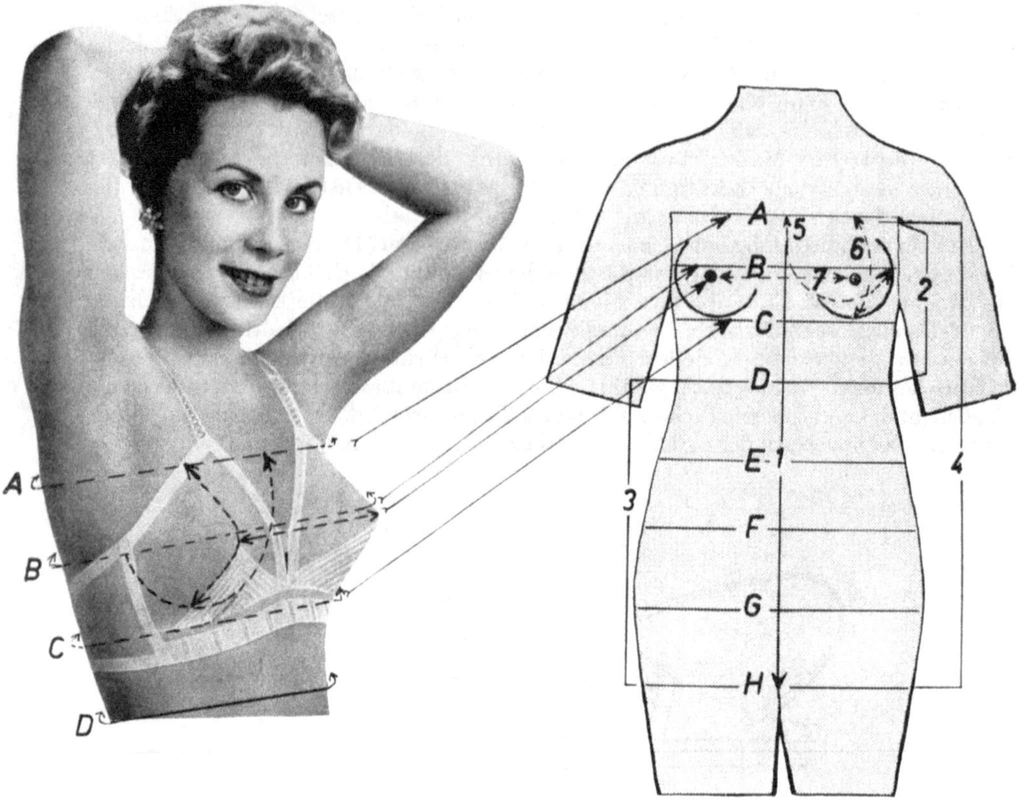

Abb. 144. Maßschema für Büstenhalter und Hüfthalter

1 den kleinen Büstentyp,
das sind alle Büsten, die entsprechend dem Gesamtumfang der Figur zu klein entwickelt sind,
2 den mittleren Büstentyp,
das sind die Durchschnittsgrößen der Büsten, wie man sie bei der Mehrheit der Frauen vorfindet und die in der Hauptsache mehr der Stützung bedürfen,
3 den vollen Büstentyp,
der infolge der Größe der Büste geformt und gestützt werden muß, weil sich die Büste nach unten und nach der Seite dehnt,
4 den großen Büstentyp,
der mehr oder weniger eine deformierte Büste aufweist.

In der Art und Form des Büstenhalters unterscheidet man heute folgende Ausführungen:

a den Büstenhalter ohne unteren Ansatz,
die sich für eine jugendlich schlanke Figur eignet, welche nur einen geringen Halt benötigt,
b den Büstenhalter mit unterem kurzen Ansatz
für den mittleren Büstentyp, welcher vermittels eingearbeiteter Gummiein-

sätze im Vorderteil und an den Seiten bei guter Formgebung eine volle Bewegungsfreiheit gibt,

c den Büstenhalter mit langem unteren Ansatz
für die vollschlanke oder starke Figur, wobei der Ansatz bis über den Hüfthalter reichen kann, um Magengegend und Taille schlanker erscheinen zu lassen,

d den Büstenhalter mit Vorderschluß,
der mit kurzem oder langem unteren Ansatz besonders für vollschlanke und starke Figuren zu empfehlen ist, weil er ein bequemes An- und Auskleiden ermöglicht,

e den Büstenhalter, der trägerlos gehalten ist
und mehr oder weniger von schlanken und mittleren Figuren aus modischen Bedürfnissen gewünscht wird,

f den Büstenhalter für kosmetische Fälle,
die wegen Brustamputationen oder für nicht voll entwickelten Brüsten mit Schaumgummieinlagen ausgestattet werden.

Die Miederwaren- und Büstenhalter-Industrie arbeitet im allgemeinen nach Größentabellen, die sie in jahrelanger Arbeit auf diesem Fertigungsgebiet aufgestellt haben.

Eine solche Tabelle zeigt nachstehende Größenbezeichnungen und Maße:

	Bezeichnung Nr.	I	II	III	IV	V	VI	VII
a	Brustumfang über der Brust mehr	11	12	13	14	14	14	14
b	Unterbrustweite	60—62	64—66	68—70	72—74	76—78	80—82	84—86
c	Taillenweite	56—58	60—62	64—66	68—70	72—74	76—78	80—82
	Kleidergröße	—	38	40	42	44	46	48
	Oberweite	—	78	82	86	90	94	98
	Blusengröße	—	38—40	40—42	42—44	44—46	46—48	48—50

	Bezeichnung Nr.	VIII	IX	X	XI	XII	XIII	XIV
a	Brustumfang über der Brust mehr	15	15	15	16	16	17	17
b	Unterbrustweite	88—90	92—94	96—98	100—102	104—106	108—110	112—114
c	Taillenweite	84—86	88—90	92—94	96—98	100—102	104—106	108—110
	Kleidergröße	50	52	—	—	—	—	—
	Oberweite	102	106	110	114	118	122	126
	Blusengröße	50—52	52—54	54—56	56—58	58—60	—	—

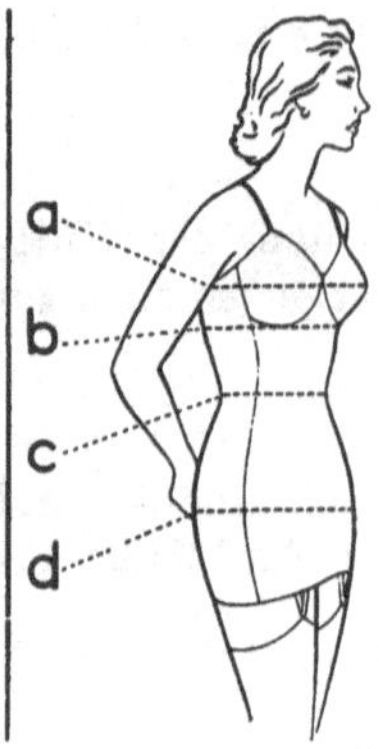

Die Büstenhaltergröße dieser Tabelle basiert auf der Unterbrustweite bei mittleren Brustkörbchen

Büstenhalter mit kleinem Brustkörbchen sind mit	A	zu bezeichnen, um die Anprobe zu erleichtern.
Büstenhalter mit mittlerem Brustkörbchen sind mit	B	
Büstenhalter mit großem Brustkörbchen sind mit	C	

Ist das Brustkörbchen bei der Anprobe zu groß, bzw. die Brust zu klein, dann wählt man die nächst kleinere Größe und stellt den verstellbaren Rückenverschluß etwas länger.

XV. Maßtechnik für Handschuhe

a Allgemeines

Handschuhe wurden als Schutz gegen die Kälte schon seit den ältesten Zeiten benutzt. So gilt als erwiesen, daß die Handschuhe der Höhlenbewohner aus grob zugerichteten Fellen hergestellt und mit Tierdärmen mittels Nadeln aus feinen Knochen geheftet worden sind. Ebenso wissen wir, daß Handschuhe namentlich bei den alten Völkerschaften Vorderasiens im Gebrauch waren. So hat z. B. König Ramsinit von Ägypten lange Handschuhe getragen und auch bei den Griechen benutzte man den Handschuh als Schutz gegen Schäden bei der Arbeit. In den späteren Jahrhunderten kam durch Feldzüge mit anderem asiatischen Luxus auch der Gebrauch der Handschuhe nach Rom, wo er anfangs nur von Weichlingen geübt, durch die überhandnehmende Verfeinerung, verbunden mit Modetorheiten, zur allgemeinen Sitte wurde. Von hier erhielt der Handschuh eine symbolische Bedeutung im liturgischen Gebrauch in der katholischen Kirche, wo er von der höheren Geistlichkeit getragen wurde. Der Handschuh galt dann auch als Symbol der Würde und der Huldigung; er wurde meistens aus feinem Leder gefertigt und mit Perlenstickerei auf violettblauer Seide am unteren Rande versehen. Zur Zeit Karls des Großen (768—814) wurden Handschuhe auch von anderen Ständen und zum gewöhnlichen Gebrauch getragen. Seit dem 16. Jahrhundert sind die Handschuhe zum Allgemeingut geworden. Damals war das spanische Fabrikat das beliebteste; ihm zunächst kamen Handschuhe aus feinem Sämischleder; gelb war die gewöhnliche Farbe, weiß galt aber als vornehmer.

Die Lederhandschuhmacherei oblag von jeher der Zunft der Handschuhmacher, die sehr verbreitet war. Insbesondere war es das Handschuhgewerbe in Frankreich, das sich seit 1165 bis zum heutigen Tage erhalten hat. Im Jahre 1839 war es Jouvin, der mit seinen Erfindungen in die Öffentlichkeit trat und damit die Möglichkeit schuf, gleichmäßige Produkte in bester Qualität billig herzustellen. Das weiter feinausgedachte Numérotagesystem gestattete die massenweise Herstellung der Handschuhe von tadelloser Paßform. Seitdem hat sich in den meisten europäischen Ländern eine Lederhandschuhindustrie entwickelt, die es sich zur Aufgabe gestellt hat, den anfallenden Bedarf zu decken. Neben den Handschuhen aus dem Sämischleder von Rehen, Gemsen und anderem jagdbarem Hochwild werden heute die Handschuhe aus Chairleder, Glacéleder und Nappaleder verarbeitet, d. h. Leder von Hunden, Schafen, Ziegen, Kälbern in den verschiedenen Zurichtungen. Je nach den gestellten Anforderungen und modischen Ansprüchen werden die Handschuhleder entweder in der ganzen Dicke durchgefärbt oder nur an der Oberfläche gefärbt. Die Technik hat dabei Methoden entwickelt, die eine gute Farbechtheit und Farbbeständigkeit garantieren.

Neben den ungefütterten Lederhandschuhen werden solche auch gefüttert hergestellt. Als Futterstoffe sind hier anzusprechen:

Plüsch = Baumwollplüsch, Wollplüsch oder Seidenplüsch,
Watte = Vlies aus Originalbaumwolle als lockeres pelzartiges Material hergestellt,
Futterpelze = kurzhaarige, weich gegerbte aber haarfeste Felle von Kaninchen, Hasen, Katzen, Hamster u. a. Pelztieren.

Alle der genannten Handschuhfutter müssen in ihrer Beschaffenheit so gehalten sein wie ein Strumpf, der sich in der Breite dehnt und darauf wieder zusammenzieht; sie müssen also eine ausreichende Elastizität aufweisen.

b Maßtechnik für die Hand

Die Hand ist der unterste Teil des Armes, der durch das Handgelenk direkt mit ihr verbunden ist. Ein Handschuh bedeckt also zumeist nur die Hand, ziemlich häufig aber auch einen mehr oder weniger großen Teil des Vorderarmes (Unterarm) und nur bei sehr langen Damenhandschuhen auch noch einen Teil des Oberarmes.

An der Hand unterscheiden wir:

a den gewölbten Handrücken,
b die leicht ausgehöhlte Hohlhand oder den Handteller,
c den Speichenrand auf der Daumenseite und
d den Ellbogenrand auf der Kleinfingerseite.

Beim Knochengerüst der Hand unterteilen wir:

1 die Handwurzel bzw. das Handgelenk, die aus zwei Reihen kurzer Knochen besteht,
2 die Mittelhand aus fünf kleinen Röhrenknochen und
3 die fünf Finger, von denen vier je drei Glieder, der Daumen nur zwei Glieder besitzt.

Das gesamte Knochengerüst besteht aus 27 kleinen Knochen, die in jeder Reihe durch kurze und starke Bänder fest untereinander verbunden sind; aber die Gelenke zwischen beiden Reihen und zwischen dem Unterarm und der obersten Reihe sind derart, daß eine die Bewegung der Hand nach vorn, das andere die nach der Seite gestattet.

Die Beuge- und Streckmuskeln, die hauptsächlich am Vorderarm und weniger an der Hand selbst liegen, bewirken die Beweglichkeit der Finger. Die Finger selbst tragen keine Muskeln, sondern nur Sehnen derselben; sie bestehen nur aus den Knochen, Sehnen, der Haut und dem Fett mit den zugehörigen Nerven und Gefäßen. Zu erwähnen ist weiter, daß die Hand durch die Speichen- und die Ellbogenarterie mit Blut versorgt wird; zahlreiche Venen führen das verbrauchte Blut fort. Die Haut ist reich an Gefühlsnerven, die namentlich an den Fingerspitzen mit besonderen, das Tasten vermittelnden Endorganen, den sogenannten Tastkörperchen, versehen sind. In die Haut der letzten Fingerglieder ist auf der Rückseite der Nagel eingefügt, der dem Gliede — das nur einen kurzen Knochen besitzt, eine große Festigkeit verleiht.

Wie jedes Glied des menschlichen Körpers zeigen auch die Hände bei jedem einzelnen Menschen verschiedene Abweichungen, worauf aber der Handschuhmacher keine besondere Rücksicht zu nehmen braucht. Wenn auch die rechte und linke Hand symmetrisch zueinander gebaut sind, pflegt in der Regel die rechte Hand größer zu sein als die linke; das dürfte auch der Grund dafür sein, daß man immer zuerst den rechten Handschuh anprobiert. Bei Linkshändern dagegen ist oftmals die linke Hand kräftiger entwickelt. Dieser Unterschied wird bei Handschuhen nicht beachtet — man wählt die Handschuhe nach der kräftigeren Hand aus.

Die Männerhand ist kräftiger und gedrungener als die Frauenhand, die zierlicher gebaut ist und bei gleicher Handgröße längere Finger aufweist. Diese Merkmale sehen wir auch im Vergleich mit der Kinderhand und hieraus ergibt sich, daß für den Zuschnitt der Handschuhe für Männer, Frauen und Kinder unterschiedliche Formen und Kaliber angewendet werden.

c Maßnahmetechnik für Handschuhe

Die Größe der Hand wird an der Tellerseite gemessen. Der ganze Umfang des Handtellers — dort wo der Daumen angefügt ist (Handtellermitte) zeigt den Umfang an. Man benutzt für das Messen ein Maßband für Handschuhe, das eine Aufteilung in Pariser Zoll hat und mit 4 Zoll beginnt und mit 10 Zoll = 27,07 cm endet. Jede Zollgröße ist in je ein Viertel unterteilt. Beim Umlegen und bei einem Anliegen des Maßes ohne Druck läßt sich die Handschuhgröße (z. B. $6^1/_4$) leicht feststellen. Kinderhandschuhe beginnen meistens mit der Größe 5 und enden mit Größe 6.

Bei Frauenhandschuhen ist die kleinste Handschuhgröße 5½ und steigt dann bis $7^3/_4$ hinauf.

Handschuhe für Männer fangen mit der Größe $6^3/_4$ an und gehen bis auf Größe 10 hinauf; in besonderen Fällen werden Männerhandschuhe auch in den Größen 11, 12 und 13 hergestellt.

Für deformierte Hände infolge Krankheit, Verletzungen (Kriegs- und Unfallverletzungen) werden Handschuhe einzeln und nach Maßen für den Einzelfall angefertigt. Für solche Fälle ist ein besonderes Maßschema vorgesehen, bei welchem alle diejenigen Meßstellen (Umfänge und Längen) berücksichtigt sind, die dem Handschuhmacher als Unterlage für die Fertigung dienen.

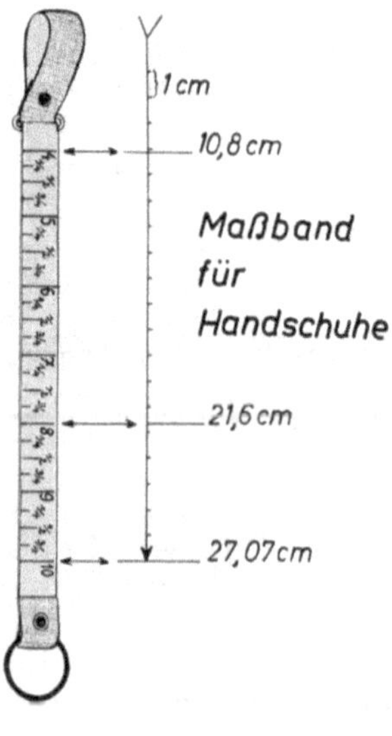

Maßtabelle für Handschuhe

Größenbezeichnung für Leder- handschuhe	Größenbezeichnung für Stoff- handschuhe	Vierfingerumfang etwa in cm
6	6	16½
6¼	7	17
6½		18
6¾	8	18½
7		19
7¼	9	20
7½		20½
7¾	10	21
8		22
8¼	11	22½
8½		23
8¾	12	24
9		24½

Abb. 140

Die in vorstehender Maßtabelle aufgezeichneten Maßgrößen für Handschuhe werden nicht nur vom Handschuhmacher für die Einzelherstellung angewendet; sie gelten auch heute noch für die industriemäßige Fertigung der verkaufsfertigen Lederhandschuhe, bei denen die jeweils gestellten modischen Ansprüche berücksichtigt werden.

Handschuhe werden aber nicht nur aus Leder hergestellt; wir kennen auch die Stoffhandschuhe und Handschuhe, die aus Wolle und anderen wärmenden Garnen gestrickt werden und die eben als Schutz gegen Kälte genutzt werden. Die Normung hat hier bereits eingesetzt und z. B. für gestrickte Handschuhe eine Vereinheitlichung in den Größenbezeichnungen und Abmessungen herbeigeführt.

Maßschema für Handschuhe (Maße in cm)

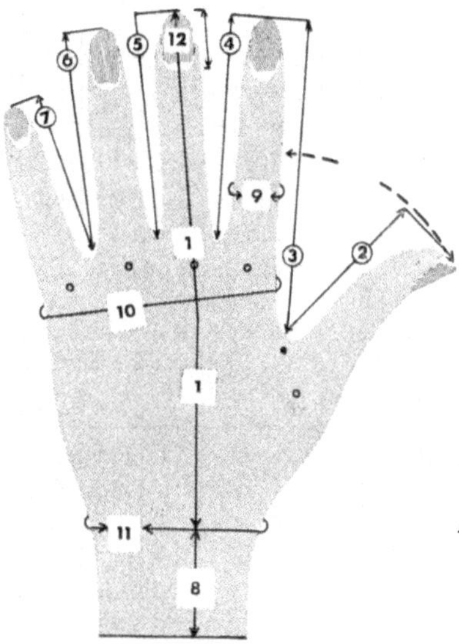

Abb. 147

	rechts	links
Längenmaße:		
1. Mittelfingerspitze bis Handgelenk		
2. Daumenlänge		
3. Zeigefinger bis Daumenwinkel		
4. Zeigefingerlänge		
5. Mittelfingerlänge		
6. Ringfingerlänge		
7. Kleinfingerlänge		
8. Handgelenk bis Unterarm		
Umfangsmaße:		
9. a) Daumenumfang		
b) Zeigefingerumfang		
c) Mittelfingerumfang		
d) Ringfingerumfang		
e) Kleinfingerumfang		
10. Handumfang		
11. Handgelenkumfang		
12. Fingernagelform der Finger		
a) Form siehe nächste Seite		
b) Breite in mm		
c) Länge in mm		

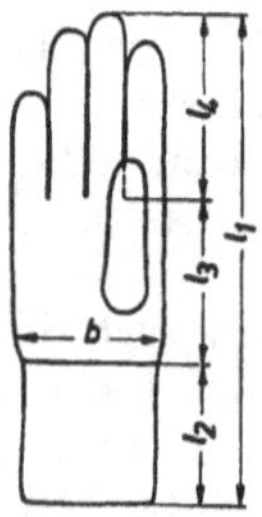

Abb. 148

d Gestrickte Handschuhe nach DIN 61 528*

Gestrickte Handschuhe werden als Fingerhandschuhe und als Fausthandschuhe hergestellt. Für die verschiedenen Größen wurden Tabellenmaße vorgesehen, die sich für 6er bis 8er glatt- bzw. köpergestrickte Ware mit den für diese Maschinen erforderlichen Garnnummern verstehen. Die bei der Herstellung von Maschenware unvermeidlichen handelsüblichen Abweichungen von den in der Tabelle angegebenen Warenmaßen sind zulässig.

Fingerhandschuhe
(Maße in cm)

Größenbezeichnung	für Kinder				für Damen				für Herren				
	K3	K4	K5	K6	D6	D7	D8	D9	H9	H10	H11	H12	H13
Gesamtlänge l_1	19	20	22	23	25	26	27	28	27,5	28,5	29,5	30,5	31,5
Handbreite b	6,5	7	7,5	7,5	7,5	8	8,5	9	9	9,5	9,5	10	10,5
Randlänge l_2	5,5	5,5	6,5	6,5	8	8	8	8	9	9	9	9	9
Handlänge l_3	7,5	8	8,5	9	9,5	10	10,5	11	10	10,5	11	11,5	12
Fingerlänge l_4 (Mittelfinger)	6	6,5	7	7,5	7,5	8	8,5	9	8,5	9	9,5	10	10,5

Fausthandschuhe
(Maße in cm)

Größenbezeichnung	für Erstlinge			für Kinder				für Damen				für Herren				
	0	1	2	K3	K4	K5	K6	D6	D7	D8	D9	H9	H10	H11	H12	H13
Gesamtl. l_1	13	14	15	18	19	21	22	24	25	26	27	26,5	27,5	28,5	29,5	30,5
Handbreite b	5	5,5	6	7	7,5	8	8	8	8,5	9	9,5	9,5	10	10	10,5	11
Randlänge l_2	5	5	5	5,5	5,5	6,5	6,5	8	8	8	8	9	9	9	9	9
Handlänge l_3	8	9	10	12,5	13,5	14,5	15,5	16	17	18	19	17,5	18,5	19,5	20,5	21,5
Daumenl. l_4	3	3,5	4	nicht festgelegt												

e Schutzhandschuhe aus Leder

Viele Arbeitsverrichtungen in den Industrie- und Handwerksbetrieben machen es notwendig, die Hände durch Handschuhe (Arbeitshandschuhe) zu schützen. Solche Handschuhe werden z. B. im Bergbau außerordentlich stark beansprucht und müssen daher maßlich und qualitätsmäßig nach bestimmten Grundsätzen und Richtlinien hergestellt werden. Auf Vorschlag der einschlägigen Verbände und Organisationen wurden entsprechende Normenvorschläge eingereicht. In bezug auf Unfallschutz kann festgestellt werden, daß bei Anwendung der verschiedenen vorgeschlagenen Handschuhtypen eine wesentliche Verringerung der Hand- und Fingerverletzungen festgestellt werden konnte.

Schutzhandschuhe aus Leder (für Bergmannsausrüstung) nach DIN 23 304*

A Fausthandschuh, beidhändig tragbar

Werkstoff: Handschuh = Rindnarbenleder oder gutes Rindspaltleder 1,5 bis 2 mm dick, aus der ganzen Haut geschnitten

Stulpe = gutes Rindspaltleder, 1 bis 2 mm dick

Ausführung: Mit starkem Leinenzwirn genäht, Handschuhschließnaht innen liegend. Daumen aus einem Stück, seitlich eingesetzt. Daumenverstärkung aus dem Leder des Handschuhes hervorgehend, auf dem Daumen aufgenäht. Stulpe aus nicht mehr als zwei Stücken.

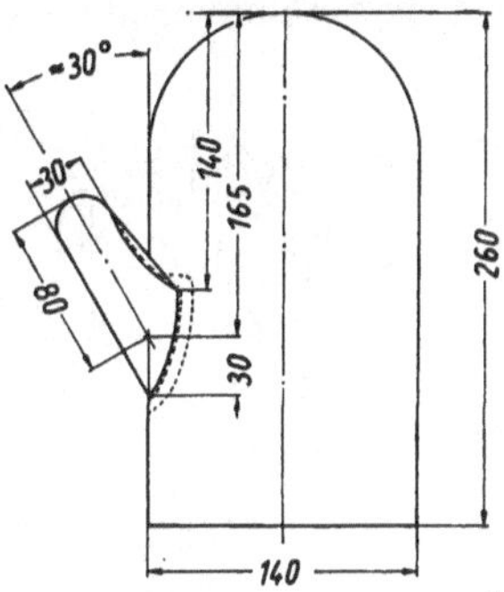

Abb. 149

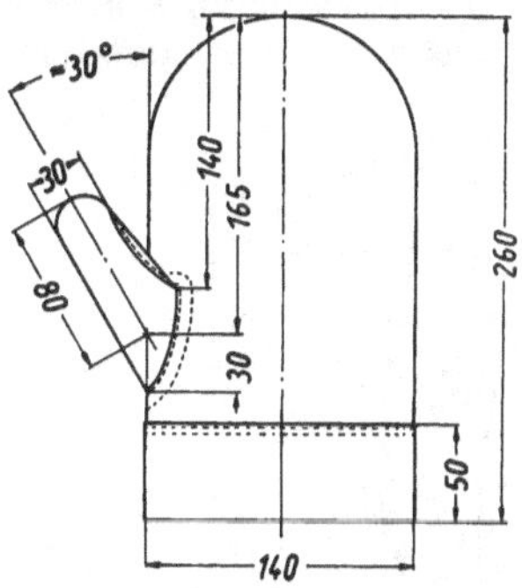

Abb. 150

Fausthandschuh AO DIN 23 304
Rindnarbenleder
ohne Stulpe

Fausthandschuh AS DIN 23 304
Rindnarbenleder
mit Stulpe

(Maße in cm)

B Dreifingerhandschuh mit Stulpe

Vorgesehener Werkstoff: Handschuh = Rindnarbenleder 1,2—1,8 mm dick, aus der ganzen Haut geschnitten
Stulpe = gutes Rindspaltleder, 1—2 mm dick

Ausführung: Mit starkem Leinenzwirn genäht — Nähte innen liegend. Daumen aus einem Stück, beim beidhändig tragbaren Handschuh seitlich eingesetzt. Daumenverstärkung aus dem Leder des Handschuhes hervorgehend, auf dem Daumen aufgenäht. Stulpe aus nicht mehr als zwei Stücken.

Dreifingerhandschuh B 1 DIN 23 304
einseitig tragbar
Dreifingerhandschuh B 2 DIN 23 304
beidhändig tragbar

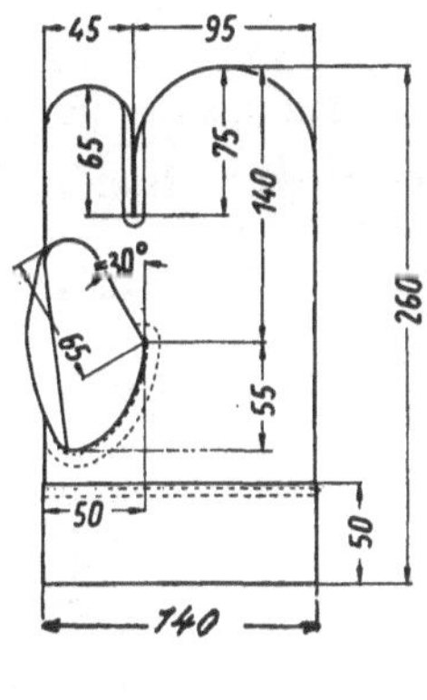

Abb. 151

C Fünffingerhandschuh, einseitig tragbar mit schräg eingesetztem Daumen

Werkstoff: Handrücken = Rindnarbenleder oder gutes Rindspaltleder 1 bis 1,5 mm dick (Hals- und Bauchteile)
Handfläche = Rindnarbenleder, 1—1,5 mm dick, aus der ganzen Haut geschnitten
Stulpe = gutes Rindspaltleder, 1 bis 2 mm dick

Ausführung: Mit starkem Leinenzwirn genäht. Nähte, außer der Daumennaht, außenliegend. Handfläche einschließlich Vorderseite des Zeigefingers und kleinen Fingers aus einem Stück. Vorderseite der mittleren Finger angenäht; Naht durch Lederstreifen geschützt. Handrücken aus einem Stück. Daumen aus einem Stück. Daumenverstärkung aus dem Leder des Handschuhes hervorgehend, auf dem Daumen aufgenäht. Stulpe aus nicht mehr als zwei Stücken.

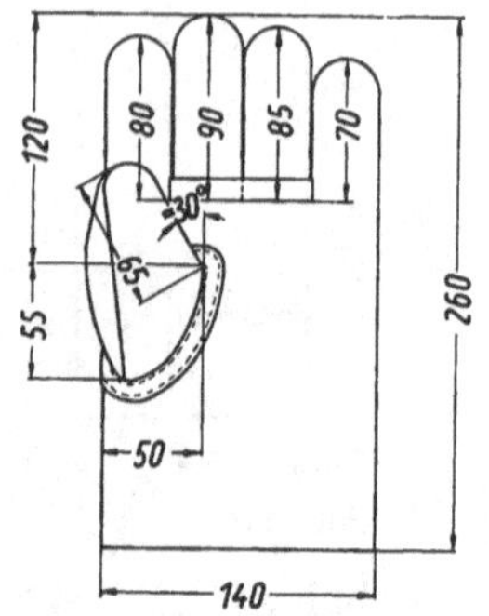

Abb. 152

Fünffingerhandschuh CO DIN 23304
CO ohne Stulpe
Rindleder

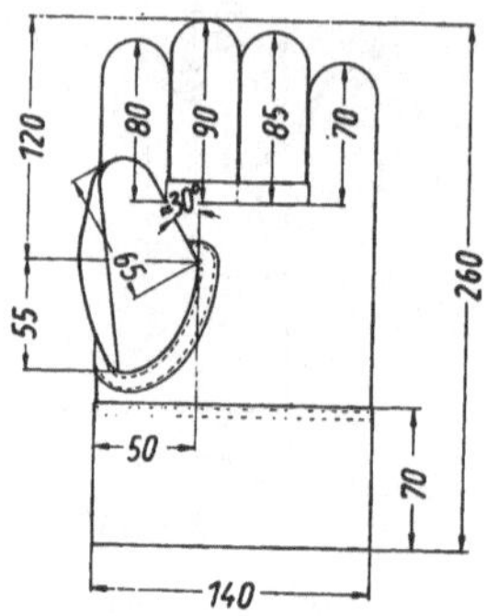

Abb. 153

Fünffingerhandschuh CS DIN 23304
CS mit Stulpe
Rindleder

(Maße in cm)

Der Handschuh muß weich und geschmeidig sein. Für verschiedene Arbeiten ist es zweckmäßig, die Nähte an den Fingerspitzen durch eine Lederüberlappung (Fingerkuppen) zu schützen. Die Bezeichnung für solche Ausführung lautet: Fünffingerhandschuh CS mit Fingerkuppen DIN 23304 Rindnarbenleder.

D Fünffingerhandschuh D DIN 23304 einseitig tragbar mit gerade eingesetztem Daumen mit Stulpe

Werkstoff: Handrücken = Rindnarbenleder oder gutes Rindspaltleder 1 bis 1,5 mm dick (Hals- oder Bauchteile),
Handfläche = Rindnarbenleder, 1—1,5 mm dick, aus der ganzen Haut geschnitten
Stulpe = gutes Rindspaltleder, 1—2 mm dick.

Ausführung: Mit starkem Leinenzwirn genäht, Nähte, außer dem Handrückennähten, innen liegend. Fingernähte nicht zwischen den Fingern verlaufend. Handfläche, ein Daumenteil und Zeigefingerrückenteil aus einem Stück. Stulpe aus nicht mehr als zwei Stücken.

Fünffingerhandschuh aus Gewebe nach DIN 61533*

Diese Fünffingerhandschuhe als Spezialarbeitsschutzbekleidung werden in zwei Formen gefertigt und zwar:

*) Die Größenbezeichnungen und Maße der Normblätter werden mit Genehmigung des Deutschen Normenausschusses wiedergegeben. Maßgebend ist die jeweils neueste Ausgabe des Normblattes im Normformat A 4, das bei der Beuth-Vertrieb GmbH., Berlin W 15 und Köln erhältlich ist.

Form A mit seitlichem Daumen und angeschnittenem Zwickel, beidhändig tragbar, alle Nähte nach innen.

Bei dieser Form mit einseitiger Verstärkung (Besatz) aus Gewebe oder Leder ist es zulässig, den Daumen mit angeschnittenem Zwickel in die Handfläche einzusetzen. Handschuhe in dieser Ausführung sind nur auf einer Hand tragbar.

Form B Daumen in der Handfläche, angeschnittener Zwickel, nur auf einer Hand tragbar, alle Nähte nach innen.

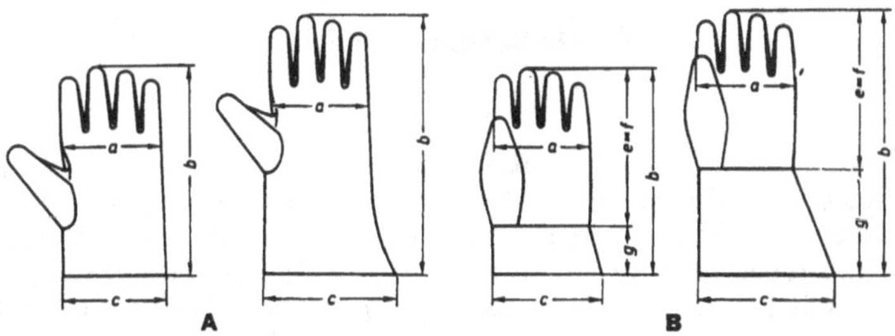

A — ohne Stulpe, mit Stulpe; B — ohne Stulpe, mit Stulpe

Abb. 154

Werkstoff: Gewebe ohne Besatz
Gewebe mit Gewebebesatz
Gewebe mit Lederbesatz

Ausführung: ungefüttert und gefüttert
Verstärkungen (Besätze) sind freigestellt, jedoch darf die Besatzlänge, von der Mittelfingerspitze ab gemessen, bei Form A 23 cm, bei Form B 21 cm nicht überschreiten.

Maßtabelle:
(Maße in cm)

	Größe 1		Größe 2	
	ungefüttert	gefüttert	ungefüttert	gefüttert
Form A				
Handweite a	14	15	14	15
Ganze Länge b	28	28	35	35
Einschlupfweite c	14	15	18	19
Futterlänge e	—	28	—	35
Form B				
Handweite a	14	15	14	15
Ganze Länge b	28	28	35	35
Einschlupfweite c	15	16	19	20
Futterlänge e	—	21	—	21
Handlänge f	21	21	21	21
Stulpenlänge g	7	7	14	14

Die Maße sind Fertigmaße. Zulässige Abweichung + 5%.

Weiten- und Längenmaße werden wie folgt gemessen: Der Fünffingerhandschuh wird glatt hingelegt, so daß keine Falten entstehen. Das Maß über die Knöchelhöhe von der einen Seitenkante zur anderen Seitenkante ergibt die Handweite a, das Maß von der Mittelfingerspitze bis zur unteren Kante die ganze Länge b und bei Form A auch die Futterlänge e, das Maß von der linken unteren Kante zur rechten unteren Kante die Einschlupfweite c. Bei Form B ergibt das Maß von der Mittelfingerspitze bis zum Stulpenansatz die Handlänge f und die Futterlänge e, das Maß von der unteren Kante bis zum Handansatz die Stulpenlänge g.

XVI. Maßtechnik für Schuhe

a Allgemeines

Der Schuh ist als die äußere Fußbekleidung anzusehen. In der Vergangenheit hatte eine solche den Zweck, die Fußsohle vor Verletzungen, Staub, Schmutz und Kälte zu schützen. So ist die allgemein bekannte Sandale mit ihren Verschnürungen um den Fuß ausreichend gewesen. In der späteren Zeit entwickelte sich ein Schuhwerk, das je nach Lebensform und Beschäftigungsart des Menschen den Fuß völlig bekleidete und teilweise den Unterschenkel — manchmal auch den Oberschenkel (Wasserstiefel) umhüllte.

Die Herstellung des Schuhwerks obliegt auch heute noch dem Schuhmacherhandwerk. Mit dem Fortschritt der Technik wird heute eine industriemäßige Fertigung der Fußbekleidung durchgeführt, die den verschiedenen Zwecken, die an das Schuhwerk gestellt werden, gerecht wird und auch durch den ständigen Wechsel der Schuhmode zu einem bedeutenden Faktor der freien Wirtschaft geworden ist. Für gesunde und normale Füße werden kaum noch Maßschuhe nötig sein, denn die Schuhindustrie ist so leistungsfähig, daß ihre Erzeugnisse auf diesem Gebiete in allen Größen und Weiten und Ausführungen auf den Verbrauchermarkt gelangen. Im Vergleich zu den Leistungsmöglichkeiten des Handwerks kann die Industrie das Schuhwerk in großen Mengen schneller, billiger und vielgestaltiger anbieten. Trotzdem bleibt dem einschlägigen Schuhmacherhandwerk die Aufgabe, Maßschuhwerk handwerklich anzufertigen, wenn es für Menschen bestimmt ist, die durch irgendwelche Umstände, durch Fußkrankheiten oder Verletzung (Kriegs- und Unfallfolgen) in ihrer Leistungs- bzw. Gehfähigkeit gehemmt sind. Für diese Aufgabe muß der Schuhmacher genaue Kenntnis vom Bau des menschlichen Fußes und seine krankhaften Veränderungen haben.

Der menschliche Fuß besteht aus

a) dem Fußskelett, bestehend aus Knochen, Knorpel und Bändern,
b) den Muskeln.

Zu a) Das Fußskelett wird aus 26 Knochen, zuzüglich den 2 unter dem Mittelfußköpfchen angeordneten 2 Sesambeinen gebildet. Dabei rechnet man zur Fußwurzel

1. das Fersenbein,
2. ,, Springbein,
3. ,, Kahn- oder Schiffbein,
4. ,, erste Keilbein,
5. ,, zweite Keilbein,
6. ,, dritte Keilbein,
7. ,, Würfelbein,

zum Mittelfuß die fünf Mittelfußknochen,

1. Erster oder Großzehenmittelfußknochen,
2. zweiter Mittelfußknochen,
3. dritter Mittelfußknochen,
4. vierter Mittelfußknochen,
5. fünfter oder Kleinzehenmittelfußknochen.

Die unteren verdickten Enden der Mittelfußknochen nennt man die Mittelfußköpfchen.

Zu dem Vorfuß, der Zehengruppe, gehören 14 Zehenknochen. Die Großzehe hat zwei und die übrigen Zehen haben je drei Zehenglieder. Die an die Mittelfußköpfchen stoßenden Zehenglieder sind die Zehengrundglieder, die nächstfolgenden die mittleren Zehenglieder und die vorderen die Nagelglieder.

Unter dem Köpfchen des Großzehenmittelfußknochens befinden sich zwei Sesambeine, an welchen sich die Muskeln des Großzehenballens ansetzen.

Für die Beweglichkeit des Fußes sind die für die Bewegung bestimmten Knochen des Fußskelettes durch Gelenke verbunden und die Bänder halten sie zusammen. Für die reibungslose Bewegung sind die Gelenkenden mit einer Knorpelschicht versehen, die gleichzeitig auch als Pufferschicht dient. Der Bau des Fußskelettes sieht einen inneren und einen äußeren Gewölbebogen vor.

Der innere Gewölbebogen wird vom schräg nach oben stehenden Fersenbein, dem ihm aufliegenden Sprungbein, dem Kahnbein, dem ersten Keilbein, und dem ersten Mittelfußknochen gebildet.

Der äußere Gewölbebogen erstellt sich aus dem Fersenbein-Würfelbein und dem fünften Mittelfußknochen.

Die drei tiefsten Punkte (Auflagepunkte bei Nichtbelastung des Fußes) sind:
das Fersenbein, der Großzehenballen und der Kleinzehenballen.

Die Hauptbewegungen des Fußes gehen im Sprunggelenk vor sich;

Zu b) den Muskeln, die sich aus Muskelfasern zu Bündeln zusammensetzen und in Muskelschläuchen vereinen, ist zu sagen, daß sie reichlich von Blutgefäßen durchdrungen und mit Nerven versehen sind; ihre Enden gehen in Sehnenfasern über, die sich schließlich zu einer Sehne zusammenschließen und mit ihren gespalteten Enden eine innige Verbindung mit dem Knochen eingehen. Die Muskeln mit ihren Bewegungsnerven vollführen die Bewegungen des Fußes. Das Muskelspiel geschieht in der Weise, daß sich beim Zusammenziehen des Muskels dieser verkürzt und dicker wird. Er kann sich selbsttätig nicht wieder ausdehnen. Das Strecken des Muskels erfolgt durch einen Gegenmuskel. Wir unterscheiden daher bei den einzelnen Muskeln:

Beuger — Strecker	=	Heber — Senker,
Anzieher — Abzieher	=	Einwärtsdreher — Auswärtsdreher usw.

Die Kenntnis von der Wirkungsweise der Muskeln ist für den Schuhmacher unerläßlich. Ebenso ist es notwendig, daß er einen ausreichenden Überblick über die Fußkrankheiten, Deformationen des Fußes infolge Verletzungen usw. hat.

Fehlformen des Fußes:

Knickfuß = durch Überbelastung des Sprungbeines ergibt eine Mehrbelastung der Bänder und Muskeln und zeitigt eine Nachaußendrehung des Fersenbeines und des Vorfußes (Knickfußstellung der Ferse).

Senkfuß = entwickelt sich meistens aus dem Knickfuß durch Senkung des Längsgewölbes.

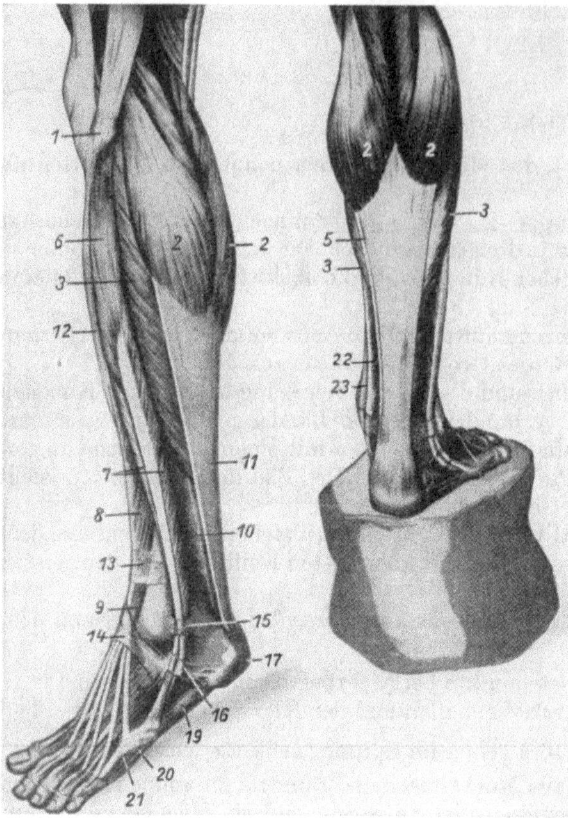

1 Wadenbeinköpfchen
2 Zwillingswadenmuskel
3 Schollenmuskel
4 Sohlenspanner
5 Sehne des Sohlenspanners
6 Langer Wadenbeinmuskel
7 Kurzer Wadenbeinmuskel
8 Langer Zehenstrecker
9 Dritter Wadenbeinmuskel
10 Langer Großzehenbeuger
11 Achillessehne
12 Vorderer Schienbeinmuskel
13 Queres Unterschenkelband
14 Kreuzband des Unterschenkels und Fußes
15 Oberes Halteband der Wadenbeinmuskel
16 Unteres Halteband der Wadenbeinmuskel
17 Fersenbein
18 Kurzer Zehenstrecker
19 u. 20 Kleinzehenabzieher
21 Kleinzehengegensteller
22 Langer Zehenbeuger
23 Sehne des hinteren Schienbeinmuskels

Abb. 155.
Fuß- und Beinmuskeln[1])

[1]) Nach Frohses Anatomischen Wandtafeln

Plattfuß = entsteht durch die Weiterentwicklung des Senkfußes, das Längsgewölbe verflacht mehr und mehr, bis es vollkommen platt ist; der Fuß wird zum Plattfuß.

Spreizfuß = wird durch eine außergewöhnliche Verbreiterung des Vorfußes gekennzeichnet. Er ist meistens eine Begleiterscheinung der Knick-Senk- und der Knick-Plattfüße und zeigt eine Spreizung der Mittelfußknochen, die ebenfalls durch eine Schwächung der Muskeln hervorgerufen wird. Durch die oftmals beobachtete Verdrängung der Großzehe nach außen geschieht eine Störung des Muskelgleichgewichtes, die wiederum Einwirkungen des Bodendruckes zeitigt, die zu der Schrägstellung der Großzehe führen und dann eine Ballenbildung hervorrufen, welche oft auch die anderen Zehen in Mitleidenschaft zieht und dazu auch recht schmerzhaft sein kann.

Hohlfuß = gekennzeichnet durch ein übertrieben hohes Gelenk, die mehr oder weniger starke Klauenbildung der Zehen und die in der Belastung stark angespannte Achillessehne, hat nach Pauwels seine Ursache im Nichtfunktionieren kleiner Muskeln im Bereich des Mittelfußes, die sonst die Aufgabe haben, die Grundgelenke zu beugen und zugleich die Endgelenke zu strecken. (Zentrale Nervenstörungen.)

Klumpfuß = gekennzeichnet durch schwere Formveränderung des Fußes, bei der unter Umständen das gesamte Fußskelett um die Längsachse gedreht ist. Als Fehlform kann sie angeboren (vererbbar) und nach der Geburt erworben sein.

1 Dreiköpfiger Wadenmuskel (Zwillingswadenmuskel — Schollenmuskel)
2 Sehne des Sohlenspanners
3 Schollenmuskel
4 Achillessehne
5 Langer Zehenbeuger
6 Hinterer Schienbeinmuskel
7 Langer Beuger der großen Zehe
8 Zipfelband
9 Vorderer Schienbeinmuskel
10 Langer Strecker der großen Zehe
11 Langer Zehenstrecker
12 Langer Wadenbeinmuskel
13 Queres Unterschenkelband
14 Kreuzband des Unterschenkels und Fußes
15 Kurzer Zehenstrecker
16 Zwischenknochenmuskel
17 Abzieher der großen Zehe

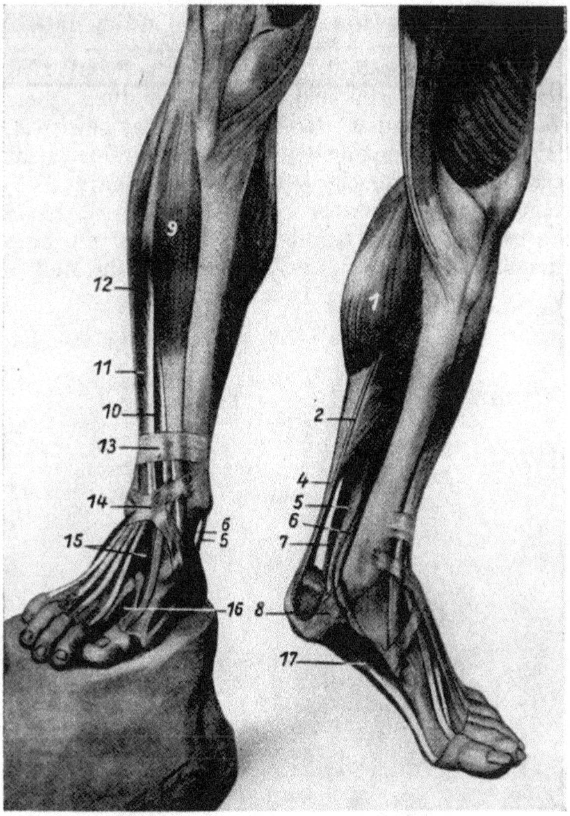

Abb. 156.
Fuß- und Beinmuskeln[1])

[1]) Nach Frohses Anatomischen Wandtafeln.

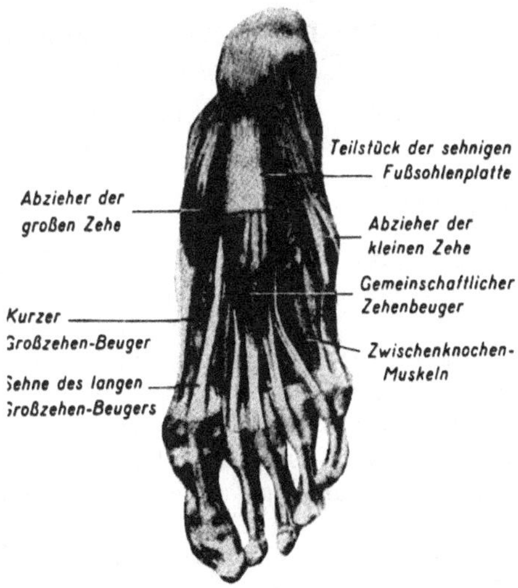

Abb. 157

Spitzfuß = gekennzeichnet dadurch, daß der Fuß dauernd im Zehenstand ist, wobei im Stand und beim Gehen nur die Fußspitze den Boden berührt und die Ferse mehr oder weniger in die Höhe gezogen ist.

Hakenfuß = ist das Gegenstück des Spitzfußes, denn hier ist die Fußspitze in die Höhe gestellt und nur die Ferse berührt den Boden.

Durch mechanische Verletzungen und Krankheiten des Menschen können nach Operationen Fehlformen bzw. Veränderungen des Fußes bzw. des Beines entstehen, die die Anfertigung eines Maßschuhes — eines orthopädischen Schuhes — notwendig machen. Über Art und Ausführung solcher orthopädischer Schuhe ist vorher der Arzt zu hören.

b Maßnehmen für Maß- oder orthopädisches Schuhwerk

Der Schuh besteht bekanntlich aus Schaft und Boden. Beide Teile werden über den Leisten geformt und durch Anwendung einer Reihe von Arbeitstechniken miteinander verbunden. Der Leisten ist also gewissermaßen die Fertigungsform für den Schuh. Abgesehen von den in der Schuhindustrie zur Anwendung gelangenden Fertigleisten für die verschiedenen Fertiggrößen und Weiten bei entsprechender Berücksichtigung der modischen Formen usw. wird der Leisten für den Maßschuh oder für den orthopädischen Schuh individuell und einzeln nach den Maß- und Meßunterlagen hergestellt, wie sie der Schuhmacher beim Maßnehmen ermittelt. Gründliches und genaues Maßnehmen ist notwendig und sichert den Erfolg. Das Maßnehmen erstreckt sich auf folgende Arbeitsvorgänge:

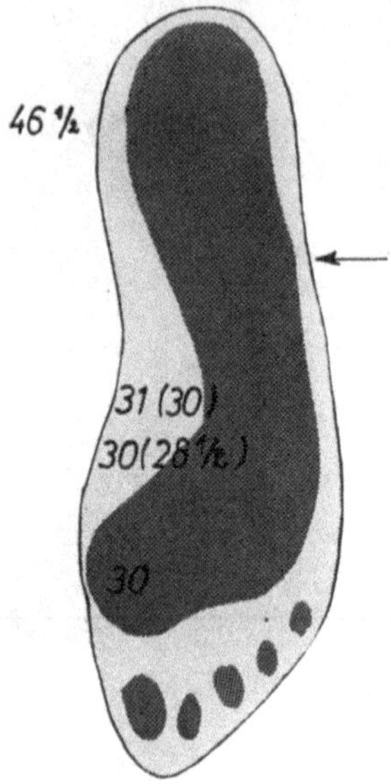

Abb. 158. Umrißzeichnung des Fußes

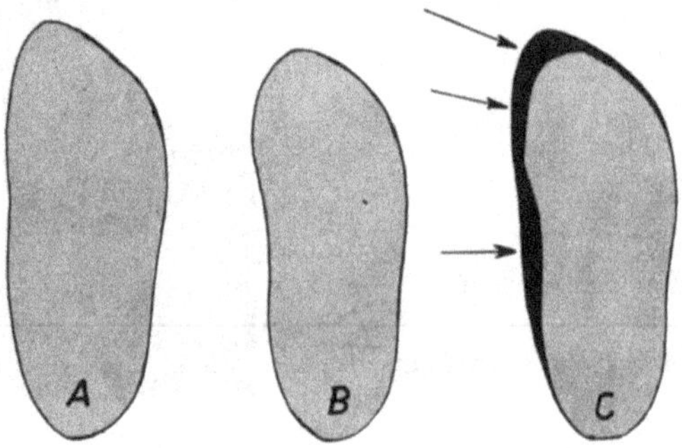

Abb. 159

1. Umrißzeichnung des Fußes für die Ermittlung des Längenmaßes, der Breite und der Fußform,
2. Trittspurbild für die Belastungsfläche der Fußes,
3. Messen des Fußumfanges für die Weitenmaße.

Die Arbeitsvorgänge zu 1. und 2. werden gleichzeitig durchgeführt. Man bedient sich hierbei eines Trittspurapparates. Nach den Erfahrungen arbeitet man hierbei in sitzender Stellung, d. h. die Person in sitzender Körperhaltung, den Fuß leicht belastet. Der Fuß wird in waagerechter Haltung und bei senkrechter Beinstellung auf die Gummiplatte aufgesetzt. Sodann wird das Laufrädchen oder der Stift senkrecht um den Fuß geführt, um die Umrißzeichnung zu erhalten. Ein Umrißzeichnen und Trittspurabnehmen in stehender Körperhaltung der Person bei voller Belastung des Fußes führt oft zu Fehlergebnissen, weil das danach gefertigte Schuhwerk meistens zu weit wird (siehe Abbildung 159).

Die Unterschiede der Füße erfordern es, daß von beiden Füßen die Umrißzeichnung und ein Trittspurbild angefertigt wird, wie auch jeder Leisten nach diesen Maßunterlagen gearbeitet werden muß.

Sechs Maße sind es, die der Schuhmacher für den Schuh zu ermitteln hat.

1. Großzehenballenmaß = Beim Feststellen der Vorfußweiten soll der Fuß leicht auftreten; die Person soll sitzen. Das Maßband wird ohne besondere Anspannung um den Fuß gelegt; es führt für dieses Maß über den Großzehenballen und über den Kleinzeh.
2. Kleinzehenballenmaß = ist das zweite Vorfußmaß und führt über den Kleinzehenballen und hinter den Großzehenballen. Für die Herstellung des Leistens verringert man dieses Maß um 1½ Stich, damit der Fuß genügend seitlichen Halt erfährt und auch eine weitere Spreizung der Mittelfußknochen nach außen vermieden werden. Dieses Mindermaß ist je nach Beschaffenheit des Fußes unterschiedlich und man hilft sich zweckmäßig damit, daß man das Maßband einmal ohne Anspannung anlegt und es dann soweit mit Anspannung anlegt, bis sich ein Widerstand bemerkbar macht. Die Differenz zwischen beiden Maßen wird im Maßblatt vermerkt.
3. Reihen- oder Spannmaß = das dritte Maß für den Vorfuß, führt vor dem Höcker des fünften Mittelfußknochens über den Reihen oder den Spann. Auch hier werden — wie beim Kleinzehenballenmaß zwei Maße festgestellt, einmal mit und einmal ohne Anspannung des Maßbandes.
4. Fersenmaß = Man hebt die Ferse bis zur Höhe des vorgesehenen Absatzes hoch. Dabei bleibt der Vorfuß nach wie vor auf dem Boden. Man führt das Maßband um den hinteren unteren Fersenrand und geht dann zur Fußbeuge. Das Maßband liegt dabei fest an — jedoch ohne gespannt zu sein.
5. Knöchel- oder Beinmaß = Es wird an der dünnsten Stelle des Beines — oberhalb des Schien- oder Wadenbeinknöchels und etwa in halber Höhe der Fußlänge — seitlich außen gemessen.
6. Schafthöhenmaß = ist das Maß, das vom Boden bis zum oberen Rand des Schaftes gemessen wird.

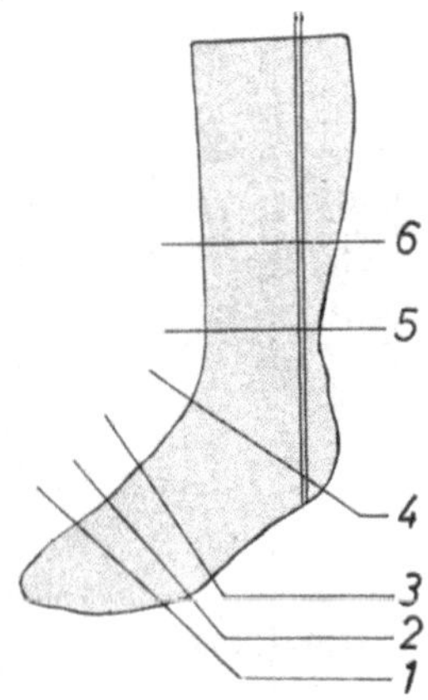

Abb. 160.
Maßschema für Schuhwerk

Man vermerke außerdem beim Maßnehmen, ob der Schuh über dicken oder dünnen Strümpfen am besten passen soll.

Im Schuhmacherhandwerk und auch in der Schuhindustrie wird nach zwei wichtigen Größensystemen gearbeitet. Das sind:

a) das allgemein gebräuchliche (auch französische Stichmaß genannt),
b) das amerikanische Maßsystem (das mit dem englischen zusammenfällt).

Das deutsche Stichmaß, das auch der Schuhmacher beim Maßnehmen anwendet, zeigt eine Maßeinteilung in Stichen (1 Stich = $0{,}66^{6}$ cm). Viele der angewendeten Maßbänder zeigen auf der Rückseite auch in cm an. Das amerikanische Maßsystem regelt sich nach dem Zollmaß (1 Zoll = 0,254 cm).

Die Weiten werden beim deutschen Maß mit den Zahlen 3—10, bei amerikanischem Maß mit den Buchstaben C—K bezeichnet, z. B.

Weite 3 = C	7 = G
4 = D	8 = H
5 = E	9 = I
6 = F	10 = K

Die allgemeine Größen-Maßtabelle für das fertige Schuhwerk sieht wie folgt aus:

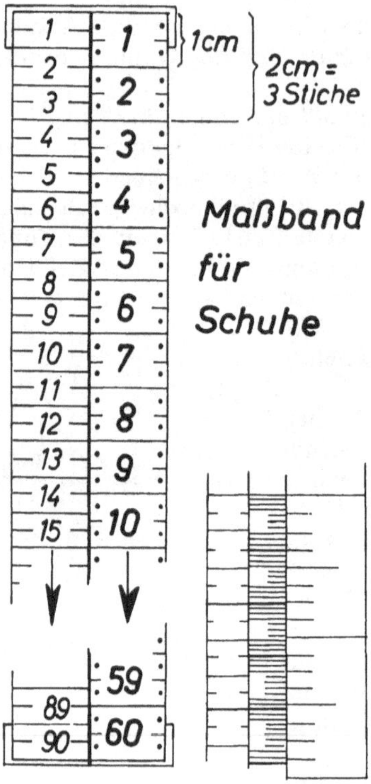

Abb. 161

engl.-amerikanische Zollmaße 1 Zoll = 2,54 cm	deutsch-französisches Stichmaß 1 Stich = 0,667 cm	
Größe 1	$32^2/_3$	
„ $1^1/_2$	$33^1/_3$	
„ 2	34	
„ $2^1/_2$	$34^2/_3$	
„ 3	$35^1/_3$	
„ $3^1/_2$	36	= 24 cm
„ 4	$36^2/_3$	
„ $4^1/_2$	$37^1/_3$	
„ 5	38	
„ $5^1/_2$	$38^2/_3$	
„ 6	$39^1/_3$	
„ $6^1/_2$	40	
„ 7	$40^2/_3$	
„ $7^1/_2$	$41^1/_3$	
„ 8	42	= 28 cm
„ $8^1/_2$	$42^2/_3$	
„ 9	$43^1/_3$	
„ $9^1/_2$	44	
„ 10	$44^2/_3$	
„ $10^1/_2$	$45^1/_3$	
„ 11	46	
„ $11^1/_2$	$46^3/_3$	
„ 12	$47^1/_3$	
„ $12^1/_2$	48	= 36 cm

XVII. Maße und Größen für Strümpfe

Wir Menschen sind gewohnt, die Bekleidung unseres Körpers auch auf die Beine und Füße auszudehnen; einmal um sie vor Kälte und sonstigen schädigenden Einflüssen zu schützen und zum anderen gehören Strümpfe zur Bekleidung aus modischen Gründen.

Strümpfe werden je nach ihrem Zweck aus Wolle, Baumwolle, Seide und anderen Stoffen hergestellt. Zu Großmutters Zeiten wurden die Strümpfe von Hand gestrickt, wozu oftmals das nötige Garn auf dem Spinnrad gesponnen wurde. Handgestrickte Strümpfe — insbesondere solche aus Wolle — werden heutzutage nur vereinzelt für Männer, teilweise auch für Kinder hergestellt. Die Industrie hat im Zeitalter der Technik und der synthetischen Werkstoffe (Kunststoffe) in einer vielseitigen Strumpf-Fabrikation ein weitausgedehntes Fertigungsgebiet erschlossen. Der große Bedarf des Verbraucherkreises ermöglicht eine planmäßige und rationelle Produktion zu erschwinglichen Verbraucherpreisen. Dabei werden sebstverständlich auch die modischen Ansprüche der Verbraucher berücksichtigt — soweit sie sich aus der Kleidermode entwickelt haben. Und diese konzentrieren sich nicht nur auf die Farbe oder das Strickmuster des Strumpfes, sondern in erster Linie auf den guten Sitz am Bein und Fuß. Gut passende oder gut sitzende Strümpfe tragen dazu bei, einen guten Blutkreislauf und eine leistungsfähige Beinmuskulatur zu erhalten. Mit Rücksicht auf das Schuhwerk müssen die Strümpfe in ihren Größen entsprechend gehalten sein.

Während die Strumpflängen dem modischen Charakter entsprechend gehalten werden, sind die Fußlängen der Strümpfe meistens den jeweiligen Schuhgrößen angepaßt.

Für verkaufsfertige gestrickte Strümpfe sind nach DIN 61 525*) die nachstehenden Größenbezeichnungen und Maße festgelegt:

Herrenstrümpfe siehe Abb. 162

Größenbezeichnung[1]		Fußlänge	Kniestrümpfe ganze Länge mit Ferse	normallange Socken, ganze Länge mit Ferse	entsprechende Schuhgröße
I	II	l_1	l_3	l_3	
H 10	26	26	45		39 bis 40
H 10½	27	27	46		40 bis 41
H 11	28	28	47	38	41 bis 42
H 11½	29	29	48		42 bis 43
H 12	30	30	49		44
H 12½	31	31	50		45

[1]) Größenbezeichnung I wird bevorzugt. — Maße in cm.

Kinderstrümpfe siehe Abb. 163

Größenbezeichnung	Fußlänge	Lange Strümpfe		Kniestrümpfe ganze Länge mit Ferse	Alter Jahre ≈	entsprechende Schuhgröße
		Schaftlänge	ganze Länge mit Ferse			
	l_1	l_2	l_3	l_3		
1	13	30	36	21	1	19 bis 20
2	14	34	40	23	bis 2	21 bis 22
3	15,5	38	44	25	bis 3	23 bis 24
4	16,5	42	48	27	bis 4	25 bis 26
5	18	46	53	29	bis 5	27 bis 28
6	19,5	50	57	31	bis 6	29 bis 30
7	21	54	61	33	bis 7	31 bis 32
8	22,5	58	66	35	bis 9	33 bis 34
K 9	24	62	70	38	bis 11	35 bis 36
K 10	25	66	74	40	bis 13	37 bis 38
K 11	26	68	76	42	bis 15	39 bis 40
K 12	27	70	78	44	bis 17	41 bis 42

Maße in cm.

*) Diese Größenbezeichnungen und Maße des Normalblattes DIN 61 525 werden mit Genehmigung des Deutschen Normenausschusses wiedergegeben. Maßgebend ist die jeweils neueste Ausgabe des Normblattes im Normformat A 4, das bei der Beuth-Vertrieb GmbH., Berlin W 15 und Köln erhältlich ist.

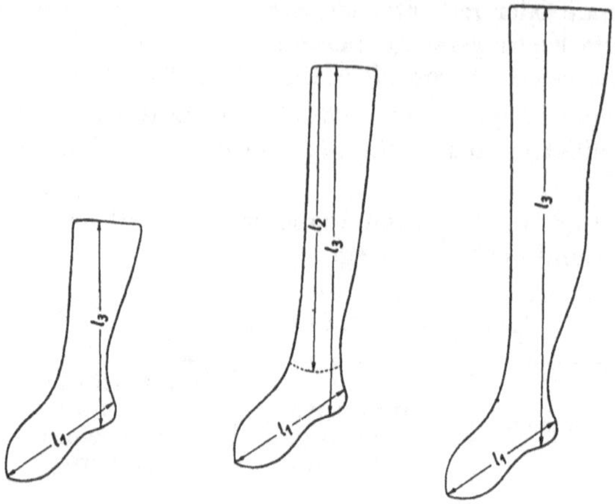

Abb. 162 Abb. 163 Abb. 164

Damenstrümpfe siehe Abb. 164

Größen-bezeich-nung	Fußlänge l_1	Lange Strümpfe ganze Länge mit Ferse l_3	Kniestrümpfe ganze Länge mit Ferse l_3	entsprechende Schuhgröße
D 8½	23		42	35
D 9	24	80	43	36 bis 37
D 9½	25		44	38 bis 39
D 10	26	82	45	40
D 10½	27		46	41

Maße in cm.

XVIII. Maßnahmetechnik für Damen-Oberbekleidung

a Allgemeines

Die Bekleidung des weiblichen Körpers ist ein großes Betätigungsfeld im Textil- und Bekleidungsgewerbe. Wenn man bei der Betrachtung der geschichtlichen Entwicklung dieses Handwerks feststellen muß, daß viele der alten Kulturvölker nur eine einfache Hemdtracht trugen und daß erst im 12. Jahrhundert die Anfertigung von Kleidern besonderen Fachkräften übertragen wurde — diese Arbeit gehörte bis dahin zu den Obliegenheiten der Frauen des Hauses —, dann muß man anerkennen, daß im Laufe der Jahrhunderte viel Neues und Schönes auf diesem Gebiete geschaffen wurde. Heute ist es die Mode, die den Stil und die Form der Damenoberbekleidung bestimmt! Dabei wird es aber immer Aufgabe einer guten Schneiderin oder einer Fachverkäuferin sein, die weibliche Kundin gut zu beraten und stets kleidsame Modelle für die so unterschiedlich gebauten weiblichen Figuren zu finden. Nicht jedes modische Bekleidungsstück zeigt die Vorzüge einer Figur und beschönigt Fehler und Mängel des Körpers! Immer muß ein wirklich gutes Modell von allen

Seiten durchstudiert werden, um ein harmonisches Gesamtbild zu erzielen; es will plastisch gesehen werden und erst dann ist es auch technisch durchführbar. Trotzdem kann das fertige Kleid enttäuschen — wenn sich der dafür ausgesuchte Stoff nicht eignet! Jeder Stoff hat seine Eigenheiten im Gewebe, in der Farbe und für die Verarbeitung. Eine Schneiderin hat also eine recht vielseitige Aufgabe, die nicht allein darin bestehen kann, eine gute handwerkliche Arbeit zu leisten, sondern auch die Kundin modisch zu beraten. Persönlicher Kontakt mit der Kundin und die gemeinsame Freude am gelungenen Werk schaffen dann das stolze, befriedigende Gefühl einer schöpferischen Leistung.

Die Bekleidung des Körpers besteht nicht aus einem Stück Stoff; sie ist vielmehr aus mehreren Gewebeteilen zusammengesetzt, die durch ihren Zuschnitt und ihr sinnvolles Zusammennähen wie Hohlkörper sind und sich als Hüllen in der Größe und in den Einzelformen den Körperteilen anpassen, ohne daß diese körperlichen Formen restlos genau in dem Bekleidungsstück nachgebildet sind. So entstehen durch Ausschneiden von Keilen oder Einsetzen von Keilen Erweiterungen oder Verengungen, die sich entsprechend ihrer Maße und Winkel auswirken. Die Formen des weiblichen Menschenkörpers — der bekleidet werden soll — sind sehr unregelmäßig und dabei vielfältig ein- und ausgebuchtet und gerade Linien, reine Kreisbögen und rechte Winkel kommen dabei überhaupt nicht vor. Die Mode hat sich heute dahingehend herausgebildet, die Formen des Körpers in der Kleidung nicht genau nachzubilden; die Kleidung hat sich vereinfacht und den regelmäßigen Grundformen genähert. Aus möglichst wenigen Grundformen wird die Kleidung mit möglichst wenigen Nähten zusammengestellt, wobei die technische Ausführbarkeit bei der Formgebung sorgfältig beachtet wird. Das fertige Bekleidungsstück muß seine Form behalten, was durch die innere Spannkraft der Nähte, durch entsprechenden Zuschnitt und mitunter auch mit Hilfe von Einlagen, Unterlagen und sonstigen Versteifungen erreicht wird. Für die Fertigung eines Kleidungsstückes ist mit folgenden Arbeitsgängen zu rechnen:

a) das Maßnehmen,
b) Herstellung der Schnittmuster,
c) Ausschneiden des Stoffes,
d) Formen der Stoffteile,
e) Nähen,
f) das Fertigmachen einschl. Bügeln usw.

Dabei werden die richtigen Maße und Größen durch das Maßnehmen und die Berechnung bestimmt. Die Schnittmuster sind gewissermaßen die Bauzeichnung, um die maß- und formgerechten Einzelteile aus dem Stoff herausschneiden zu können. Entlang der vorgezeichneten Linien werden die ausgeschnittenen Teile vernäht und die Verbindungsteile, wie Haken, Knöpfe, Knopflöcher u. a., angebracht. Die Formgebung wird beim Bügeln durch Glätten, Dehnen, Stauchen und Rollen ergänzt. Auch die Falten werden dabei fixiert.

Ebenso wie nicht der ganze Körper mit all seinen Einzelheiten abzuformen ist, braucht man auch nicht alle Einzelheiten zu messen. Wichtig sind nur jene Maße, die für den Aufbau der technischen Kleidungsformen entscheidend sind und solche sind z. B. die wichtigsten Höhen (oder Seitenlängen) und die wichtigsten Weiten. Die Neigungswinkel ergeben sich dabei aus den Längen und Weiten.

Für die Schnittgestaltung sind die Teilflächen so zu zeichnen, daß sie nach ihrer Zusammensetzung Kleidungsstücke ergeben, die zu den vorgesehenen Körperteilen passen. Im Schnitt ist anzuzeichnen, welche Teile zusammenzunähen sind, wie zu nähen ist, wo Falten anzubringen sind und wie die Stoffteile an- und übereinander liegen sollen.

b Maßnahmetechnik für Damen-Oberbekleidung

Für die Ermittlung der nötigen Maße wird das Bandmaß benutzt. Allgemein werden nur wenige Maße ermittelt, aus denen sich die gesuchte Form und der Schnitt am leichtesten ableiten lassen. Hinzu kommt, daß die Menschen erfahrungsgemäß in eine begrenzte Zahl von Figuren und Typen eingeteilt werden können, bei denen die körperlichen Formen immer bestimmte gleichbleibende Maßverhältnisse aufweisen. Wir brauchen also nur festzustellen, zu welchem Typ und zu welcher Größe eine Person gehört und brauchen dann nur noch wenige Maße zu messen, weil sich alle weiteren Maße aus diesen ableiten lassen.

Bei den Grundschnitten geht man von den Normalfiguren und Normalgrößen aus, die für die Fertigkleidung aufgestellt und aus vielen Messungen hervorgegangen sind. Für diese Normalfiguren sind bestimmte Verhältniszahlen für die Einzelmaße untereinander ermittelt worden und ebenso sind alle wichtigen Maße in Tabellen aufgenommen, so daß alle Vorausestzungen für die Erstellung der Grundschnitte geschaffen sind.

Für die handwerkliche oder individuelle Einzelanfertigung eines Bekleidungsstückes muß an der Person Maß genommen und aus den ermittelten Maßen der Schnitt erstellt werden. Der Schnitt wird also direkt aus den festgestellten Maßen aufgebaut. Bei der Damenoberbekleidung werden die Maße über einem dünnen Unterkleid gemessen, wobei das Bandmaß knapp angelegt wird. Es macht die Hebungen und Senkungen des Körpers leicht nachgebend mit, ohne dabei alle plastischen Einbuchtungen wiederzugeben. Auch hier heißt es genau und sorgfältig zu messen, an ganz bestimmten Punkten ansetzen und bis zu ganz bestimmten Punkten reichen. Die Fixation ungefährer Maße ist sinnlos. So hat z. B. der Halswirbelknochen eine Ausdehnung von 2—3 cm und es spielt dabei schon eine Rolle, wo und wie das Bandmaß angelegt wird. Wir unterscheiden:

Längenmaße und Weitenmaße

Die Weiten werden nach dem Umfang gemessen. Das Weitenmaß ist also für Hemden, Kleider und Mäntel ein anderes.

Die Längenmaße unterscheidet man nach Körperlängen und modischen Längen. Modisch wechseln die Rocklänge, die Mantellänge oder auch die Ärmellänge.

Man mißt daher nur

Körperlängen,
Armlängen,
Beinlängen,
Knielängen.

Ein Rock kann sein:
knöchellang, knielang, wadenlang;

der Ärmel kann sein:
knöchellang, ellbogenlang usw.

Die Längen werden in Teilstrecken unterteilt; die Endpunkte der Teilstrecken sind die Schnittpunkte mit den dort ansetzenden Weiten.

Die Teilstrecken der Längen zeigen zugleich die Abstände zwischen den Weiten an. Die ganze Figur ist also in ein Netz von Längen- und Weitenlinien aufgeteilt und an den einzelnen Schnittpunkten — die ja körperbedingt sind — wird zum Messen angesetzt.

	Teilstrecken:	Unterteilt in:
Die Vorderlänge beginnt an der Halsgrube und geht als Mittellinie des Körpers bis zum Fußboden	Obere Vorderlänge 1—12 Mitte Halsgrube bis zum Schnittpunkt mit der Gürtelweite über dem Nabel	1—4 obere Brustweite 7—13 mittlere Brustweite 9—14 vordere Oberweite 12—22 vordere Gürtelweite
	Mittlere Vorderlänge 12—24 Schnittpunkt mit der Gürtelweite bis zum Schnittpunkt mit der Gesäßweite	23—24 vordere Hüftweite
	Untere Vorderlänge 24 bis Boden Schnittpunkt mit der Gesäßweite bis Boden	Schnittpunkte: Oberschenkelweite Knieweite, Wadenweite, Knöchelweite.
Die hintere Länge reicht vom Halswirbel (Mitte des Halswirbelknochens) ebenfalls bis zum Fußboden	Obere Rückenlänge 30—38 Halswirbel bis Schnittpunkt mit der Gürtelweite	30—44 obere Rückenbreite 33—45 mittlere Rückenbreite 35—49 hintere Oberweite
	Mittlere Rückenlänge 38—40 Schnittpunkt mit der Gürtelweite bis zum Schnittpunkt mit der Gesäßweite	40—53 hintere Hüftweite
	Untere Hinterlänge 40—Boden	Schnittpunkte: Oberschenkelweite Knieweite, Wadenweite, Knöchelweite.

Äußere Ärmellänge 4—21 wird gemessen von der äußeren Achselspitze (Ende des Schlüsselbeins) über den äußeren Ellbogenknochen bis zum Handgelenkknöchel	Teilstrecken: Achselspitze bis Schnittpunkt mit der Unterachselweite (Kuppenlänge), Ellbogen bis Ellbogenweite, Unterarm bis Unterarmweite u. Schnittpunkt mit der Handgelenkweite.

Innere Ärmellänge reicht vom inneren Armansatz (Unterachselpunkt) bis zum Ellbogenknöchel und zum inneren Handgelenkknöchel. Der Anfang ist zugleich der Schnittpunkt mit der Oberarmweite, der zweite Schnittpunkt mit der Ellbogenweite, der dritte Schnittpunkt mit der Unterarmweite und endlich der Schnittpunkt mit der Handgelenkweite.

Hosenmaße: Dazu werden benötigt:

1. die innere Schrittlänge vom Schrittansatz bis zum Fußboden (Schnittpunkt der Oberschenkelweite ist der Anfang, dann folgt Schnittpunkt mit der Knieweite, dann der mit der Wadenweite und zuletzt der Schnittpunkt mit der Knöchelweite).
2. die Außenlänge der Hose wird gemessen vom Schnittpunkt der Gürtelweite mit der Seitenlänge, etwas anliegend zum Schnittpunkt mit der Hüftweite, Gesäßweite, Oberschenkelweite, Knieweite, Wadenweite und Knöchelweite.

Die Weitenmaße sind alle mit lose angelegtem Bandmaß zu ermitteln und zwar waagerecht die senkrechten Längenmäße schneidend.

Die Oberweite, eingeteilt in vordere und hintere Oberweite wird um die vollste Stelle der Brust gemessen von der Seitenlinie rechtwinklig abgehend bis zur vorderen Oberlänge und bis zur anderen Seitenlänge, dann auf gleicher Höhe um den Rücken, die obere Rückenlänge rechtwinklig schneidend. Der Abstand von der Halsgrube bzw. von dem Unterachselpunkt ist festzustellen; er ist wichtig und beträgt bei der weiblichen Normalfigur in der Regel 0,15 × Größennummer.

Die Unterachselweite ist vom Unterachselpunkt aus nach vorn um die Brust bis zum Schnittpunkt mit der oberen Vorderlänge und weiter um die ganze Brust und um den Rücken herum zu messen.

Die obere Brustweite reicht von der Halsgrube waagerecht bis zum Armansatz bzw. zur Achselspitze. Abstand des Endpunktes bis zur Achselspitze ist zu notieren.

Die mittlere Brustweite wird gemessen vom Ansatz des Brustmuskels am Arm waagerecht bis zum Schnittpunkt mit der oberen Vorderlänge und auf der anderen Seite wieder bis zum Muskelpunkt.

Die Gürtelweite (auch Taillenweite benannt) wird rund um die engste Stelle des Rumpfes gemessen und zwar etwa 2 cm über dem Nabel. Die Gürtelweite wird in die vordere — bis zum Schnittpunkt der Seitenlänge reichend — und in die hintere Gürtelweite eingeteilt.

Die Hüftweite beginnend an der mittleren Seitenlänge verläuft über dem Hüftgelenkknochen nach vorn herum als vordere Hüftweite, nach hinten herum als hintere Hüftweite, die mittlere Vorderlänge rechtwinklig schneidend. Abstand zwischen Gürtelweite und Hüftweite ist zu notieren.

Die Gesäßweite mißt man am besten über die vollste Stelle des Gesäßes, die mittlere Seitenlänge, die mittlere Vorderlänge und mittlere Rückenlänge rechtwinklig schneidend. Abstand zwischen Gürtelweite und Gesäßweite ist zu notieren.

Die Oberschenkelweite reicht um den einzelnen Oberschenkel in Schritthöhe herum, die untere Seitenlänge rechtwinklig schneidend.

Die Knieweite (nur bei Hosen) wird in Höhe der Kniescheibe gemessen.

Die Oberarmweite mißt man mit lose anliegendem Bandmaß vom Unterachselpunkt ausgehend um den Arm herum, die äußere Armlänge rechtwinklig schneidend. Abstand von der Achselspitze ist zu ermitteln und zu notieren.

Die Ellbogenweite verläuft über beide Ellbogenknöchel, die äußere und innere Armlänge rechtwinklig schneidend.

Die Unterarmweite wird in der Mitte des Unterarmes (stärkste Stelle) gemessen.

Die *Handgelenkweite* wird ebenso lose anliegend über die Handgelenkknöchel gemessen, die innere und äußere Armlänge rechtwinklig schneidend.

Die *Halsansatzweite* mißt man am Halsansatz von der Wirbelmitte bis Schulteransatz und nach vorn zur Halsgrube ziemlich eng anliegend.

Die *Halsweite* dagegen ist das Maß, das 2 cm darüber gemessen wird.

Die *Schulterbreite* reicht vom Schulteransatz am Hals, den Schultergrat entlang bis zur Achselspitze (Ende des Schlüsselbeines).

Die *vordere Schulterhöhe* ist der Abstand von der oberen Brustbreite bis zum Schulteransatzpunkt. Er wird gemessen, indem man von der oberen Brustbreite rechtwinklig abgeht und ungefähr der oberen Ausschnittlinie folgend. Der Endpunkt der oberen Brustweite fällt nicht immer mit der äußeren Achselspitze zusammen. Den Abstand bezeichnet man als die vordere Achselzugabe. Entsprechend wird auch die hintere Schulterhöhe auf der Rückseite gemessen.

Die *obere Rückenbreite* wird in gleicher Höhe wie die obere Brustbreite waagerecht gemessen, die obere Rückenlänge rechtwinklig schneidend bis zur Achselspitze bzw. zum Armansatz.

Die *mittlere Rückenbreite* wird in gleicher Art ermittelt.

Die *Oberlänge* a—b erstreckt sich vom Schulteransatz am Halse entlang der vorderen Schulterhöhe, die obere Brustbreite rechtwinklig schneidend, in gleicher Richtung weiter lose anliegend, die mittlere Brustbreite und die Oberweite rechtwinklig schneidend, bis zur Gürtelweite, also parallel der oberen Vorderlänge folgend, aber die Erhebungen des Körpers lose mitnehmend.

Diese Oberlänge ist bei der weiblichen Normalfigur gleich der Größennummer.

Maße der Normalfigur
(Weibliche Oberbekleidung)

A. *Vorderseite*

a— b	Oberlänge,
1— 4	obere Brustbreite,
4— 4′	Achselzugabe,
2— 3	vordere Schulterhöhe,
1—12	obere Vorderlänge,
12—24	mittlere Vorderlänge,
24—25′	untere Vorderlänge,
7—13	mittlere Brustweite,
9—14	vordere Oberweite,
12—22	vordere Gürtelweite,
24—23	vordere Hüftweite,
22—13	obere Seitenlänge,
22—23	mittlere Seitenlänge,
23—26	untere Seitenlänge,
14—13	Unterachselzugabe,
4—21	äußere Armlänge,
13—16—13	Kuppenweite,
15—17—15	Oberarmweite,
18—19—18	Ellbogenweite,
20—21—20	Gelenkweite,

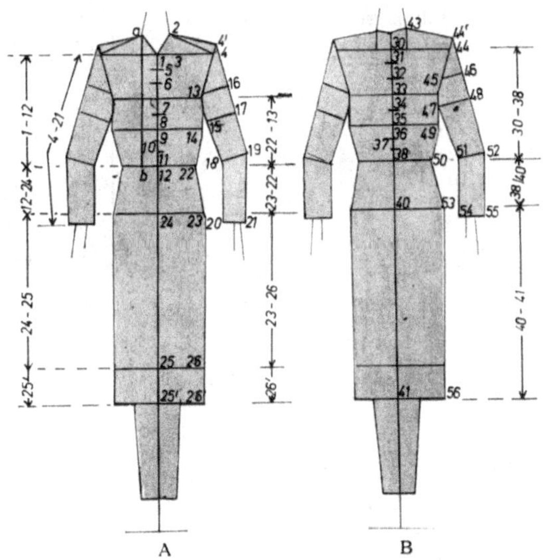

Abb. 165

B. *Rückenseite*

30—38	obere Rückenlänge,
38—40	mittlere Rückenlänge,
40—41	untere Hinterlänge,
30—44	obere Rückenbreite,
33—45	mittlere Rückenbreite,
35—49	hintere Oberweite,
38—50	hintere Gürtelweite,
44—44′	hintere Achselzugabe,
47—48—47	Oberarmweite,
45—46	hintere Kuppenweite.

Aus den an der Person genommenen Maßen wird der Grundschnitt entwickelt. Hierzu müssen die Maße richtig auf Papier gebracht werden. Das richtige Auftragen der Maße ist Vorbedingung für die Richtigkeit des Schnittes. Die Eckpunkte der aufgetragenen Maße (Maßpunkte sind auch die Endpunkte für den Schnitt). Dabei geht man nicht von einem fertigen Grundschnitt aus — in dem die Einzelmaße eingetragen werden und der entsprechend den genommenen Maßen verändert wird, sondern der Schnitt wird von Anfang an aus den Maßen entwickelt.

Wie aus den verzeichneten Längen- und Weitenmaßen bekannt, schneiden sich die Maße alle rechtwinklig; infolgedessen werden sie auch rechtwinklig aufgetragen. Der Auftrag erfolgt in $^1/_4$ Größe, denn damit gewinnt man den Grundschnitt. Bei einem Gebrauchsschnitt braucht man in der Regel nur wenige Maße, weil sich die übrigen aus dem Verhältnis zu den Grundmaßen ergeben.

Für die Herstellung von Fertig-Oberbekleidung werden nicht die am Kunden gemessenen Personenmaße zugrundegelegt, sondern die Maße von Größentabellen, wie sie sich aus dem langjährigen Gebrauch der einschlägigen Industrie als zweckmäßig erwiesen haben. Die Industrie hat für die Fertig-Oberbekleidung Grundschnitte von Normalfiguren und in Normalgrößen erstellt. Hier unterscheidet man die Grundschnittemaße für die

1 Normalfigur (N)
2 Frauenfigur (F)
3 untersetzte Frau (f)
4 jugendliche Figur (J)
5 Mädchenfigur (Alter 6—13 Jahre)

c Maßtabellen für die Grundschnittmaße der Größenbezeichnungen

Grundschnittmaße für Kleider und Jacken

Maßbezeichnung	Normalfigur (N)							
	38 N	40 N	42 N	44 N	46 N	48 N	50 N	52 N
Oberlänge (20 K)	38	40	42	44	46	48	50	52
Obere Vorderlänge (17 K)	32,5	34	35,5	37,5	39	41	42,5	44
Obere Brustweite (18 K)	34	36	38	39,5	41,5	43	45	47
Mittlere Brustweite (17 K)	32,5	34	35,5	37,5	39	41	42,5	44
Oberweite (48 K)	91	96	101	105,5	110	115	120	125
Vordere Oberweite (26 K)	49,5	52	54,5	57	60	62,5	65	67,5
Gürtelweite (40 K)	76	80	84	88	92	96	100	104
Hüftweite (50 K)	95	100	105	110	115	120	125	130
Mittlere Vorderlänge (10 K)	19	20	21	22	23	24	25	26
Obere Rückenlänge (17 + 10 K)	36	37	38	39	40	41	42	43
Obere Rückenbreite (18 K)	34	36	38	39,5	41,5	43	45	47
Ganze Vorderlänge (55 + 30 K)	112	115	118	121	124	127	130	133
Obere Seitenlänge (10 K)	19	20	21	22	23	24	25	26
Schulterbreite (6 K)	11,5	12	12,5	13	14	14,5	15	15,5
Halsumfang (18 K)	34	36	38	39,5	41,5	43	45	46
Halsbreite (6 K)	11,5	12	12,5	13	14	14,5	15	15,5
Äußere Ärmellänge (40 + 10 K)	59	60	61	62	63	64	65	66
Innere Ärmellänge ($^3/_4$ der äußeren Ärmellänge)	45	45	45	46	47	48	48	49
Oberarmweite (18 K)	34	36	38	39,5	41,5	43	45	47
Handgelenkweite (9 K)	17	18	19	20	21	21,5	22	23
Armlochbreite (6 K)	11,5	12	12,5	13	14	14,5	15	15,5
Armlochhöhe (8 K)	14,5	16	17	17,5	18,5	19	20	21
Vordere Schulterhöhe (3 K)	5,5	6	6,5	6,5	7	7,5	7,5	8

Maße in cm
(K bedeutet $^1/_2$ Seitenlänge eines Karos im Netzkarosystem = $^1/_{20}$ der Größenbezeichnung)

Grundschnittmaße für Kleider und Jacken

Maßbezeichnung	Frauenfigur (F)							
	38 F	40 F	42 F	44 F	46 F	48 F	50 F	52 F
Oberlänge (20 K)	38	40	42	44	46	48	50	52
Obere Vorderlänge (17 K)	32,5	34	35,5	37,5	39	41	42,5	44
Obere Brustweite (18 K)	34	36	38	39,5	41,5	43	45	47
Mittlere Brustweite (17 K)	32,5	34	35,5	37,5	39	41	42,5	44
Oberweite (52 K)	99	104	109	114,5	119,5	125	130	135
Vordere Oberweite (28 K)	53	56	59	61,5	64	67	70	73
Gürtelweite (40 K)	76	80	84	88	92	96	100	104
Hüftweite (54 K)	103	108	113	118	124	129	135	140
Mittlere Vorderlänge (12 K)	23	24	25	26	27,5	28,5	30	31
Obere Rückenlänge (16 + 10 K)	35	36	37	38	39	40	41	42
Obere Rückenbreite (18 K)	34	36	38	39,5	41,5	43	45	47
Ganze Vorderlänge (52 + 30 K)	109	112	115	118	121	124	127	130
Obere Seitenlänge (10 K)	19	20	21	22	23	24	25	26
Schulterbreite (6 K)	11,5	12	12,5	13	14	14,5	15	15,5
Halsumfang (20 K)	38	40	42	44	46	48	50	52
Halsbreite (6 K)	11,5	12	12,5	13	14	14,5	15	15,5
Äußere Ärmellänge (39 + 10 K)	58	59	60	61	62	63	64	65
Innere Ärmellänge (3/4 der äußeren Ärmellänge)	45	45	45	45	46	47	48	48
Oberarmweite (20 K)	38	40	42	44	46	48	50	52
Handgelenkweite (11 K)	21	22	23	24	25	26,5	27,5	28,5
Armlochbreite (7 K)	13,5	14	14,5	15,5	16	17	17,5	18
Armlochhöhe (8 K)	15	16	17	17,5	18,5	19	20	21
Vordere Schulterhöhe (3 K)	5,5	6	6,5	6,5	7	7,5	7,5	8
Mittlere Rückenbreite (17 K)	32,5	34	35,5	37,5	39	41	42,5	44

Maße in cm

(K bedeutet $^1/_2$ Seitenlänge eines Karos im Netzkarosystem = $^1/_{20}$ der Größenbezeichnung)

Grundschnittmaße für Kleider und Jacken: Untersetzte Frau (f)

Maßbezeichnung	Größenbezeichnung							
	38f	40f	42f	44f	46f	48f	50f	52f
Oberlänge (20 K)	38	40	42	44	46	48	50	52 cm
Obere Vorderlänge (16 K)	30,5	32	33,5	35	37	38,5	40	41,5 cm
Obere Brustbreite (18 K)	34	36	38	39,5	41,5	43	45	47 cm
Mittlere Brustbreite (17 K)	32,5	34	35,5	37,5	39	41	42,5	44 cm
Oberweite (52 K)	99	104	109	114,5	119,5	125	130	135 cm
Vordere Oberweite (28 K)	53	56	59	61,5	64	67	70	73 cm
Gürtelweite (44 K)	84	88	92,5	97	101	105	110	114 cm
Hüftweite (56 K)	106	112	117	123	129	134	140	145 cm
Mittlere Vorderlänge (12 K)	23	24	25	26	27,5	28,5	30	31 cm
Obere Rückenlänge (15 + 10 K)	34	35	36	37	38	39	40	41 cm
Obere Rückenbreite (18 K)	34	36	38	39,5	41,5	43	45	47 cm
Mittlere Rückenbreite (17 K)	32,5	34	35,5	37,5	39	41	42,5	44 cm

(K bedeutet ½ Seitenlänge eines Karos im Netzkarosystem = $^1/_{20}$ der Größenbezeichnung)

Grundschnittmaße für Kleider und Jacken: Untersetzte Frau (f)

Maßbezeichnung	Größenbezeichnung							
	38f	40f	42f	44f	46f	48f	50f	52f
Ganze Vorderlänge (48 + 30 K)	105	108	111	114	117	120	123	126 cm
Obere Seitenlänge (9 K)	17	18	19	20	21	22	23	24 cm
Schulterbreite (6 K)	11,5	12	12,5	13	14	14,5	15	15,5 cm
Halsumfang (20 K)	38	40	42	44	46	48	50	52 cm
Halsbreite (6K)	11,5	12	12,5	13	14	14,5	15	15,5 cm
Äußere Ärmellänge (39 + 10 K)	58	59	60	61	62	63	64	65 cm
Innere Ärmellänge (3/5 der äußeren Ärmellänge)	35	35,5	36	36,5	37	37,5	38	38,5 cm
Oberarmweite (20 K)	38	40	42	44	46	48	50	52 cm
Handgelenkweite (11 K)	21	22	23	24	25	26,5	27,5	28,5 cm
Armlochbreite (7 K)	13,5	14	14,5	15,5	16	17	17,5	18 cm
Armlochhöhe (8 K)	15	16	17	17,5	18,5	19	20	21 cm
Vordere Schulterhöhe (3 K)	5,5	6	6,5	6,5	7	7,5	7,5	8 cm

(K bedeutet 1/2 Seitenlänge eines Karos im Netzkarosystem = 1/20 der Größenbezeichnung)

Grundschnittmaße für Kleider und Jacken: Jugendliche Figur (J)

Maßbezeichnung	Größenbezeichnung							
	3 = 33 J	4 = 34 J	5 = 35 J	6 = 36 J	7 = 37 J	8 = 38 J	9 = 39 J	10 = 40 J
Oberlänge (20 K)	33	34	35	36	37	38	39	40 cm
Obere Vorderlänge (17 K)	28	29	29,7	31	31,5	32,5	33,5	34 cm
Obere Brustbreite (18 K)	29,5	30,5	31,5	32,5	33,5	34	35	36 cm
Mittlere Brustbreite (17 K)	28	29	30	31	31,5	32,5	33,5	34 cm
Oberweite (46 K)	76	79	80,5	83	85	87,5	89,5	92 cm
Vordere Oberweite (24 K)	39,5	41	42	43	44	45,5	47	48 cm
Gürtelweite (34 K)	56	58	59,5	61	63	64,5	66	68 cm
Hüftweite (46 K)	76	78	80	83	85	87,5	89	92 cm
Mittlere Vorderlänge (10 K)	16,5	17	17,5	18	18,5	19	19,5	20 cm
Obere Rückenlänge (18 + 10 K)	34,5	35	35,5	36	36,5	37	37,5	38 cm
Obere Rückenbreite (18 K)	29,5	30,5	31,5	32,5	33,5	34	35	36 cm
Ganze Vorderlänge (55 + 30 K)	104,5	106	107,5	109	110,5	112	113,5	115 cm
Obere Seitenlänge (11 K)	18	18,5	19	20	20,5	21	21,5	22 cm
Schulterbreite (7 K)	11,5	12	12	12,5	13	13	13,5	14 cm
Halsumfang (18 K)	29,5	30,5	31,5	32,5	33,5	34	35	36 cm
Halsbreite (5 K)	8,5	8,5	9	9	9	9,5	10	10 cm
Äußere Ärmellänge (42 + 10 K)	58,5	59	59,5	60	60,5	61	61,5	62 cm
Innere Ärmellänge	43	43	43	43	43,5	43,5	44	45 cm
Oberarmweite (18 K)	29,5	30,5	31,5	32,5	33,5	34	35	36 cm
Handgelenkweite (9 K)	15	15	15,5	16	16,5	17	17,5	18 cm
Armlochbreite (6 K)	10	10	10,5	11	11	11,5	12	12 cm
Armlochhöhe (8 K)	13	13,5	14	14,5	15	15	15,5	16 cm

(K bedeutet ½ Seitenlänge eines Karos im Netzkarosystem = 1/20 der Größenbezeichnung)

Grundschnittmaße für Mädchenkleider (Alter 6—13 Jahre)
Maße in cm

Maßbezeichnung	Größenbezeichnung							
	60	65	70	75	80	85	90	95
Knielänge (von Halswirbel bis Mitte Kniekehle)	60	65	70	75	80	85	90	95
Obere Vorderlänge (Halsgrube bis Gürtelweite)	15	17	19	21	23	25	27	29
Obere Rückenlänge (Halswirbel bis Gürtelweite)	23	25	27	29	31	33	35	37
Oberlänge (Schulteransatz am Hals bis Gürtelweite)	23	25	27	29	31	33	35	37
Oberweite 1. schlank	68	70	72	74	76	78	80	82
2. voll	76	78	80	82	84	86	88	90
Gürtelweite	64	66	68	70	72	74	76	78
Hüftweite 1. schlank	74	76	78	80	82	84	86	88
2. voll	82	84	86	88	90	92	94	96
Schulterbreite	9,5	10	10,5	11	11,5	12	12,5	13
Halsumfang	31	32	33	34	35	36	37	38
Mittlere Rückenbreite	27	28	29	30	31	32	33	34
Obere Seitenlänge (Unterachsel bis Gürtelweite)	10	11,5	13	14,5	16	17,5	19	20,5
Äußere Ärmellänge	46	48	50	52	54	56	58	60

Die in den vorstehenden Tabellen verzeichneten Grundschnittsmaße mit den entsprechenden Größenbezeichnungen lassen deutlich erkennen, daß die Oberbekleidungsindustrie mit aller erdenklichen Sorgfalt bemüht ist, die Fertigkleidung für alle Körperfiguren und Körpergrößen so zu erstellen, daß neben den maßtechnischen auch die modischen Ansprüche erfüllt werden.

XIX. Maßnahmetechnik für Herren-Oberbekleidung

a Allgemeines

Die sorgfältige technische Ausführung der Herrenoberbekleidung und die Beachtung von Form und Linie im Sinne der Geschmacksbildung hinsichtlich der modischen Ansprüche sind Ziel und Aufgabe des Herrenschneider-Handwerks und der Herren-Oberbekleidungsindustrie. Beide — Handwerk und Industrie — sind dabei bemüht, nicht nur für eine gut gewachsene Figur eine paßgerechte Bekleidung bereitzustellen, sondern setzen einen besonderen Ehrgeiz ein, auch den schlecht gebauten Körper so auszustatten, daß er dem idealgebauten menschlichen Körper nahegebracht wird. Um dieses Ziel zu erreichen sind neben den handwerklichen Voraussetzungen auch die wissenschaftlichen Erkenntnisse erforderlich, die folgende 4 Punkte vorsehen:

1. Erkenntnis des Normalen (Proportion),
2. Verwendung dieser Erkenntnis zur Idealisierung des zu bekleidenden Körpers,
3. Modische Gestaltung und
4. geschmackvolle Materialverwendung und ihre sach- und fachgemäße Verarbeitung.

Dazu gehört auch eine fachmännische Beratung des Kunden, bei welcher besonders auf seine Figur und auf sein Alter Rücksicht genommen werden muß. So wird man bei einem Anzug für sportliche Zwecke gern lebhafte Muster wählen. Bei jüngeren, schlanken Figuren wirken wollige, auffällig gemusterte, im Zuschnitt

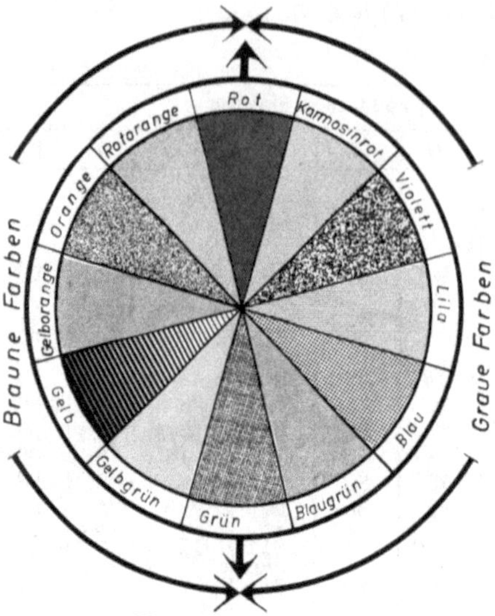

Farbenkreis

Abb. 166

durch Querteilung (Passen, Sattel, Gürtel) gearbeitete Stoffe immer gut. Dagegen werden ältere Herren mit stärkeren Figuren ruhigere Muster wählen, bei denen der Zuschnitt möglichst auf senkrechte Linien eingestellt wird.

Für den Tagesanzug kann man aus den bereitstehenden Mustern alle Stoffarten — vom rauhen Cheviot bis zum glatten Kammgarn — empfehlen. Hinsichtlich der Farbe sind braune und grüne Töne immer kleidsam für dunkle Haarfarben und bei frischer Gesichtsfarbe; dagegen sind ruhige Farben mit feinen Streifenmusterungen für stärkere untersetzte Herren immer richtig. Graue Töne in allen Schattierungen mit möglichst dicht beieinanderliegenden unauffälligen Streifen ergeben immer ein gutes Kleidbild.

Für die Abend- und Gesellschaftskleidung kommen nur schwarz, marengo und blau in Betracht, und zwar in allen Stoffarten — auch feingemustert und für alle Figuren. Schnitt und Linienführung sind hier die maßgebenden Komponenten. Im gutgeschnittenen Frackanzug kann fast jede Figur gut aussehen.

Handwerker und Verkäufer sollen als Herrenausstatter ihre Kundenberatung auch auf das Beiwerk der Oberbekleidung (Hemd, Krawatte, Schuhe usw.) ausdehnen, denn der Kunde will nicht nur gut bekleidet werden, sondern auch gut aussehen. Dazu gehört die richtige Farbenzusammenstellung in der Kleidung. Man muß also wissen:

a Welche Farben können zusammen getragen werden und

b Wer darf welche Farben tragen?

Der geschmackvoll gekleidete Herr soll nicht mehr als drei Farben in seiner Kleidung vereinigen. Krawatte, Hemd und Strümpfe — auch das Taschentuch in der äußeren Brusttache — stellen Farbflecke des Anzuges dar, die für die Farbenzusammenstellung genutzt werden können. Es mag korrekt aussehen, wenn ein Herr zum mittelgrauen Flanellanzug graue Krawatte, graues Hemd und ebensolche Strümpfe, vielleicht auch einen grauen Hut und graue Schuhe trägt — aber der Effekt zeigt dann doch eine allzubequeme und lieblose Ausstattung.

Welche Farben sind also für das Beiwerk auszuwählen?

Der Farbenkreis (Abb. 166) zeigt, daß von rot nach grün die rechte Kreishälfte alle Farben enthält, welche zum grauen Anzug passen, während die linke Hälfte mit braunen Tönen im Anzugstoff gut zu kombinieren ist.

Beispiele:

I. Grauer Anzug:

Hemd:	blau, rötlich, beige und grünlich,
Krawatte:	blau, rot, grün, oder ein Muster, welche diese drei Farben enthält,
Strümpfe:	zur Krawatte oder zur Farbe des Anzuges passend,

Brusttaschentuch:	im Grundton weiß, mit Farbeffekten im Ton der Krawatte,
Schuhe:	Schwarz oder braun, letztere bei hellgrauen Anzügen.

Wer starke Kontraste liebt, kann auch stark abweichende — aber harmonierende Farben im Hemd und Krawatte zusammenstellen, z. B.:
zum rötlichen Hemd blau — blaugrüne Krawatte,
zum blauen Hemd rot- und blaugemusterte oder rote Krawatte,
zum beige Hemd Krawatten von sattroter Farbe.

II. Braune Anzüge:

von Havanna bis zum Kaffeebraun können ebenfalls von blonden als auch von dunklen Typen getragen werden, doch ist frische Gesichtsfarbe bei braunen Stoffen Voraussetzung. Die Farbenzusammenstellung zu braun ist:

a Blonder Typ:

Hemd:	mattgrün, blau-blaugrau, bei frischem Teint auch beige und gelb,
Krawatte:	grün, blaugrün, rot, rotorange,
Strümpfe:	zur Krawatte oder zum Anzug passend,
Brusttaschentuch:	im Grundton weiß mit Farbeffekten im Ton der Krawatte.

b Dunkler Typ:

Hemd:	gelb in allen Schattierungen, sowie grau und blau,
Krawatte:	silbergrau, mausgrau-blauviolett, grün,
Strümpfe:	zur Krawatte oder zum Anzug passend,
Brusttaschentuch:	wie beim blonden Typ.

Blaugrüne und grüne Farbtöne im Anzugstoff eignen sich gut für dunkle Typen mit schwarzem Haar.

Hemd:	schwarzweiß über silbergrau—gelb,
Krawatte:	gedämpftes rot-rotorange, silbergrau, zitronengelb.

Pflaumenblaue und blaue Stoffe eignen sich gut für Männer mit blondem Haar, blauen Augen und frischer Gesichtsfarbe.

Hemd:	weiß und beige, hellblau, rot
Strümpfe:	zum Anzug passend
Brusttaschentuch:	weiß,
Schuhe:	schwarz.

Den Eindruck des weißen Haares bei älteren Herren sollte man nicht durch schreiende Farben stören.

Braune und graue Töne haben inmer eine vorteilhafte Wirkung.

Krawatte:	schwarz-weiß, russischgrün,
Brusttaschentuch:	weiß oder weiß mit Farbeffekten im Ton der Krawatte,
Schuhe:	schwarz.

Schwarze Anzüge können sowohl von dunklen als auch von blonden Typen getragen werden.

Hemd:	weiß-mattgrau und schwarzweiß gemustert,
Krawatte:	silbergrau, leicht gelb getönt und schwarzweiß,
Brusttaschentuch:	weiß oder schwarzweiß.

Die sogenannte Fliege wirkt hier an Stelle der langen Krawatte sehr gut.

Dunkle Typen dürfen in der Wahl lebhafter, kontrastreicher Farben freizügiger sein als Blonde, denn sie können bedenkenlos beige-, hell-, mode-, rost- und terrafarbene Stoffe zu ihrem dunklen Haar und braunen Teint tragen, während blonde Menschen diese Farben meiden sollten.

Außerdem ist die Farbenzusammenstellung in der Herren-Oberbekleidung auch eine Temperamentsache.

Jugendliche lebhafte Menschen können sich extravagante Farbenzusammenstellungen erlauben; dagegen sollen ruhige und bedächtige Menschen ihre Individualität auch in der Kleidung zum Ausdruck bringen. Dazu mögen folgende Beispiele dienen:

Extravagante Zusammenstellungen:

1. Anzug: braun
   Hemd: hellblau
   Strümpfe: braun mit blau,
   Krawatte: terrafarben oder rot mit blauen Streifen,
   Schuhe: hellbraun — gelb.
2. Anzug: blau mit beigefarbener Weste und blauen und roten Effekten.
   Hemd: mattgrün,
   Strümpfe: rotbraun,
   Brusttaschentuch: grünblau,
3. Anzug: hellgrau.
   Hemd: grün,
   Krawatte: braun,
   Strümpfe: grau,
   Schuhe: braun.

Jüngere schlanke Männer können alle Kombinationen, sofern sie zwischen dunklen und blonden Typen die feinen Unterschiede beachten, tragen. Untersetzte und dicke Figuren sollten dagegen ihre weniger schöne Erscheinung nicht noch durch schreiende Farben besonders augenfällig machen.

Der Herrenausstatter ist erst dann der richtige Berater seines Kunden, wenn er dessen Wünsche in die passende Richtung hinlenken kann; dazu gehört, daß er für diese Aufgabe nicht nur einen guten Geschmack sondern auch eine gediegene Menschenkenntnis besitzt, um die verschiedenartigen Menschentypen richtig einzuschätzen.

b Maßtechnik für die Herren-Oberbekleidung

Die Fertigung der Herren-Oberbekleidung — egal, ob es sich um eine Maßanfertigung für den Einzelfall oder um eine Mengenherstellung (Konfektion) in bestimmten Größen handelt, geschieht nach einem Schnittmusterplan. Dabei ist für die Einzelanfertigung die Maßabnahme von dem zu bekleidenden Körper eine unerläßliche Voraussetzung. In der Bekleidungsindustrie geschieht die konfektionelle Fertigung nach Zeichnungen und sonstigen Fabrikationsunterlagen, wie sie sich aus den jahrzehntelangen Erfahrungen auf dem Absatzgebiet hinsichtlich der verschiedenen Fertigungsgrößen als vorteilhaft erwiesen haben.

Jeder Schneider oder Zuschneider weiß, daß die am dreidimensionalen Körper ermittelten Körpermaße auf einen zweidimensionalen Schnittplan übertragen werden und hier Ausgangspunkt für die planmäßige Herstellung des Kleidungsstückes sind.

Nach Järke (Buch: Vom Schneiderlehrling bis zum Schneidermeister) unterscheidet man in der Art des Maßnehmens zwei Ansichten von guten erfahrenen Fachleuten und zwar:

a das genaue Ausmessen bei Verwendung vieler Hilfsmaße, um bei der Schnittaufstellung den zu bekleidenden Körper möglichst genau im Schnittmuster wiederzugeben,

b die Feststellung weniger Maße, deren Reihenfolge feststeht und dabei die Möglichkeit gibt, ein passendes Schnittmuster herzustellen.

Beide Meinungen haben sich in der Praxis bewährt. Es bleibt sich gleich, welche der beiden Maßmethoden angewendet werden — immer muß sich der Herrenausstatter bemühen, die Figur des Kunden zu idealisieren und dabei auch eventuelle Wuchsabweichungen diese dem Normalen nahebringen, denn nur das Normale ist schön und jedes Bekleidungsstück soll ja die Schönheit des Körpers hervorheben und seine Mängel verdecken. Wie gesagt, nach Ansicht guter Fachleute läßt sich auch mit wenigen Maßen zunächst ein Normalmodell herstellen, das dann der wirklichen Körperform zugepaßt wird.

Für ein solches Normal-Schnittmuster sind folgende Maße erforderlich:

1. Körpergröße ist das Maß von der Sohle bis zum Scheitel. Steht kein handelsüblicher Größenapparat zur Verfügung, befestigt man ein Maßband an der Wand, welches 60 cm vom Fußboden beginnt. Davor stellen wir den Kunden, legen ein Lineal flach auf seinen Scheitel und stellen am Maßband die entsprechende Zahl fest, die zuzüglich der unteren 60 cm das Maß der Körpergröße ergibt. Meistens wissen aber die Kunden, welche Körpermaße sie haben, so daß sich ein Messen der Körpergröße erübrigt.
2. Taillenlänge und ganze Länge des betreffenden Kleidungsstückes ist das Maß vom Wirbelpunkt, d. h. dem 7. Halswirbel bis zum unteren Rand des Taillengürtels. Als Ausgangspunkt des Maßes kann der Ansatz des Wäschekragens dienen, wenn der Kunde einen solchen bei der Maßnahme trägt. Anschließend an die Taillenlänge wird gleich die ganze Länge des bestellten Kleidungsstückes gemessen. Diese Länge ist meistens modisch bedingt und wird am sichersten nach der Körpergröße berechnet (siehe auch Proportion).
3. Oberweite ist ein Weitenmaß, das um den Oberkörper gemessen wird; es läuft über die stärkste Stelle der Brust (Brustwarzen), über die Schulterknochen und scharf an den Armen vorbei. Die evtl. starken Schulterblätter werden nicht mitgemessen, da dieselben ja oberhalb der Oberweitenlinie liegen und zu den Wuchsabweichungen gehören.
4. Unterweite ist ein Weitenmaß und zwar für die schlankste Stelle des Körpers in der Taille. Zur Feststellung der genauen Taillenlinie empfiehlt es sich, dem Kunden einen Taillen-Maßgürtel umzulegen, der genau waagerecht um den Körper laufen muß und mit seinen unteren Rand auf dem Hüftknochen aufliegt. Wenn dieser Maßgürtel numeriert ist, läßt sich die Unterweite leicht ablesen.
5. Gesäßweite ist das Maß über die weiteste Stelle des Gefäßes und wird waagerecht ringsherum gemessen.
6. Rückenbreite ist das Maß über die höchste Stelle des Rückens, gemessen von Armansatz bis Armansatz und dann halbiert. Dieses Maß gibt wichtige Anhaltspunkte für die Körperhaltung bei der Schnittaufstellung und muß sehr sorgfältig ermittelt werden. Die Rückennaht des Westenrückens ist nicht immer auch die Rückenmitte! Zur richtigen Ermittlung der Rückenmitte empfiehlt es sich, das Maßband vom Wirbelpunkt oder Kragenknopf senkrecht aufrollen zu lassen und sich dann den Ablauf der Rückenmitte zu merken.

   Mit der halben Rückenbreite wird bei leicht gebeugtem Arm weiter bis zum Ellbogen und weiter die ganze Ärmellänge bis zur Handwurzel gemessen.

7. Schrittlänge ist das Maß vom Fußboden bis scharf in die Schrittspitze (Rumpfende) gemessen. Man ermittelt es, indem man den oberen Rand des Maßbandes mit dem oberen Rand des Zeigefingers abschließen läßt, diesen scharf in den Schritt führt und das Band dann bis zum Fußboden abrollen läßt, um dort das Maß dann abzulesen.
8. Seitenlänge ist das Maß an der äußeren Hosennaht, gemessen unterhalb des Hosenbundes bis zum Fußboden. In der Praxis wird die Seitenlänge vom oberen Rand des Taillengürtels bis zum Fußboden gemessen und für die normale Hosenlänge der Maße 7. und 8. 4 cm abgerechnet.

Als Nebenmaße sind noch zu nennen:

a die Bundweite. Sie ist 2—4cm enger als die Unterweite, je nachdem, ob die Hose mit oder ohne Schnallgurte gearbeitet werden soll. Für die Feststellung des Maßes wird die Weste hochgeschlagen, das Maßband glatt und etwas angezogen um den Hosenbund gelegt.
b die Fußweite ist ein modisch bedingtes Kontrollmaß, das sich auch nach der Schuhgröße des Kunden richten sollte.
c das Knieband ist ein Umfangmaß unterhalb des Knies, wo das Strumpfband sitzt und wird für die Herstellung der Knickerbocker benötigt.
d die Knieweite als Umfangmaß über die höchste Stelle des Knies bei leicht angebeugtem Knie,
e die Wadenweite als Umfangmaß über die stärkste Stelle der Wade,
f die Knöchelweite als Umfangmaß kurz über den Knöchelknochen.

Die Westenausschnitt- und Längenmaße können zur Kontrolle genommen werden. Am sichersten ist es, die Weste in das Vorderteil des Sakkos einzuzeichnen.

Die hier genannten Maße dürften genügen, um zur Aufstellung eines Schnittmusters zu dienen. Alle übrigen Maße werden am sichersten aus der Proportion errechnet.

Über die Methodik beim Maßnehmen sind die Ansichten umstritten. Nach Meinung bewährter Fachleute ist dem Maßnehmen von rückwärts der Vorzug zu geben.

Alle Maße, auch für Überkleidung (Mäntel, Ulster usw.) werden grundsätzlich über die Weste ermittelt. Man stellt den Kunden vor den Spiegel und mißt in Stellung hinter dem Kunden, der die Grundstellung eingenommen hat, ohne sich in einer Zwangsstellung zu befinden.

Das Maßnehmen ist — wie immer betont werden muß — einer der Hauptarbeiten des konstruierenden Herrenschneiders. Genauestes Maßnehmen und ebensolches Aufschreiben aller beim Maßnehmen beobachteten Wahrnehmungen helfen dann später beim Vergleich der ermittelten Maße mit dem Proportionssatz die Abweichungen des maßgenommenen Körpers vom Normalen festzustellen und in der Abänderung des Normal-Schnittmusters zu berücksichtigen.

Über den Begriff der Normalfigur läßt sich streiten. Aber durch zahlreiche und genaue Messungen ist es gelungen, den Normaltyp des Mitteleuropäers festzustellen und diese Maßverhältnisse als normal oder proportionell richtig zu bezeichnen.

Es schein mir erforderlich zu sein, die Proportionslehre und ihre Nutzung etwas zu erläutern.

Die Proportion ist die Lehre vom Verhältnis der einzelnen Teile zueinander, d. h. daß der zu bekleidende Körper als normal zu bezeichnen wäre, dessen Breitenmaße im richtigen Verhältnis zu seiner Größe oder Länge stehen. Was man allgemein als normal bezeichnet, sind die mehr oder weniger häufig auftretenden Durchschnittszahlen bei normaler Körpergröße. Stimmen diese Durchschnittszahlen von Breite und Größe überein, spricht man von gut oder normal gebauten Menschen. Bei wesentlichen Abweichungen in den Durchschnittszahlen haben wir es dann mit weniger gut oder anormal gebauten Körpern zu tun. Im Schneiderhandwerk liegt das Ziel darin, nicht allein den anormal gestalteten Körper paßrecht zu bekleiden, sondern ihn zu idealisieren, d. h. dem Normalen anzugleichen.

Mit den Größenverhältnissen des menschlichen Körpers (Proportionslehre) haben sich viele Wissenschaftler beschäftigt. Für die medizinisch-technischen Zwecke (siehe Abschnitt: II.) wird auf das Messungsschema Dr. G. Buschan hingewiesen, das aus dem Proportionssystem von Gustav Fritsch und Rausch entwickelt wurde. In ,,Form und Linie" von F. Mertin und H. Lugaric empfehlen die Autoren den einfachen und viel angewendeten Maßstab der Einteilung nach Kopflänge, wobei die achtmalige Kopflänge in der Gesamtlänge des Körpers enthalten ist. (Siehe Abbildungen Nr. 25—26.)

Järke dagegen hat in seinem Lehrbuch der Proportionslehre einen weiten Raum eingeräumt und kommt dabei hinsichtlich der Schnittaufstellung zu dem Schluß, daß zur Herstellung eines Normalschnittes lediglich drei Maße, und zwar Körpergröße, Ober- und Unterweite nötig sind. Alle übrigen Unterteilungen ergeben die Proportion.

Nachstehende Tabelle zeigt, mit welchen Vergleichszahlen gerechnet werden muß.

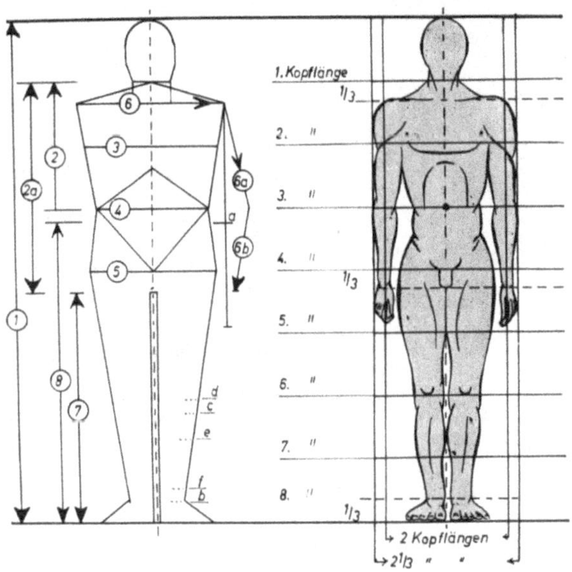

Abb. 167
Proportions-Tabelle

A. Längenmaße:

1. Körpergröße — Normalmaß = 1,76 m
2. Oberweite — Normalmaß = 1,02 m
3. Taillenlänge — Normalmaß = 1/4 der Körpergröße,
4. Rückenhöhe — Normalmaß = 1/8 der Oberweite zuzüglich 1/4 der Taillenlänge,
5. Ärmellochtiefe — Normalmaß = 1/8 der Oberweite, zuzüglich 8 cm, für je 4 cm größer = ½ cm mehr für je 4 cm kleiner = ½ cm weniger,

6. Vordere Ärmellänge Normalmaß = Taillenlänge, zuzüglich 1 cm
7. Westenlänge Normalmaß = Taillenlänge, zuzüglich $\frac{1}{4}$ der Oberweite, bei Bauchfiguren 1 bis 2 cm mehr,
8. Schrittlänge der Hose Normalmaß = $\frac{1}{2}$ Körpergröße, weniger 7 cm,
9. Leibhöhe der Hose Normalmaß = $\frac{1}{4}$ der Gesäßweite, bei Rundbund 1—2 cm weniger,
10. Schrittlänge und Leibhöhe Normalmaß = beide zusammen ergeben die Seitenlänge
11. Ganze Längen der Kleidungsstücke:
    a) Sakkolänge Normalmaß = $\frac{1}{2}$ Körpergröße, abzüglich 11 cm,
    b) Rockjackett Normalmaß = $\frac{1}{2}$ Körpergröße, zuzüglich 22 cm,
    c) Frack Normalmaß = $\frac{1}{2}$ Körpergröße, zuzüglich 24 cm,
    d) Paletot Normalmaß = $\frac{1}{2}$ Körpergröße, zuzüglich 34 cm,
    e) Ulster Normalmaß = $\frac{1}{2}$ Körpergröße, zuzüglich 38 cm,

(die je nach den modischen Ansprüchen verlängert oder auch verkürzt werden können)

B. Breitenmaße:

12. Ärmellochvortritt Normalmaß = $\frac{1}{4}$ Oberweite, zuzüglich 9 cm inkl. Nähte und Bequemlichkeit,
13. Rückenbreite Normalmaß = $\frac{1}{5}$ Oberweite, zuzüglich 1 cm auf der Oberweitenlinie gemessen,
14. Halslochweite Normalmaß = $\frac{1}{8}$ Oberweite, zuzüglich 3 cm, das Ganze 3 × (Wäschekragen, abzüglich 5 cm),

C. Rundmaße:

15. Schlanke Figuren:
    a) Unterweite Normalmaß = Oberweite, weniger 10 cm,
    b) Gesäßweite Normalmaß = Oberweite, zuzüglich 4 cm,
16. Normale Figuren:
    a) Unterweite Normalmaß = von 96 cm Oberweite für je 4 cm stärkere Oberweite, gleich Oberweite, weniger 10 cm und 1 cm,
    b) Gesäßweite Normalmaß = Oberweite, zuzüglich 4 cm,
17. Untersetzte Figuren:
    a) Unterweite Normalmaß = Oberweite, weniger 5 cm,
    b) Gesäßweite Normalmaß = Oberweite, zuzüglich 5—6 cm,
18. Korpulente Figuren:
    a) Unterweite Normalmaß = Oberweite,
    b) Gesäßweite Normalmaß = Oberweite, zuzüglich 6—8 cm,
19. Bauchfiguren:
    a) Unterweite Normalmaß = bei Oberweite 102 cm beginnend Oberweite, zuzüglich 2 cm; je 4 cm mehr Oberweite bedingen 1 cm mehr Unterweite,
    b) Gesäßweite Normalmaß = Unterweite, zuzüglich 2—4 cm

D. Proportionsmaße für die Schnittaufstellung (zusätzliche)

20. Achselhöhle Normalmaß = $\frac{1}{4}$ der Oberweite
21. Rückenbreite Normalmaß = $\frac{1}{5}$ Oberweite und siehe unter Maß 13,
22. Halslochweite Normalmaß = $\frac{1}{8}$ Oberweite und 3 cm mit 3 multipliziert ($\frac{3}{8}$ Oberweite, zuzüglich 9 cm),
23. Rückenhalslochspiegel Normalmaß = $\frac{1}{6}$ Halslochweite, weniger 1 cm,
24. Armvortritt Normalmaß = $\frac{1}{3}$ Oberweite,
25. Brustbreite Normalmaß = $\frac{1}{4}$ Oberweite, weniger 3 cm vom Ärmelvortritt,
26. Ärmellochdurchmesser Normalmaß = $\frac{1}{8}$ Oberweite,
27. Bauchpunkt Normalmaß = $\frac{1}{4}$ Unterweite vom Armvortritt,
28. Halslochtiefe vordere Mitte Normalmaß = $\frac{1}{16}$ Oberweite,
29. $\frac{1}{2}$ Oberweite im Schritt Normalmaß = $\frac{1}{2}$ Oberweite, zuzüglich 6 cm,
30. $\frac{1}{2}$ Unterweite im Schritt Normalmaß = $\frac{1}{2}$ Unterweite, zuzüglich 6 cm.

Aus der Gegenüberstellung der jeweils festgestellten Maße mit den proportionellen Größen ergeben sich dann die für die Schnitterstellung notwendigen Korrekturen. Nachstehendes Beipsiel mag dies veraugenscheinlichen:

Körpergröße = 1,76 cm	festgestellte Maße:	Proportionsmaße:
Sakko		
Taillenlänge	46	44
Oberweite	102	102
Unterweite	98	94
Gesäßweite	104	106
Hose		
Seitenlänge	106	106
Schrittlänge	79	81

Aus diesen Maßen ergibt sich ein Körperbild mit etwas zu langem Oberkörper, entsprechend kürzere Beine, Bauchansatz und O-Bein-Neigung.

Daraus folgert:

Taillenlänge ist 2 cm länger als das Normalmaß, die Beine sind entsprechend kürzer, die Unterweite ist 4 cm größer als das Normalmaß, womit also ein Bauchansatz gezeigt wird; die Gesäßweite ist 2 cm kleiner als das Normalmaß. Die Seitenlänge zeigt zwar das Normalmaß aber im Vergleich zur Schrittlänge und zur Taillenlänge ergibt sich ein zu langes Seitenlängenmaß, daher nach außen gewölbte Beine und Verlagerung der Gesäßweite zur Hüftpartie — also O-Bein-Neigung.

Korrektur der Figur ist wie folgt gegeben:

1. Proportionelle Taillenlinie anwenden, damit Taschen, Taillen- und Knopfstellung in die normale Lage kommen,
2. die Hose ist auf O-Bein zu gestalten, um diesen körperlichen Fehler zu beseitigen.

Schon aus diesem kleinen Beispiel geht hervor, wie dringend notwendig es für die Bekleidungskunst ist, neben der Lehre des genauen Maßnehmens die Proportionslehre zu beherrschen.

In der Herren-Bekleidungsindustrie geschieht die Fertigung der Herrenbekleidung auf Grund jahrzehntelanger Erfahrungen nach besonderen Fertigungsplänen mengenweise in den verschiedenen Maßgrößen und für die verschiedenen Figuren.

So beginnt z. B. die Knaben-Oberbekleidung mit der Größe 00 bei einer Oberweite von 52 und endet mit der Größe 12 bei einer Oberweite von 74 für einen Knaben im Alter von 14 Jahren. Die Fabrikation sieht außerdem für die Herrenoberbekleidung folgende Arten der Größenverhältnisse vor:

a) Burschen-Oberbekleidung in 6 verschiedenen Größen,
b) Herren-Oberbekleidung für normale Größen von 44 bis 54,
c) Herren-Oberbekleidung für normale Übergrößen von 56 bis 62,
d) Herren-Oberbekleidung für schlanke Größen von 88 bis 106,
e) Herren-Oberbekleidung für untersetzte Größen von 22 bis 27,
f) Herren-Oberbekleidung für Bauchgrößen von 45 bis $53\frac{1}{2}$,
g) Herren-Oberbekleidung für Bauchübergrößen von 55 bis 65,
h) Herren-Oberbekleidung für Sportgrößen von 44 S bis 106 S.

Allein die zu a) bis h) angeführten Arten zeigen insgesamt 55 verschiedene Fertiggrößen. Damit zeigt die Industrie, daß sie in Anerkennung der eingangs geschilderten Voraussetzungen für das Schneiderhandwerk von sich aus bemüht ist, allen an eine geschmackvolle und modische Oberkleidung für Herren gestellten Anforderungen gerecht zu werden. Die verschiedenen Maßtabellen lassen erkennen, daß bei der Erstellung der notwendigen Maße die Grundsätze der Proportionslehre soweit als möglich berücksichtigt worden sind.

Größen-Tabelle für Knaben-Oberbekleidung

Größen	00	0	1	2	3	4	5	6	7	8	9	10	11	12
Alter:	1	2	3	4	5	6	7	8	9	10	11	12	13	14
Oberweite	52	54	56	58	60	62	64	66	67	68	69	70	72	74
Unterweite	54	56	58	60	61	62	63	64	65	66	67	68	69	70
Taillenlänge	23	24	25	26	27	28	29	30	31	32	33	34	35	36
½ Rückenbreite . . .	10,4	10,8	11,2	11,6	12	12,4	12,8	13,2	13,4	13,6	11,8	14	14,4	14,8
Ellbogenlänge	28	29	30	31	32	32	33	34	36	38	40	41	42	43
ganze Ärmellänge . .	42	44	46	48	51	53	55	57	59	62	64	66	68	70
Westenlänge	—	—	84	87	90	93	96	99	101	103	105	108	111	114
Hosen-Seitenlänge ohne Bund gemessen	—	—	55	58,5	62	65,5	69	73	78	80,5	83	85,5	88	90,5
Schrittlänge	—	—	37	40	43	46	49	52	56	58	60	62	64	66
Bundweite	54	56	58	60	61	62	63	64	65	66	66	67	67	68
Gesäßweite	58	60	62	64	66	69	72	74	75	76	78	80	82	84
Leibhöhe	—	—	18	18,5	19	19,5	20	21	22	22,5	23	23,5	24	24,5

(Rückenbreiten sind den modischen Erfordernissen entsprechend individuell zu erweitern.)

Größen-Tabellen für Herren Oberbekleidung

Kleidungsstück	Burschengrößen						Normale Größen					
	38	40	42	43	84	—	44	46	48	50	52	54
Oberweite	76	80	84	86	84	86	88	92	96	100	104	108
Unterweite . . .	70	74	78	80	78	80	82	86	90	94	98	104
Taillenlänge . . .	37	38	40	42	41	42	42	43	44	45	46	46
halbe Rückenbreite	15,5	16	16,5	17,5	16,5	17,5	17,5	18,5	19,5	20	21	21,5
Ellbogenlänge . .	46	46,5	47	48	49	50	49	49,5	50	50,5	51	51,5
ganze Ärmellänge .	73	74	75	77	76	78	76	78	81	83	84	85
Westenlänge . . .	116	120	124	128	126	128	128	130	134	136	138	142
Hosen												
Seitenlänge . . .	—	—	—	—	—	—	100	103	105	108	111	113
ohne Bund gemessen	93	96	99	100	100	103	—	—	—	—	—	—
Schrittlänge . . .	70	72	74	76	77	79	74	76	78	80	82	83
Bundweite	68	72	76	78	76	78	80	84	88	92	96	102
Gesäßweite . . .	84	88	92	94	88	92	96	100	104	108	112	116
Sporthosen, Knieweite	—	—	—	—	—	—	38	39	40	41	43	44
über Knie gemessen	33	36	37	38	36	37	—	—	—	—	—	—
Kniekehle	28	29	30	31	29	30	31	32	34	35	36	37
Wadenweite . . .	31	33	34	35	34	35	36	37	38	39	40	41
Knöchelweite . .	19	20	21	22	20	21	22	23	24	25	26	27

Kleidungsstück	Normal-Übergrößen				Schlanke Größen					
	56	58	60	62	88	90	94	98	102	106
Oberweite	112	116	120	124	88	90	94	98	102	106
Unterweite . . .	112	118	122	126	82	84	88	92	98	102
Taillenlänge . . .	47	47	48	48	43	44	45	46	47	48
halbe Rückenbreite	22,5	23	23,5	24	18	18,5	19	20	20,5	21,5
Ellbogenlänge . .	52	52,5	53	53,5	50,5	51	51,5	52	52,5	53
ganze Ärmellänge .	86	87	88	89	80	82	84	86	87	88
Westenlänge . . .	146	148	150	152	130	132	134	138	140	142
Hosen										
Seitenlänge . . .	114	115	116	117	105	107	110	113	116	119
ohne Bund gemessen	—	—	—	—	—	—	—	—	—	—
Schrittlänge . . .	84	84	84	85	79	81	83	85	87	89
Bundweite	110	116	120	124	80	82	86	90	96	100
Gesäßweite	120	124	128	130	94	98	104	106	110	112
Sporthosen, Knieweite	46	46	47	48	38	39	40	41	42	43
über Knie gemessen	—	—	—	—	—	—	—	—	—	—
Kniekehle	38	39	40	41	31	32	34	35	36	37
Wadenweite . . .	42	43	44	44,5	36	37	38	39	40	41
Knöchelweite . . .	27	28	29	30	22	23	24	25	26	27

Kleidungsstück	Untersetzte Größen						Bauchgrößen						
	22	23	24	25	26	27	45	47	49	51	51½	53	53½
Oberweite	88	92	96	100	104	108	90	94	98	102	102	106	106
Unterweite	84	88	92	96	100	106	92	96	102	106	106	110	110
Taillenlänge	40	41	42	43	44	44	40	41	42	43	42	43	42
halbe Rückenbreite . . .	17,5	18,5	19,5	20	21	21,5	18	19	19,5	20,5	20,5	21	21
Ellbogenlänge	48	48,5	49	49,5	50	50,5	49	49,5	50	50,5	49,5	51	50
ganze Ärmellänge	77	78	79	80	81	82	77	78	79	80	78	82	80
Westenlänge	126	128	130	132	134	136	132	134	136	138	136	140	138
Hosen													
Seitenlänge	97	99	102	104	106	108	99	101	104	104	100	106	102
ohne Bund gemessen . . .	—	—	—	—	—	—	—	—	—	—	—	—	—
Schrittlänge	72	73	75	76	78	79	71	72	73	74	71	75	72
Bundweite	82	86	90	94	98	104	90	94	100	104	104	108	108
Gesäßweite	98	102	106	110	114	116	98	102	106	110	110	114	114
Sporthosen-Knieweite . .	38	39	40	41	43	44	39	40	41	42	42	43	43
über Knie gemessen	—	—	—	—	—	—	—	—	—	—	—	—	—
Kniekehle	31	32	34	35	36	37	33	34	35	36	36	37	27
Wadenweite	36	37	38	39	40	41	37	38	39	40	40	41	41
Knöchelweite	22	23	24	25	26	27	23	24	25	26	26	27	27

Kleidungsstück	Bauch-Übergrößen								Sport-Größen											
	55	55½	57	57½	59	61	63	65	44S	46S	48S	50S	52S	54S	88S	90S	94S	98S	102S	106S
Oberweite	110	110	114	114	118	122	126	130	88	92	96	100	104	108	88	90	94	98	102	106
Unterweite	116	116	120	120	126	130	136	140	80	82	86	90	94	100	78	80	84	88	94	98
Taillenlänge	44	43	45	44	45	46	46	47	42	43	44	45	46	46	43	44	45	46	47	48
halbe Rückenbreite	22	22	22,5	22,5	23	23,5	24	24,5	17,5	18,5	19,5	20	20,5	21	18	18,5	19	20	20,5	21,5
Ellbogenlänge	51,5	50,5	52	51	52,5	53	53,5	54	49	49,5	50	50,5	51	51,5	50,5	51	51,5	52	52,5	53
ganze Ärmellänge	83	81	84	82	85	86	87	88	76	78	81	83	84	85	80	82	84	86	87	88
Westenlänge	142	140	144	142	146	148	150	152	128	130	134	136	138	142	130	132	134	138	140	142
Hosen																				
Seitenlänge	107	104	109	105	110	112	113	114	100	103	105	108	111	113	105	107	110	113	116	119
ohne Bund gemessen	—	—	—	—	—	—	—	—	—	—	—	—	—	—	—	—	—	—	—	—
Schrittlänge	76	73	77	74	78	79	80	80	74	76	78	80	82	83	79	81	83	85	87	89
Bundweite	114	114	118	118	124	128	134	138	78	80	84	88	92	98	76	78	82	86	92	96
Gesäßweite	120	120	124	124	126	132	136	142	96	100	104	108	112	118	92	96	100	104	108	110
Sporthosen-Knieweite	44	44	44,5	44,5	45	45,5	46	46,5	38	39	40	41	43	44	38	39	40	41	42	43
über Knie gemessen	—	—	—	—	—	—	—	—	—	—	—	—	—	—	—	—	—	—	—	—
Kniekehle	38	38	39	39	40	41	42	43	31	32	34	35	36	37	31	32	34	35	36	37
Wadenweite	42	42	42,5	42,5	43	43,5	44	44	36	37	38	39	40	41	36	37	38	39	40	41
Knöchelweite	27	27	28	28	29	30	30	31	22	23	24	25	26	27	22	23	24	25	26	27

XX. Maße und Größenbezeichnung für Unterkleidung

Man kann wohl mit Recht behaupten, daß die Urform der Bekleidung des Menschen das Hemd ist, das aus rechteckigen Stoffteilen entstand, die den Längen- und Breitenmaßen des menschlichen Körpers entsprachen. Die Weiterentwicklung führte zum Schulterhemd, zum Hemdkittel, zur Hemdtracht, später zum Gewand, d. h. zur Oberkleidung. Dabei hat sich das Hemd als Untergewand — also als Unterkleidung erhalten, egal, ob es heute aus Wolle, Leinen, Seide oder Trikot gefertigt wird. Ähnlich verhält es sich mit der Hose, die als Unterkleidung formenmäßig häufig wechselte und heute als Trikotschlüpfer nicht fortzudenken ist. Je nachdem, ob sie als wärmende Unterkleidung dienen oder einen modischen Zweck erfüllen sollen, geschieht die Fertigung solcher Unterbekleidungsstücke aus Webstoffen verschiedener Arten oder als gewirkte oder gestrickte Ware.

Daß die Herstellung der Unterbekleidung heute nicht mehr wie zu Großmutters Zeiten von Hand erfolgt, sondern fast ausschließlich als Fertigware in den Handel gebracht wird, ist eine Folge der Fortentwicklung unserer Technik in Verbindung mit dem Bedarf eines großen Verbraucherkreises. Selbstverständlich haben dabei auch andere Komponenten wie modische und hygienische Ansprüche u. a. mitgewirkt. Die Mengenfertigung solcher Bekleidungsgegenstände brachte es mit sich, daß eine möglichst große Einheitlichkeit in den Größenbezeichnungen geschaffen wurde. In Zusammenarbeit der Hersteller von gewirkter und gestrickter Unter- und Oberbekleidung mit dem einschlägigen Handel wurden die Körpermaße auf Grund zahlreicher Messungen genormt und zwar für Erstlinge, Kleinkinder, Knaben und Mädchen, Frauen und Männer. Die so genormten Körpermaße wurden den verschiedenen Tabellen für die Größenbezeichnungen zugrundegelegt. Die bei den einzelnen Größen angegebenen Maße sind die Mittelwerte aus den Meßergebnissen. Die Angabe einer Größenbezeichnung aus einer der nachfolgenden Zahlentafeln in Verbindung mit der DIN Nummer bedeutet, daß die so gekennzeichnete Wirkware passend für einen Körper gearbeitet ist, der die bei der Größenbezeichnung in dieser Norm angegebenen Maße hat. Die Körpermaße sind also nicht gleich den Warenmaßen!

Größenbezeichnungen für Erstlinge, Kleinkinder, Knaben und Mädchen nach DIN 61 527

Die Größen der gewirkten und gestrickten Unter- und Oberbekleidung für die vorgenannten Personen werden mit der Körperlänge bezeichnt. Für feingestrickte Oberbekleidung mit genauer Paßform sind dic Größenbezeichnungen enger gestuft als für Wirk- und Strickwaren allgemein.

Die tatsächlichen Körpermaße an den aus der Zeichnung (Abb. 168) ersichtlichen Stellen wurden für die Größennummerbestimmung wie folgt gemessen:

Körperlänge: mit festem Maßstab, vom Scheitel bis zur Sohle,

Brustumfang: mit Bandmaß über dem leicht bekleideten Körper anliegend.

1 Wirk- und Strickwaren, allgemein
Stufung der Körperlänge 6 oder 12 cm

Maße in cm

Größenbezeichnung ≈ größte Körperlänge	Brustumfang Knaben	Brustumfang Mädchen	Alter (ungefähr)
50	36	36	bis zu 1 Monat
56	38	38	bis zu 2 Monaten
62	41	41	bis zu 3 Monaten
68	44	44	bis zu 8 Monaten
74	46	46	bis zu 1 Jahr
80	50	50	bis zu 1½ Jahren
86	54	54	bis zu 2 Jahren
92	56	56	bis zu 2½ Jahren
98	58	58	bis zu 3 Jahren
104	60	60	bis zu 4 Jahren
110	62	63	bis zu 5 Jahren
116	64	65	bis zu 6 Jahren
128	69	70	bis zu 8 Jahren
140	74	76	bis zu 11 Jahren
152	80	81	bis zu 13 Jahren
164	84	86	bis zu 15 Jahren

2 Feingestrickte Oberbekleidung mit genauer Paßform
Stufung der Körperlänge 5 oder 10 cm

Maße in cm

Größenbezeichnung ≈ größte Körperlänge	Brustumfang Knaben	Brustumfang Mädchen	Alter (ungefähr)
80	52	52	1 bis zu 1½ Jahren
90	56	56	bis zu 2 Jahren
100	58	59	bis zu 3 Jahren
110	62	63	bis zu 4 Jahren
115	64	65	bis zu 5 Jahren
120	65	67	bis zu 6 Jahren
125	66	69	bis zu 7 Jahren
130	68	71	bis zu 8 Jahren
135	70	73	bis zu 9 Jahren
140	72	75	bis zu 10 Jahren
145	75	77	bis zu 11 Jahren
150	77	79	bis zu 12 Jahren
155	80	82	bis zu 13 Jahren
160	82	84	bis zu 14 Jahren
165	84	86	bis zu 15 Jahren

Auf die vorstehend angegebenen Körpermaße sind die nachfolgenden Warenmaße abgestimmt. Handelsübliche Abweichungen — wie sie bei der Herstellung von Maschenware unvermeidlich sind — sind dabei zulässig.

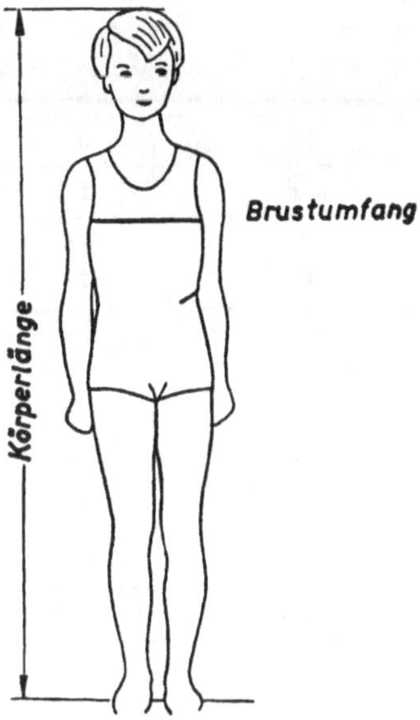

Abb. 168

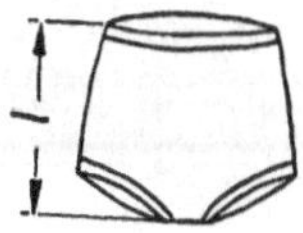

2

Abb. 169

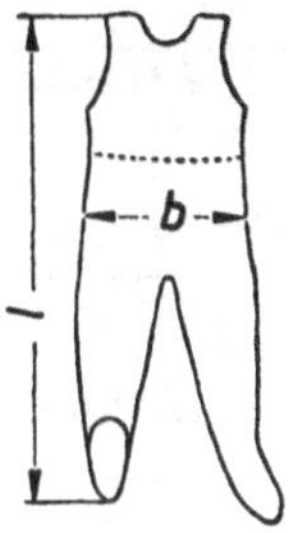

3

Abb. 170

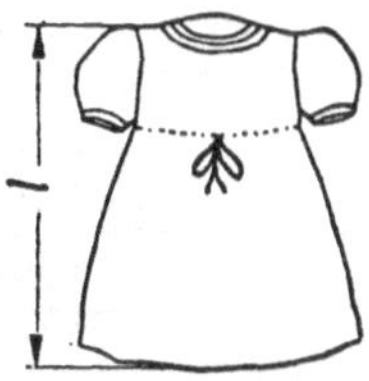

5a und 5b

Abb. 171

Erstlings- und Kinderbekleidung nach DIN 61 514

1. Kinderjäckchen

neue Größenbezeichnung	**50**	**56**	**62**	**68**	**74**	**80**	**86**	**92**
alte Größenbezeichnung	*1*	*2*	*3*	*4*	*5*	*6*	*7*	*8*
Alter—bis Monate/Jahre[1]) . . . ≈	1 M	2 M	4 M	8 M	1 J	1½ J	2 J	2½ J
Länge l	21	23	25	27	29	31	32	33
Brustweite . . . . b	17	18,5	20	21,5	23	24,5	26	27,5

2. Windelhosen siehe Abb. 169

neue Größenbezeichnung	**62**	**68**	**74**	**80**
alte Größenbezeichnung	*1*	*2*	*3*	*4*
Alter—bis Monate/Jahre[1]) . . . ≈	4 M	8 M	1 J	1½ J
Länge l	22	24	26	28

3. Strampelanzüge siehe Abb. 170

neue Größenbezeichnung	**62**	**68**	**74**
alte Größenbezeichnung	*50*	*55*	*60*
Alter—bis Monate/Jahre[1]) . . . ≈	4 M	8 M	1 J
Länge l	50	55	60
größte Weite . . . . b	25	27	29

[1]) Monat = M, Jahr = J.

4. Strampelhosen

neue Größenbezeichnung	**62**	**68**	**74**
alte Größenbezeichnung	*40*	*45*	*50*
Alter — bis Monate/Jahre[1]) . . . ≈	4 M	8 M	1 J
Länge . . . . *l* größte Weite . . . . *b*	35 25	40 27	45 29

5a. Erstlingskleidchen siehe Abb. 171

neue Größenbezeichnung	**74**	**80**	**86**
alte Größenbezeichnung	*40*	*45*	*50*
Alter — bis Jahre[1]) . . . . . . ≈	1 J	$1^1/_2$ J	2 J
Länge . . . . *l*	38	41,5	45

5b. Kinder-Kleidchen siehe Abb. 171

neue Größenbezeichnung	**80**	**92**	**104**	**116**	**128**
alte Größenbezeichnung	*45*	*55*	—	—	—
Alter — bis Jahre[1]) . . . . ≈	$1^1/_2$ J	$2^1/_2$ J	4 J	6 J	8 J
Länge . . . . *l*	41,5	48	55	62	69

6. Spielanzüge siehe Abb. 172

neue Größenbezeichnung	**68**	**74**	**80**	**86**
alte Größenbezeichnung	*35*	*40*	*45*	*50*
Alter — bis Monate/Jahre[1]) . . . ≈	8 M	1 J	$1^1/_2$ J	2 J
Länge . . . . *l*	35	38	41	44

7a. Erstlings-Pullover und Westchen siehe Abb. 173

neue Größenbezeichnung	**74**	**80**	**86**
alte Größenbezeichnung oder	*0* *26*	*1* *28*	*2* *30*
Alter — bis Jahre[1]) . . . . ≈	1 J	$1^1/_2$ J	2 J
Länge . . . . *l*	24	26	28
größte Weite, flachgestrickt . . . *b*	23	24	25
größte Weite. links-links-gestrickt *b*	24	25	26

[1]) Monat = M, Jahr = J.

7b. Kleinkind-Pullover und -Westchen siehe Abb. 173

neue Größenbezeichnung	**80**	**86**	**92**	**98**
alte Größenbezeichnung oder	*1* *28*	*2* *30*	*3* *32*	*4* *34*
Alter — bis Jahre[1]) . . . . ≈	$1^1/_2$ J	2 J	$2^1/_2$ J	3 J
Länge . . . . *l*	26	28	30	32
größte Weite, flachgestrickt . . . *b*	24	25	26	27
größte Weite, links-links-gestrickt *b*	25	26	27	28

7c. Kinder-Pullover und -Westen siehe Abb. 173

neue Größenbezeichnung	**104**	**116**	**128**	**140**	**152**	**164**
Alter — bis Jahre[1]) . . . . ≈	4 J	6 J	8 J	11 J	13 J	15 J
Länge . . . . *l*	33	36,5	40	43,5	47	50,5
größte Weite, flachgestrickt . . . *b*	28	30	32	34	36	38
größte Weite, links-links-gestrickt *b*	29	31	33	35	37	39

8. Gamaschenhosen siehe Abb. 174

neue Größenbezeichnung	**74**	**80**	**86**	**92**	**98**
alte Größenbezeichnung oder	*0* *26*	*1* *28*	*2* *30*	*3* *32*	*4* *34*
Alter — bis Jahre[1]) . . . . ≈	1 J	$1^1/_2$ J	2 J	$2^1/_2$ J	3 J
Länge . . . . *l*	46	49,5	53	56,5	60

9. Leibchen siehe Abb. 175

neue Größenbezeichnung	**68**	**80**	**92**	**104**	**116**	**128**	**140**
alte Größenbezeichnung	*1*	*2*	*3*	*4*	*5*	*6*	*a*
Alter — bis Monate/Jahre[1]) . . . ≈	8 M	$1^1/_2$ J	$2^1/_2$ J	4 J	6 J	8 J	11 J
Länge . . . . *l*	23	25,5	28	30,5	33	35,5	38
Weite . . . . *b*	18	19,5	21	22,5	24	25,5	27

10. Flügelhemdchen siehe Abb. 176

neue Größenbezeichnung	**50**	**62**	**74**
alte Größenbezeichnung	*24*	*26*	*28*
Alter — bis Monate/Jahre[1]) . . . ≈	1 M	4 M	1 J
Länge . . . . *l*	24	26	28

[1]) Monat = M, Jahr = J.

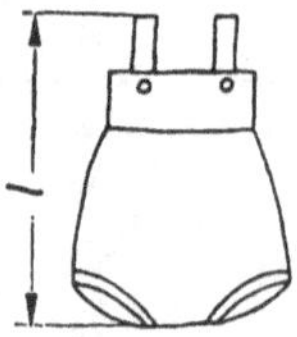

6

Abb. 172

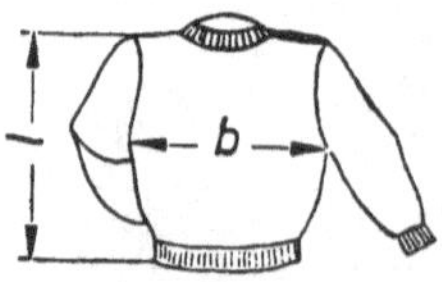

7a, 7b, 7c

Abb. 173

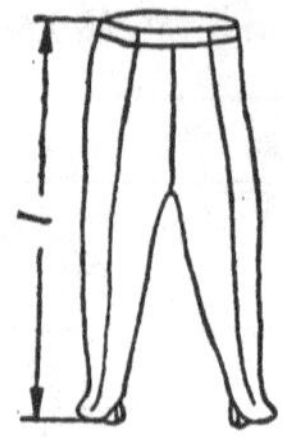

8

Abb. 174

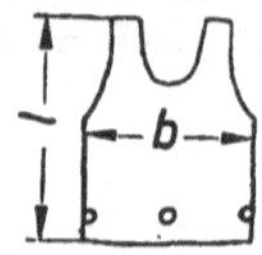

9

Abb. 175

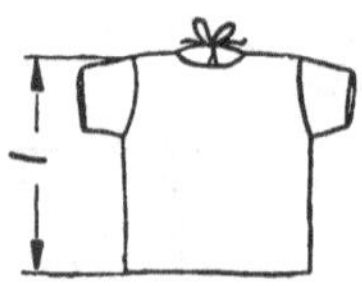

10

Abb. 176

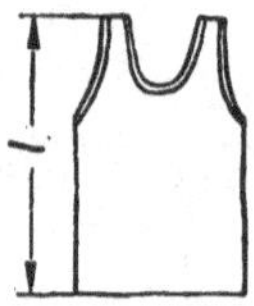

11

Abb. 177

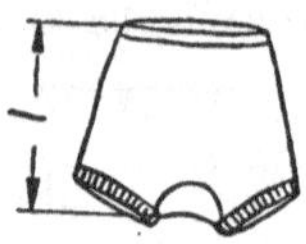

12

Abb. 178

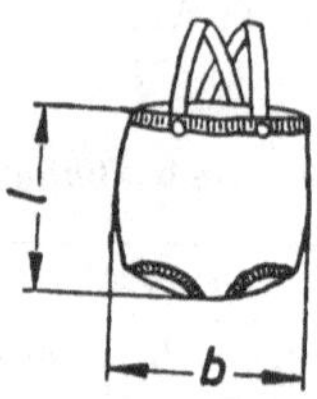

13

Abb. 179

11. Kleinkind-Hemdchen siehe Abb. 177

neue Größenbezeichnung	**74**	**80**	**86**	**92**
alte Größenbezeichnung	*30*	*35*	*40*	*45*
Alter — bis Jahre[1]) . . . . . . ≈	1 J	$1^1/_2$ J	2 J	$2^1/_2$ J
Länge . . . . *l*	31	34	37	40

12. Kleinkind-Schlüpfer siehe Abb. 178

neue Größenbezeichnung	**74**	**80**	**86**	**92**
alte Größenbezeichnung	*1*	*2*	*3*	*4*
Alter — bis Jahre[1]) . . . . ≈	1 J	$1^1/_2$ J	2 J	$2^1/_2$ J
Länge . . . . *l*	23	25	27	29

13. Trägerhöschen siehe Abb. 179

neue Größenbezeichnung	**74**	**80**	**86**
alte Größenbezeichnung	*28*	*30*	*32*
Alter — bis Jahre . . . . ≈	1 J	$1^1/_2$ J	2 J
a) **links-links-gestrickt**			
Länge . . . . *l*	21	23	25
Weite . . . . *b*	24	26	28
b) **flachgestrickt**			
Länge . . . . *l*	22	24	26
Weite . . . . *b*	24	26	28

[1]) Monat = M, Jahr = J.

Größenbezeichnungen für Männer nach DIN 61 515

Die Größenbezeichnungen für gewirkte und gestrickte Oberbekleidung (Tabelle 2) sind enger gestuft als die für gewirkte und gestrickte Unter- und Sportbekleidung (Tabelle 1).

Die bei den einzelnen Größen angegebenen Maße sind die Mittelwerte aus den Meßergebnissen.

Die Angaben einer Größenbezeichnung aus einer der nachstehenden Tabellen in Verbindung mit der Nummer dieser Norm, z. B. 48 DIN 61 515, bedeutet, daß sie so gekennzeichnete Wirkware passend für einen Körper gearbeitet ist, der die bei der Größenbezeichnung 48 in dieser Norm angegebenen Maße hat. Die Standard-Körpermaße sind also nicht gleich den Warenmaßen.

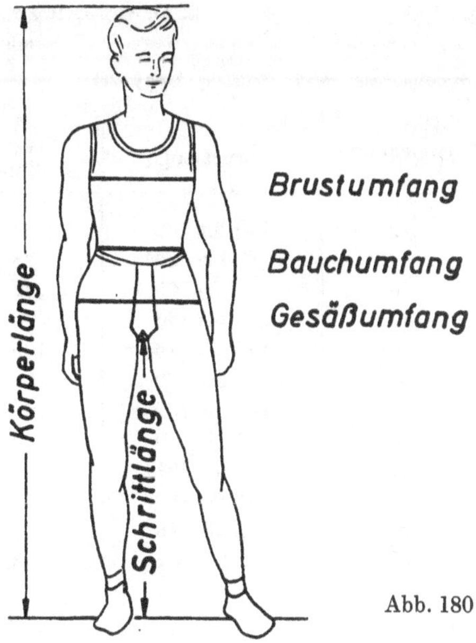

Abb. 180

Zur Bestimmung der Größennummer des Trägers einer Wirkware werden die tatsächlichen Körpermaße an den aus der Zeichnung (Abb. 180) ersichtlichen Stellen wie folgt gemessen:

Körperlänge: mit festem Maßstab vom Scheitel bis zur Sohle

Brustumfang:
Bauchumfang:
Gesäßumfang: } mit Bandmaß über den leicht bekleideten Körper anliegend

Schrittlänge: mit Bandmaß vom Schritt bis zur Sohle

Zur Feststellung der Größenbezeichnung der gemessenen Person sucht man in den Tabellen die Standard-Körpermaße, die den am Körper festgestellten Maßen zunächst liegen.

1. Gewirkte und gestrickte Unter- und Sportbekleidung

Maße in cm

Größenbezeichnung	Standard-Körpermaße				
	Körperlänge	Brustumfang	Bauchumfang	Gesäßumfang	Schrittlänge
3	158 bis 168	86	78	90	72 bis 74
4	162 bis 172	90	82	96	74 bis 76
5	166 bis 176	96	88	102	76 bis 78
6	170 bis 180	102	94	108	78 bis 80
7	174 bis 184	108	100	114	80 bis 82

2. Gewirkte und gestrickte Oberbekleidung
Maße in cm

Größen-bezeichnung	Standard-Körpermaße				
	Körperlänge	Brust-umfang	Bauch-umfang	Gesäß-umfang	Schrittlänge
42	158 bis 162	84	76	90	72 bis 74
44	162 bis 166	88	80	94	74 bis 76
46	166 bis 170	92	84	98	75 bis 77
48	170 bis 174	96	88	102	76 bis 78
50	174 bis 176	100	92	106	77 bis 79
52	176 bis 180	104	96	110	79 bis 81
54	180 bis 182	108	100	114	80 bis 82
90	177 bis 179	90	82	96	78 bis 80
94	179 bis 181	94	86	100	79 bis 81
98	181 bis 183	98	90	104	80 bis 82
102	183 bis 185	102	94	108	81 bis 83
106	185 bis 187	106	98	112	82 bis 84

Größenbezeichnungen für Frauen nach DIN 61 524

Die Körpermaße werden an den aus der Zeichnung (Abb. 181) ersichtlichen Stellen wie folgt gemessen:

Körperlänge: mit festem Maßstab vom Scheitel bis zur Sohle
Brustumfang:
Taillenumfang: } mit Bandmaß auf dem leicht bekleideten Körper anliegend
Hüftumfang:

Maße in cm

Größen-bezeichnung	Standard-Körpergröße[1])			
	Körperlänge	Brust-umfang	Taillen-umfang	Hüft-umfang
38	151 bis 161	84	66	90
40	154 bis 164	88	68	94
42	157 bis 167	92	72	98
44	160 bis 170	96	76	102
46	163 bis 173	102	82	108
48		108	88	114
50	165 bis 175	114	94	120
52		118	102	126

[1]) Die Körpermaße sind nicht gleichbedeutend mit den Warenmaßen.

Auf die vorstehend aufgezeichneten Standard-Körpermaße (DIN 61 515, 61 524, 61 527) sind die bei nachstehenden Wirk- und Strickwaren angegebenen Warenmaße abgestimmt.

Die Angabe einer Größenbezeichnung in Verbindung mit der DIN-Nummer der entsprechenden Norm für Standard-Körpermaße, z. B. bei Damenhemden 44 DIN

61 524 bedeutet daher, daß die so gekennzeichnete Wirkware passend für einen Körper gearbeitet ist, der die Standard-Körpermaße der Größe 44 nach DIN 61 524 hat.

Die Herstellungsart der hier aufgeführten Wirkwaren ist bei den einzelnen Abschnitten durch Ziffern in einheitlicher Reihenfolge wie folgt gekennzeichnet, z. B. Abschnitt 1 Mädchen-Schlüpfer:

1.1 Rundstuhl — glatte Ware
1.2 Rundstuhl — Futterware
1.3 Interlock
1.4 Feinripp

Diese Zahlen in Verbindung mit der Größenbezeichnung und der DIN-Nummer ermöglichen eine eindeutige Kurzbezeichnung der Waren. Es sind z. B. Mädchen-Hemden mit Vollachsel, Größe 104, Rundstuhl — glatte Ware durch

2.1 — 104 DIN 61 526

kurz und eindeutig bezeichnet.

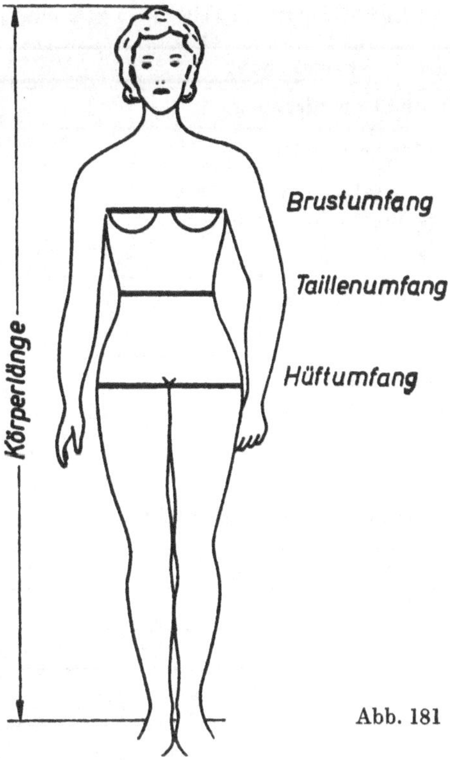

Abb. 181

Alle Leibweitenmaße der nachstehend aufgeführten Bekleidungsstücke mit Gummizug sind ohne Gummizug an der faltenfrei und spannungsfrei gelegten Ware gemessen.

Die festgelegten Warenmaße gelten nur für glatte Interlock- und 1:1-Feinrippware.

Die bei der Herstellung von Maschenware unvermeidlichen handelsüblichen Abweichungen von den in der Tabelle angegebenen Warenmaßen sind zulässig.

1 Mädchen-Schlüpfer siehe Abb. 182

neue Größenbezeichnung	80	92	104	116	128	140	152	164
alte Größenbezeichnung	—	*30*	*32*	*34*	*36*	*38*	*40*	—
Alter — bis Jahre ≈	1½	2½	4	6	8	11	13	15
1. 1 Rundstuhl — glatte Ware								
halbe Gesäßweite oberhalb des Zwickels . . *a*	32	34	36	39	42	44	46	48
hintere Leibhöhe einschließlich Zwickel . . *b*	24	26	28	30	32	34	36	38
1. 2 Rundstuhl — Futterware								
halbe Gesäßweite oberhalb des Zwickels . . *a*	33	35	37	40	43	45	47	49
hintere Leibhöhe einschließlich Zwickel . . *b*	25	27	29	31	33	35	37	39
1. 3 Interlock								
hintere Leibhöhe einschließlich Zwickel . . *b*	25	27	29	31	33	35	37	39
1. 4 Feinripp								
hintere Leibhöhe einschließlich Zwickel . . *b*	25	27	29	31	33	35	37	39

2 Mädchen-Hemden mit Vollachseln oder mit ¼ Ärmeln siehe Abb. 183

neue Größenbezeichnung	80	92	104	116	128	140	152	164
alte Größenbezeichnung	—	*30*	*32*	*34*	*36*	*38*	*40*	—
Alter — bis Jahre ≈	1½	2½	4	6	8	11	13	15
2. 1 Rundstuhl — glatte Ware								
halbe Brustweite . . . . *c*	27	29	31	33	35	38	40	42
Länge . . . . *l*	35	40	45	50	55	60	65	70
2. 3 Interlock								
Länge . . . . *l*	40	45	50	55	60	65	70	75
2. 4 Feinripp								
Länge . . . . *l*	40	45	50	55	60	65	70	75

3 Mädchen-Unterröcke siehe Abb. 184

neue Größenbezeichnung	80	92	104	116	128	140	152	164
alte Größenbezeichnung	—	*30*	*32*	*34*	*36*	*38*	*40*	—
Alter — bis Jahre ≈	1½	2½	4	6	8	11	13	15
3. 1 Rundstuhl — glatte Ware								
halbe Brustweite . . . . *c*	28	30	32	34	36	39	41	43
Länge . . . . *l*	40	45	50	60	70	80	90	100
3. 2 Rundstuhl — Futterware								
halbe Brustbreite . . . . *c*	28	30	32	34	36	39	41	43
Länge . . . . *l*	40	45	50	60	70	80	90	100

4 Knaben-Unterhosen, lang, mit Gummizug siehe Abb. 185

neue Größenbezeichnung	80	92	104	116	128	140	152	164
alte Größenbezeichnung	—	—	*000*	*00*	*0*	*1*	*2*	*3*
Alter — bis Jahre ≈	1½	2½	4	6	8	11	13	15
4. 1 Rundstuhl — glatte Ware								
halbe Leibweite . . . . *e*	—	—	—	30	33	36	39	42
halbe Gesäßweite . . . . *a*	—	—	—	36	39	42	45	48
hintere Leibhöhe einschließlich Zwickel . . *b*	—	—	—	28	30	32	34	36
Länge . . . . *l*	—	—	—	70	76	82	88	94
4. 2 Rundstuhl — Futterware								
halbe Leibweite . . . . *e*	—	—	—	30	33	36	39	42
halbe Gesäßweite . . . . *a*	—	—	—	36	39	42	45	48
hintere Leibhöhe einschließlich Zwickel . . *b*	—	—	—	28	30	32	34	36
Länge . . . . *l*	—	—	—	70	76	82	88	94

5 **Knaben-Schlüpfer mit Gummizug und Saum** siehe Abb. 186

neue Größenbezeichnung		**80**	**92**	**104**	**116**	**128**	**140**	**152**	**164**
alte Größenbezeichnung		—	—	*000*	*00*	*0*	*1*	*2*	*3*
Alter — bis Jahre	≈	1½	2½	4	6	8	11	13	15
5. 1 Rundstuhl — glatte Ware									
halbe Leibweite, Gummizug gedehnt	*e*	—	26	28	30	33	36	39	42
hintere Leibhöhe einschließlich Zwickel . .	*b*	—	24	26	28	30	32	34	36
5. 2 Rundstuhl — Futterware									
halbe Leibweite, Gummizug gedehnt	*e*	—	26	28	30	33	36	39	42
hintere Leibhöhe, einschließlich Zwickel . .	*b*	—	24	26	28	30	32	34	36
5. 3 Interlock									
hintere Leibhöhe einschließlich Zwickel . .	*b*	24	26	28	30	32	34	36	38
5. 4 Feinripp									
hintere Leibhöhe einschließlich Zwickel . .	*b*	24	26	28	30	32	34	36	38

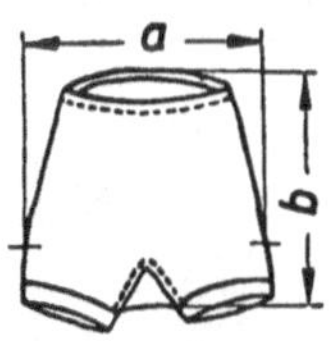

Abb. 182

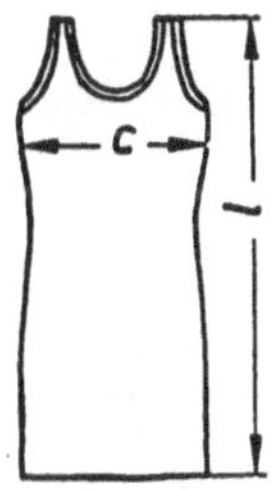

Abb. 183

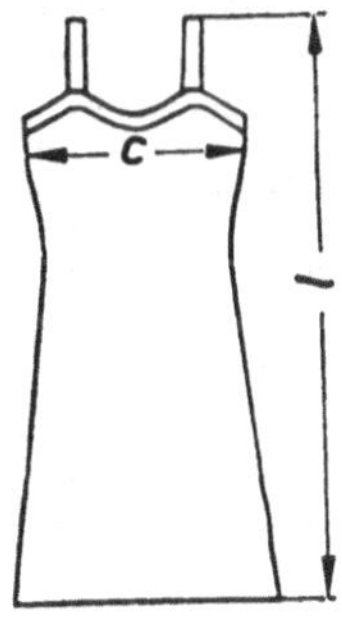

Abb. 184

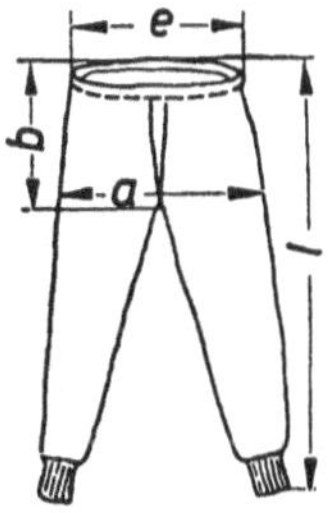

Abb. 185

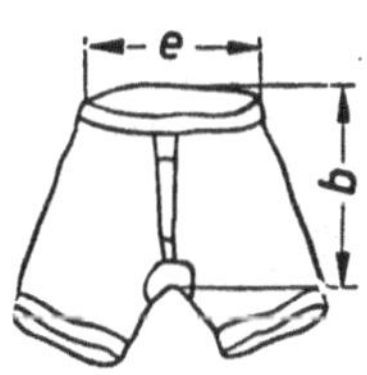

Abb. 186

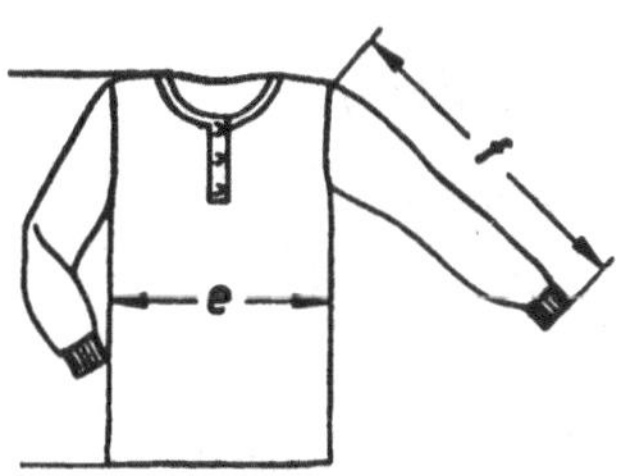

Abb 187

6 **Knaben-Unterjacken mit Knopfleiste** siehe Abb. 187

neue Größenbezeichnung		80	92	104	116	128	140	152	164
alte Größenbezeichnung		—	—	*000*	*00*	*0*	*1*	*2*	*3*
Alter — bis Jahre	≈	1½	2½	4	6	8	11	13	15
6. 1 Rundstuhl — glatte Ware									
halbe Leibweite	*e*	—	28	30	32	34	36	39	42
Länge	*l*	—	35	40	45	50	55	60	65
ganze Ärmellänge (mit Rand)	*f*	—	29	32	35	38	41	44	47
6. 2 Rundstuhl — Futterware									
halbe Leibweite	*e*	—	28	30	32	34	36	39	42
Länge	*l*	—	35	40	45	50	55	60	65
ganze Ärmellänge (mit Rand)	*f*	—	29	32	35	38	41	44	47
6. 3 Interlock									
Länge	*l*	30	35	40	45	50	55	60	65
6. 4 Feinripp									
Länge	*l*	30	35	40	45	50	55	60	65

7 **Knaben-Sportjacken** siehe Abb. 188

neue Größenbezeichnung		80	92	104	116	128	140	152	164
alte Größenbezeichnung		—	—	*000*	*00*	*0*	*1*	*2*	*3*
Alter — bis Jahre	≈	1½	2½	4	6	8	11	13	15
7. 1 Rundstuhl — glatte Ware									
halbe Leibweite	*e*	—	27	29	31	33	35	37	39
Länge	*l*	—	35	40	45	50	55	60	65
7. 3 Interlock									
Länge	*l*	30	35	40	45	50	55	60	65
7. 4 Feinripp									
Länge	*l*	30	35	40	45	50	55	60	65

8 **Knaben-Badehosen**

neue Größenbezeichnung		80	92	104	116	128	140	152	164
alte Größenbezeichnung		—	—	*000*	*00*	*0*	*1*	*2*	*3*
Alter — bis Jahre	≈	1½	2½	4	6	8	11	13	15
8. 1 Rundstuhl — glatte Ware									
halbe Leibweite	*e*	—	26	28	30	32	34	36	38
hintere Länge	*l*	—	24	26	28	30	33	35	37

9 Kinder-Schlafanzüge, zweiteilig siehe Abb. 189

Größenbezeichnung		80	92	104	116	128	140	152	164
Alter — bis Jahre	≈	1½	2½	4	6	8	11	13	15
9. 1 Rundstuhl — glatte Ware									
halbe Brustweite	*c*	28	30	32	34	36	38	40	42
Jacken-Länge	*l*	29	33	37	41	35	49	53	58
Hosen-Seitenlänge	*l*	54	56	63	70	77	84	91	98
ganze Ärmellänge	*f*	32	35	38	41	44	47	50	53
9. 2 Rundstuhl — Futterware									
halbe Brustweite	*c*	28	30	32	34	36	38	40	42
Jacken-Länge	*l*	29	33	37	41	45	49	53	58
Hosen-Seitenlänge	*l*	54	56	63	70	77	84	91	98
ganze Ärmellänge	*f*	32	35	38	41	44	47	50	53

10 Knaben- und Mädchen-Trainingsanzüge siehe Abb. 190

neue Größenbezeichnung		80	92	104	116	128	140	152	164
alte Größenbezeichnung		—	—	*000*	*00*	*0*	*1*	*2*	*3*
Alter — bis Jahre	≈	1½	2½	4	6	8	11	13	15
10. 2 Rundstuhl — Futterware									
Bluse									
Länge v. Kragenansatz b. einschl. Saum	*l*	—	35	39	43	47	51	55	59
halbe Brustweite	*c*	—	32	34	36	38	40	43	46
ganze Ärmellänge	*f*	—	36	39	42	45	48	51	54
Hose, Seitenlänge	*l*	—	58	65	72	79	86	93	100
halbe Leibweite, Gummizug gedehnt	*e*	—	32	34	36	38	40	42	45
hintere Leibhöhe einschließlich Zwickel	*b*	—	26	28	30	32	34	36	38
halbe Beinweite am Zwickel gemessen	*g*	—	21	22	23	24	25	26	27

11 Damen- und Herren-Trainingsanzüge siehe Abb. 191

Größenbezeichnung		4	5	6	7
11. 2 Rundstuhl — Futterware					
Bluse					
Länge v. Kragenansatz b. einschl. Saum	*l*	60	63	66	69
halbe Brustweite	*c*	49	52	55	58
ganze Ärmellänge	*f*	57	60	63	66
Hose, Seitenlänge	*l*	104	108	112	116
halbe Leibweite, Gummizug gedehnt	*e*	48	51	54	57
hintere Leibhöhe einschließlich Zwickel	*b*	42	44	46	48
halbe Beinweite am Zwickel gemessen	*g*	30	31	32	33

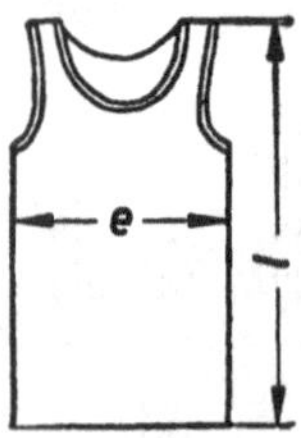

Abb. 188

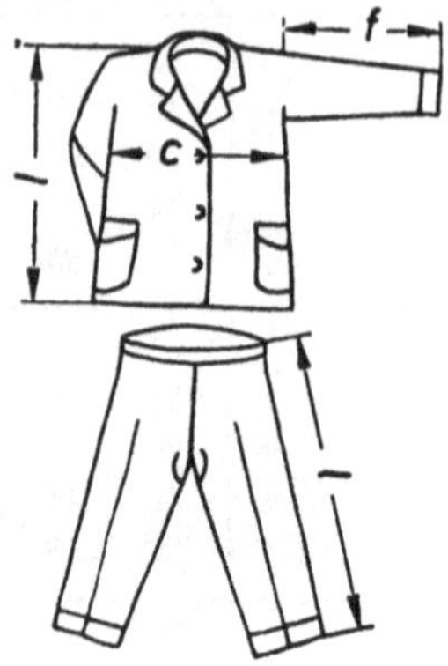

Abb. 189

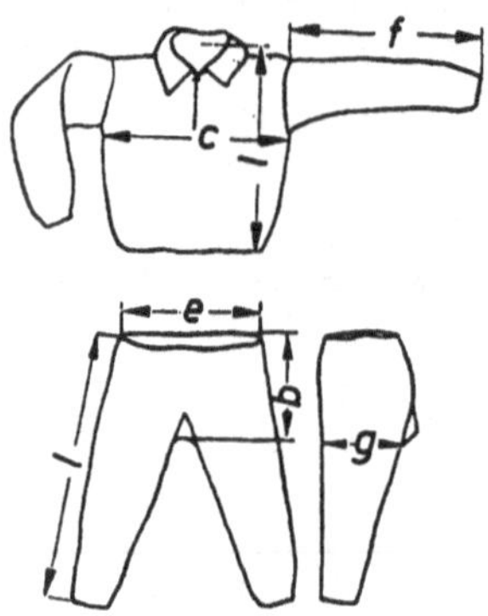

Abb. 190

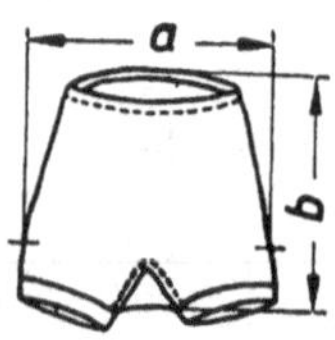

Abb. 192

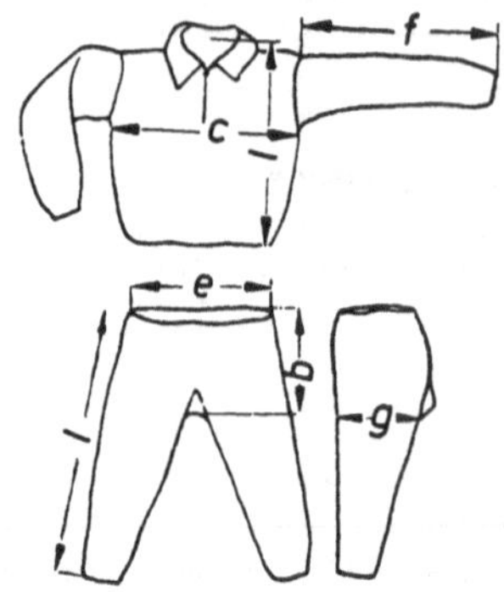

Abb. 191

12 **Damen-Schlüpfer** siehe Abb. 192

Größenbezeichnung	40	42	44	46	48	50	52
12. 1 Rundstuhl — glatte Ware							
halbe Gesäßweite oberhalb des Zwickels . . *a*	—	48	51	54	57	60	63
hintere Leibhöhe einschließlich Zwickel . . *b*	—	39	41	43	45	47	49
12. 2 Rundstuhl — Futterware							
halbe Gesäßweite oberhalb des Zwickels . . *a*	—	50	53	56	59	62	65
hintere Leibhöhe einschließlich Zwickel . . *b*	—	41	43	45	47	49	51
12. 3 Interlock							
hintere Leibhöhe einschließlich Zwickel . . *b*	39	41	43	45	47	49	51
12. 4 Feinripp							
hintere Leibhöhe einschließlich Zwickel . . *b*	39	41	43	45	47	49	51

13 Damen-Slips siehe Abb. 193

Größenbezeichnung	**42**	**44**	**46**	**48**	**50**	**52**
13. 1 Rundstuhl — glatte Ware						
hintere Leibhöhe . . . . *b*	37	39	41	43	45	47
13. 3 Interlock						
hintere Leibhöhe . . . . *b*	39	41	43	45	47	49
13. 4 Feinripp						
hintere Leibhöhe . . . . *b*	39	41	43	45	47	49

14 Damen-Hemden mit Trägern siehe Abb. 194

Größenbezeichnung	**42**	**44**	**46**	**48**	**50**	**52**
14. 1 Rundstuhl — glatte Ware						
halbe Brustweite . . . . *c*	42	45	48	51	54	57
Länge . . . . *l*	76	80	84	88	92	92
14. 3 Interlock						
Länge . . . . *l*	78	82	86	90	93	93
14. 4 Feinripp						
Länge . . . . *l*	78	82	86	90	93	93

15 Frauen-Hemden mit Ärmeln oder mit Vollachseln

Größenbezeichnung	**42**	**44**	**46**	**48**	**50**	**52**
15. 1 Rundstuhl — glatte Ware						
halbe Brustweite . . . . *c*	42	45	48	51	54	57
Länge . . . . *l*	85	90	95	100	103	103
15. 3 Interlock						
Länge . . . . *l*	85	90	95	100	103	103
15. 4 Feinripp						
Länge . . . . *l*	85	90	95	100	103	103

16 Damen-Unterröcke

Größenbezeichnung	**42**	**44**	**46**	**48**	**50**	**52**
16. 1 Rundstuhl — glatte Ware						
halbe Brustweite . . . . *c*	43	46	49	52	55	58
Länge . . . . *l*	nicht festgelegt, da modisch veränderlich					
16. 2 Rundstuhl — Futterware						
halbe Brustweite . . . . *c*	43	46	49	52	55	58
Länge . . . . *l*	nicht festgelegt, da modisch veränderlich					

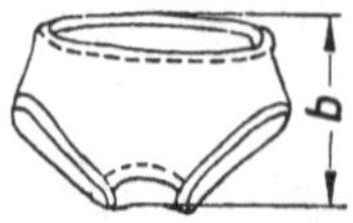

Abb. 193

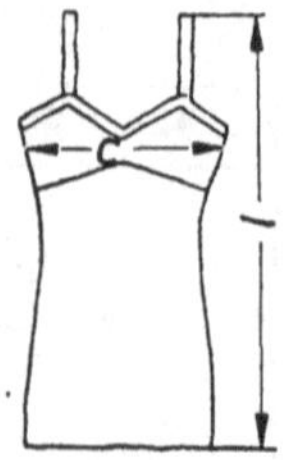

Abb. 194

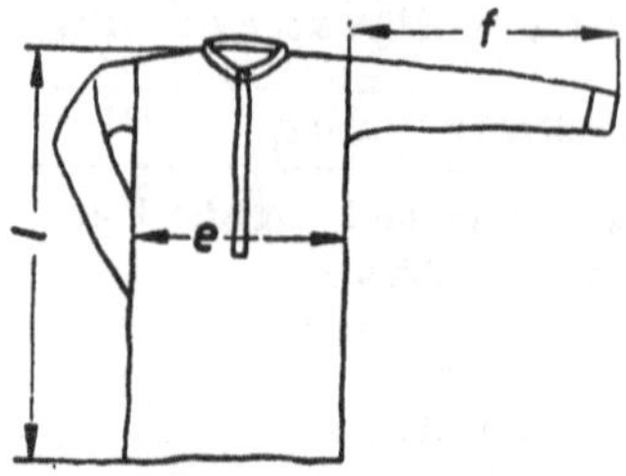

Abb. 195

17 Herren-Hemden siehe Abb. 195

Größenbezeichnung		4	5	6	7
17. 1 Rundstuhl — glatte Ware					
halbe Leibweite	*e*	48	51	54	57
Länge	*l*	90	95	100	105
Ärmellänge	*f*	50	52	54	56
Kragenweite		36 bis 38	38 bis 40	40 bis 43	43 bis 45
17. 2 Rundstuhl — Futterware					
halbe Leibweite	*e*	48	51	54	57
Länge	*l*	90	95	100	105
Ärmellänge	*f*	50	52	54	56
Kragenweite		36 bis 38	38 bis 40	40 bis 43	43 bis 45

18 Herren-Unterjacken mit Knopfleiste[1]) siehe Abb. 196

Größenbezeichnung		4	5	6	7
18. 1 Rundstuhl — glatte Ware					
halbe Leibweite	*e*	45	48	51	54
Länge	*l*	70	75	80	85
ganze Ärmellänge (mit Rand)	*f*	46	48	50	52
18. 2 Rundstuhl — Futterware					
halbe Leibweite	*e*	45	48	51	54
Länge	*l*	70	75	80	85
ganze Ärmellänge (mit Rand)	*f*	46	48	50	52
18. 3 Interlock					
Länge	*l*	75	80	85	90
ganze Ärmellänge (mit Rand)	*f*	46	48	50	52
18. 4 Feinripp					
Länge	*l*	75	80	85	90
ganze Ärmellänge (mit Rand)	*f*	46	48	50	52

[1]) Bei Herren-Schlupfjacken mit $\frac{1}{4}$ Ärmeln: Längen 5 cm kürzer.

19 Herren-Sportjacken

Größenbezeichnung	4	5	6	7
19. 1 Rundstuhl — glatte Ware				
halbe Leibweite . . . . *e*	42	45	48	51
Länge . . . . *l*	65	70	75	80
19. 2 Rundstuhl — Futterware				
halbe Leibweite . . . . *e*	42	45	48	51
Länge . . . . *l*	65	70	75	80
19. 3 Interlock				
Länge . . . . *l*	70	75	80	85
19. 4 Feinripp				
Länge . . . . *l*	70	75	80	85

20 Herren-Unterhosen, lang, mit Gummizug siehe Abb. 197

Größenbezeichnung	4	5	6	7
20. 1 Rundstuhl — glatte Ware				
halbe Leibweite . . . . *e*	45	48	51	54
halbe Gesäßweite oberhalb des Zwickels . . *a*	54	57	60	63
Länge . . . . *l*	100	104	108	112
hintere Leibhöhe einschließlich Zwickel . . *b*	39	41	43	45
20. 2 Rundstuhl — Futterware				
halbe Leibweite . . . . *e*	45	48	51	54
halbe Gesäßweite oberhalb des Zwickels . . *a*	54	57	60	63
Länge . . . . *l*	100	104	108	112
hintere Leibhöhe einschließlich Zwickel . . *b*	39	41	43	45
20. 3 Interlock				
Länge . . . . *l*	100	104	108	112
hintere Leibhöhe einschließlich Zwickel . . *b*	40	42	44	46
20. 4 Feinripp				
Länge . . . . *l*	100	104	108	112
hintere Leibhöhe einschließlich Zwickel . . *b*	40	42	44	46

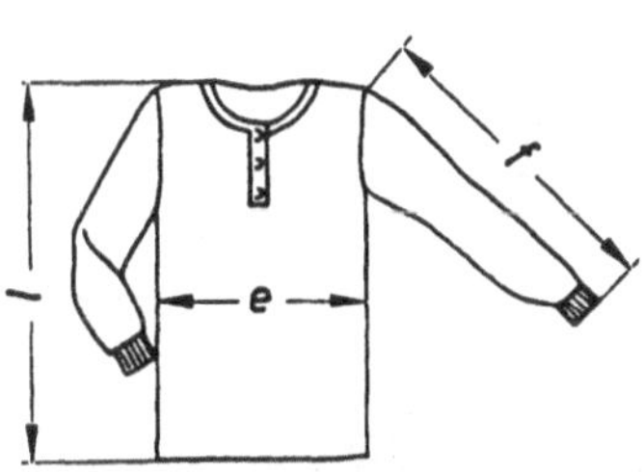

Abb. 196

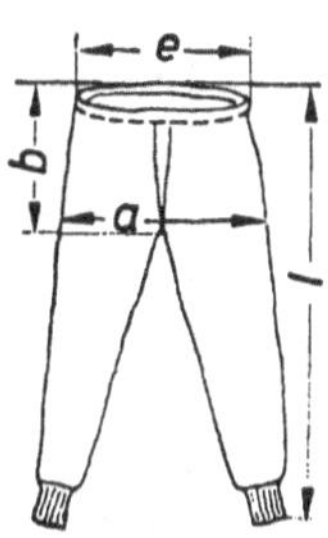

Abb. 197

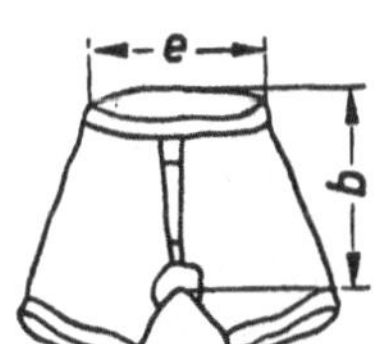

Abb. 198

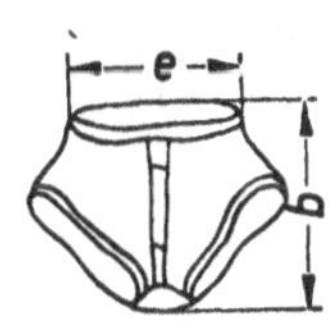

Abb. 199

21 Herren-Unterhosen, lang, mit Besatz

Größenbezeichnung	4	5	6	7
21. 1 Rundstuhl — glatte Ware				
halbe Leibweite . . . . *e*	45	48	51	54
halbe Gesäßweite oberhalb des Zwickels . . *a*	54	57	60	63
Länge . . . . *l*	102	106	110	114
hintere Leibhöhe einschließlich Zwickel . . *b*	42	44	46	48
21. 2 Rundstuhl — Futterware				
halbe Leibweite . . . . *e*	45	48	51	54
halbe Gesäßweite oberhalb des Zwickels . . *a*	54	57	60	63
Länge . . . . *l*	102	106	110	114
hintere Leibhöhe einschließlich Zwickel . . *b*	42	44	46	48
21. 3 Interlock				
Länge . . . . *l*	102	106	110	114
hintere Leibhöhe einschließlich Zwickel . . *b*	42	44	46	48
21. 4 Feinripp				
Länge . . . . *l*	102	106	110	114
hintere Leibhöhe einschließlich Zwickel . . *b*	42	44	46	48

22 Herren-Schlüpfer mit Gummizug siehe Abb. 198

Größenbezeichnung	4	5	6	7
21. 1 Rundstuhl — glatte Ware				
halbe Leibweite . . . . *e*	45	48	51	54
hintere Leibhöhe einschließlich Zwickel . . *b*	38	40	42	44
22. 2 Rundstuhl — Futterware				
halbe Leibweite . . . . *e*	45	48	51	54
hintere Leibhöhe einschließlich Zwickel . . *b*	38	40	42	44
22. 3 Interlock				
hintere Leibhöhe einschließlich Zwickel . . *b*	39	41	43	45
22. 4 Feinripp				
hintere Leibhöhe einschließlich Zwickel . . *b*	39	41	43	45

23 Herren-Slips siehe Abb. 199

Größenbezeichnung	4	5	6	7
23. 1 Rundstuhl — glatte Ware				
halbe Leibweite . . . . *e*	45	48	51	54
hintere Leibhöhe einschließlich Zwickel . . *b*	37	39	41	43
32. 3 Interlock				
hintere Leibhöhe einschließlich Zwickel . . *b*	38	40	42	44
23. 4 Feinripp				
hintere Leibhöhe einschließlich Zwickel . . *b*	38	40	42	44

Diese Größenbezeichnungen und Maße der verschiedenen Normblätter werden mit Genehmigung des Deutschen Normenausschusses wiedergegeben. Maßgebend ist die jeweils neueste Ausgabe des betr. Normblattes im Normformat A 4, das bei der Beuth-Vertrieb GmbH, Berlin W 15, und Köln erhältlich ist.

XXI. Meß- und Abform-Werkzeuge und Geräte

Die Herstellung der Arbeitsunterlagen für die Fertigung und auch diese selbst erfordern Arbeitsvorgänge des Messens und des Abformens, wie sie in den vorangegangenen Kapiteln beschrieben wurden. Sie ersparen zeitraubendes Anpassen und meistens auch kostspielige Änderungs- und Nacharbeiten, wenn sie mit aller Umsicht und genau durchgeführt werden.

Die Meßgrundlage ist als Längeneinheit das Meter (m); das ist der vierzigmillionste Teil des Erdumfanges oder der zehnmillionste Teil eines Erdquadranten, des kürzesten Bogens von einem Pol bis zum Äquator ($^1/_4$ Erdumfang),

1 m = 100 cm = 1000 mm
$^1/_{10}$ m = 1 Dezimeter (dcm)
$^1/_{100}$ m = 1 Zentimeter (cm)
$^1/_{1000}$ mm = 1 Mikron (μ)
$^1/_{1000}$ μ = 1 Millikron (mμ)
1000 m = 1 Kilometer (km)

Neben diesen metrischen Längenmaßen findet man manchmal noch auf dem „Zollstock" und der Schiebelehre die englische Zolleinteilung.

1 englischer Zoll = 2,54 cm.

Gute Meßwerkzeuge bilden die Grundlage für jede Fertigung, ganz gleich, ob es sich um die handwerkliche Einzelfertigung oder um eine konfektionelle Mengenherstellung handelt. Aus ihrem Vorhandensein und ihrem Gebrauch kann man auf die Güte der Arbeit sclließen.

Zu den einfachen Meßwerkzeugen gehören:

(14) das Metermaß, metrisch oder metrisch und mit Zolleinteilung
(15) der Zollstock (aus Holz oder Stahl)
das Bandmaß (aus Leinen oder Stahl)
(das Stichmaß siehe Meßtechnik für Schuhwerk)
(das Handschuhmaß siehe Meßtechnik für Handschuhe).
(1) der Innentaster,
(2) der Außentaster,
deren Anwendung dort erfolgt, wo eine direkte Messung nicht durchgeführt werden kann.
der Meßwinkel, der wegen der unterschiedlichen Größe des Winkelgrades in verschiedener Ausführung vorzusehen ist, nämlich
(3) a) der Vierkantwinkel,
(4) b) der Sechskantwinkel mit 120°
(5) c) die Schmiege aus Stahl, mit beweglichen Schenkeln, auf jede beliebige Winkelgröße nach dem Winkelmesser (Transporteur) einstellbar,
(6) die Reißnadel, zum Anreißen auf Stahl, Messing, Leichtmetall und harten Kunststoffen,
(7) der Spitzzirkel, zum Übertragen von Maßen und Anreißen von Kreisen,
(8) der Stangenzirkel, zum Abtragen und Übertragen größerer Entfernungen,
(9) der Handkörner, zum Ankörnen von Linien, Bohrlöchern,
(13) die Wasserwaagen als Geräte zum Ausrichten oder Einstellen von Teilen. Die Wasserwaage mit Querlibelle ermöglicht waagerechte Messungen in zwei Richtungen; die Kreuzwasserwaage gestattet waagerechte Messungen in zwei Richtungen ohne Umwenden des Gerätes,
(18) das Senklot, das zur Feststellung und Nachprüfung der Senkrechten dient,
das Lineal, möglichst aus Stahl.

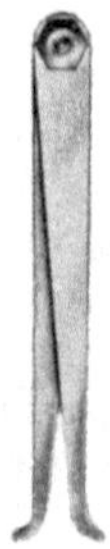

(1)

Abb. 200

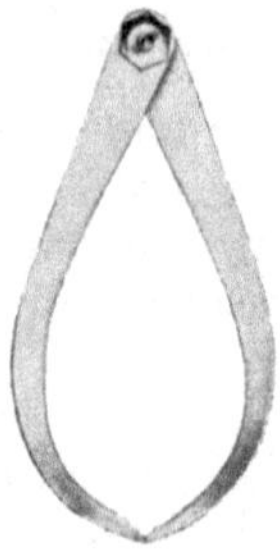

(2)

Abb. 201

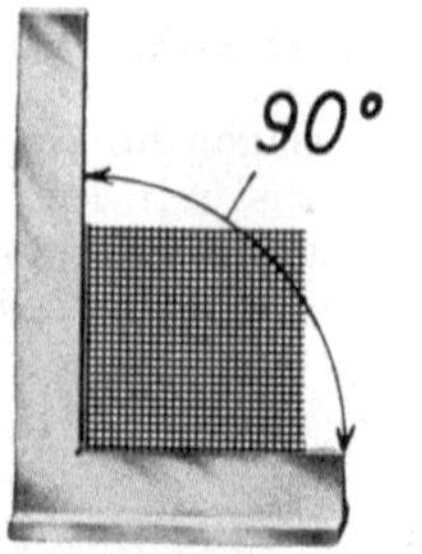

(3)

Abb. 202

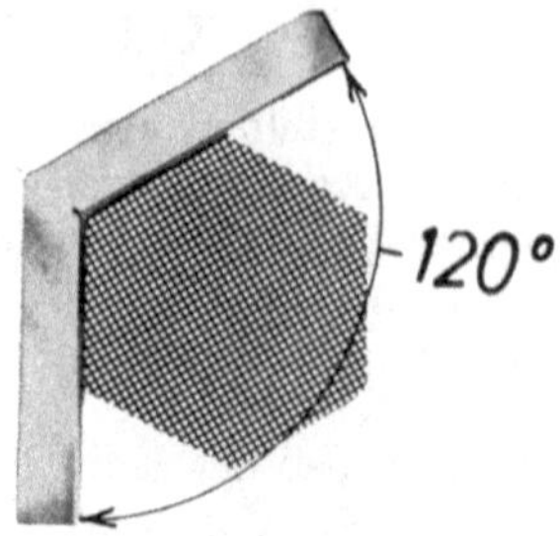

(4)

Abb. 203

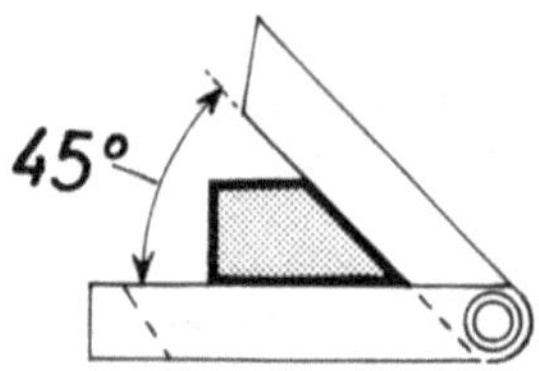

(5)

Abb. 204

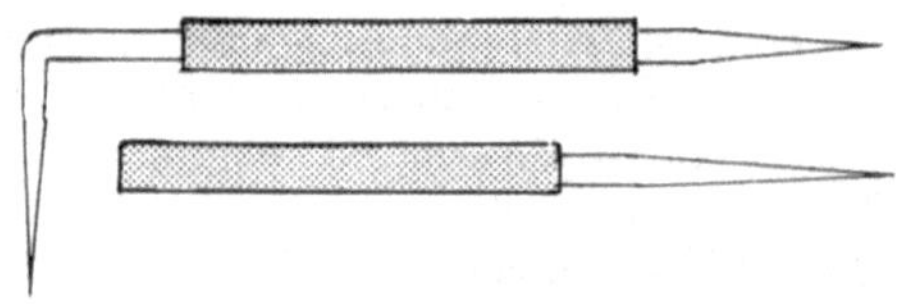

(6)

Abb. 205

Das Messen auf Genauigkeit erfordert entsprechende Werkzeuge, mit denen 0,1 bis 0,05 (also $^1/_{10}$ bis $^1/_{20}$ mm) gemessen werden können.

Hierzu stehen zur Verfügung:

(11) die Greif- und Tasterzirkel,

(10) das Zehntelmaß aus Stahl,

(16) die Schiebe- oder Schublehre, die mit einem Nonius ausgestattet ist.
10 Noniusteile ergeben zusammen = 9 mm
1 Noniusteil ist daher = 0,9 mm.
Je nach Einteilung des Nonius gibt es Feinmeßschieblehren, die bis $^1/_{50}$ mm und noch weniger erkennbar machen.
Auf dem festen Lineal der Schiebelehre befindet sich die genaue Millimetereinteilung! Man hat zunächst die Teilstriche — also die gesamten Millimeter — abzulesen; dann ist festzustellen, welche Teilstriche vom Lineal und Nonius eine Gerade bilden. Ist es z. B. der 6. Teilstrich des Nonius, so ist zum Millimeterergebnis noch 0,6 mm hinzuzurechnen.
Die Tiefenlehre, eine der Schiebe- oder Schublehre ähnliches Meßwerkzeug, bei welchem der Maßstab mit seiner Millimetereinteilung in die zu messende Tiefe eingeführt wird und die Tiefenlänge wie bei der Schiebelehre von dem Nonius abgelesen wird.

(12) die Mikrometerschraube (Schraublehre); sie ist für die Feinmessung auf $^1/_{100}$ mm Genauigkeit vorgesehen. Je nach dem Gebrauchszweck beträgt die Gewindesteigung an der Meßspindel 0,5 oder 1 mm, d. h. bei einer Umdrehung beträgt die Längsbewegung 0,5 oder 1 mm. Der Umfang der Mantel-

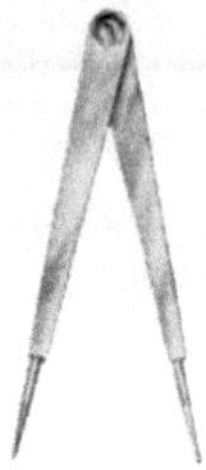

7

Abb. 206

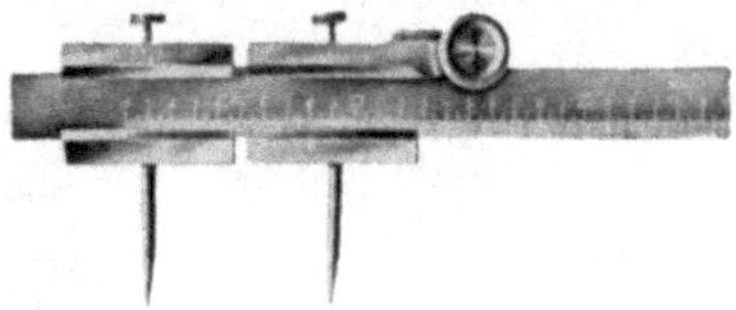

8

Abb. 207

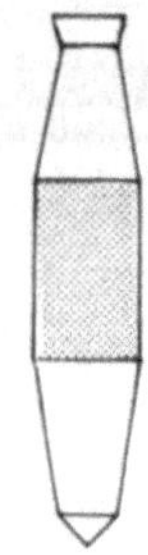

9

Abb. 208

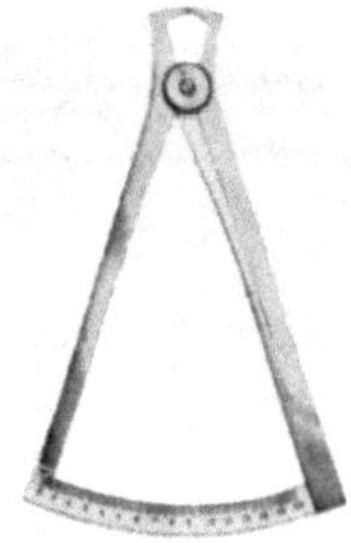

10

Abb. 209

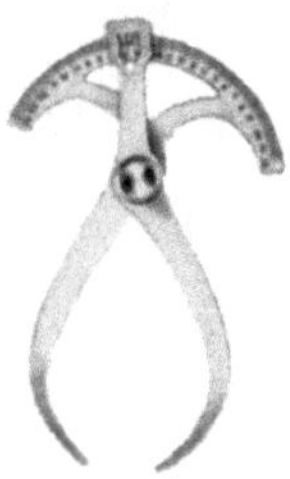

11

Abb. 210

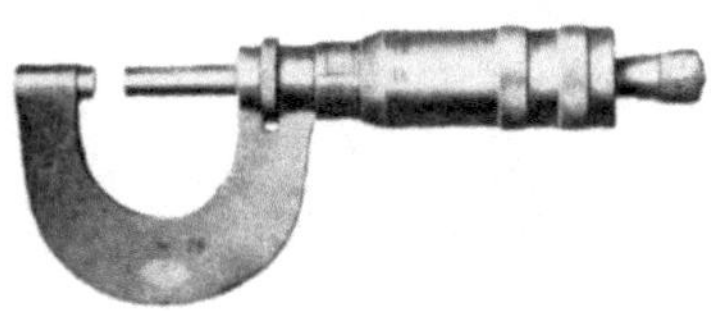

12

Abb. 211

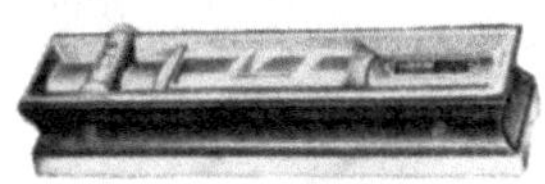

13

Abb. 212

hülse ist je nach Anwendungszweck in 50 oder 100 gleiche Teile geteilt. Das zu messende Teil wird zwischen das am Meßbügel vorhandene Maßklötzchen und der Meßspindel gehalten; durch Verstellen der Spindel bis an das Meßteil wird das Maß festgestellt und an der Meßspindel und der Mantelhülse abgelesen.

Solche Schraublehren werden auch als Gewindeschraublehren und als Schraub-Tiefenlehren sowie Innenschraublehren hergestellt.

Neben den hier genannten Feinmeßwerkzeugen gibt es auch solche die mit einer Meßuhr ausgestattet sind.

Meßuhren sind in manchen Betrieben und in der Kontrolle unentbehrlich, da sie eine sichere, schnelle und zeitsparende Messung und Kontrolle ermöglichen. Ungeübte Kräfte sind in der Lage, das vorgeschriebene oder gemessene Maß aus $^1/_{100}$ oder $^1/_{1000}$ mm mit Hilfe der Toleranzmarken festzustellen bzw. auf seine Richtigkeit nachzuprüfen.

Meßwerkzeuge und Meßeinrichtungen kosten nicht nur viel Geld, sondern erfordern auch eine sorgfältige Pflege und eine schonende Behandlung im Gebrauch. Es ist daher notwendig, sie vor Rost zu schützen! Feuchtigkeit, Staub und auch das Sonnenlicht halte man fern von ihnen. Meßwerkzeuge werden zweckmäßig in besonderen Kästen und Schränken aufbewahrt.

14

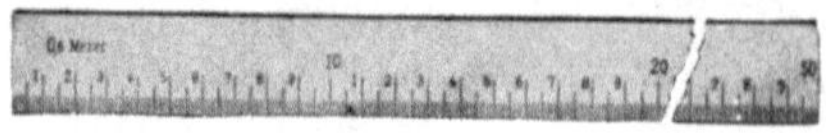

Abb. 213

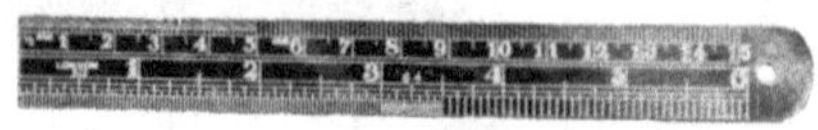

Abb. 214

15

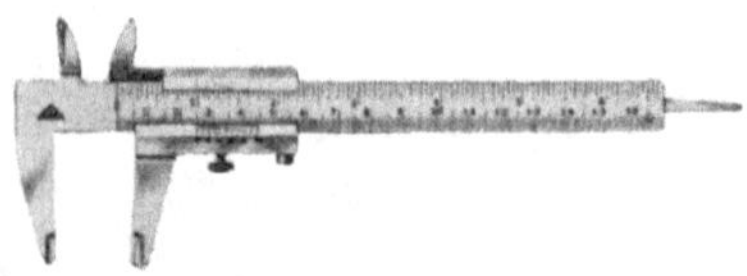

16

Abb. 215

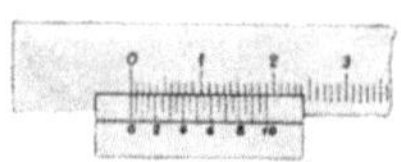

Abb. 216

17

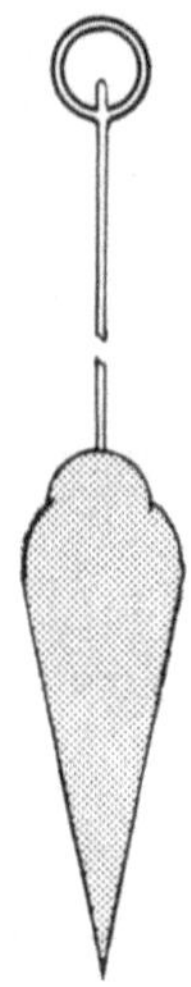

18

Abb. 217

Abformwerkzeuge werden dort erforderlich, wo Abformen von Körperteilen erstellt werden sollen. Dabei sind zu unterscheiden:

Abformwerkzeuge für das Abformen mit Gips oder Gipsbinden,

Abformwerkzeuge für das Abformen mit Abformmassen.

Vorweg sei gesagt, daß man zur Vermeidung von Schäden an der Kleidung den Abformprozeß erst dann beginnt, wenn man selbst eine Schutzkleidung (Arbeitsmantel, Arbeitsschürze und dgl.) angelegt hat. Ebenso erforderlich ist aber auch, daß man den bekleideten Körper des Patienten entsprechend gegen eine Beschmutzung schützt, indem man Handtücher und ähnliches so anlegt, daß kein Schaden angerichtet werden kann.

Es müssen dann bereitgehalten werden:

Gipsbehälter, aus dem der Abformgips entnommen werden soll,

Wasserbehälter, aus dem das nötige Wasser entnommen werden soll,

Waage oder Meßbehälter für das Messen der Mischteile,

Gipsschale, bzw. Gipsbecher aus Gummi oder Weichplastik, in welcher der Gipsbrei angemischt wird,

Spachtel zum An- und Umrühren oder zum Auftragen auf den abzuformenden Körperteil,

Gipsmesser, Gipsschere, Führungsschnur oder schmale Blechstreifen, wenn die Abform nach Erhärtung aufgeschnitten werden muß,

Gipsraspel, Gipsreibe und sonstige Werkzeuge für die Bearbeitung des Gipsmodelles.

Das Abformen bei Anwendung von alginaten oder Silicon-Abformstoffen ist angenehmer und auch sauberer. Trotzdem sollte auch hier mit entsprechender Umsicht und Sorgfalt der Abformprozeß durchgeführt werden. Erforderlich sind hierbei zweckmäßig:

Glasplatte, auf welcher der Körperteil in bestimmter Haltung abgeformt werden soll,
oder
Abformbehälter in Form eines Kästchens, einer Hülse oder dgl., in welchen der abzuformende Körperteil gehalten wird,
Mischplatte (bei Silicon-Abformmasse) oder
Mischbehälter (bei alginaten Abformstoffen),
auf der bzw. in welchem die Abformmasse mit dem Härter, bzw. dem Wasser vermischt wird, wodurch der chemische Umwandlungsprozeß eingeleitet wird.
Misch-Skala für Silicon-Abformstoffe,
Waage für das Anmischen der alginaten Massen,
Spatel als Werkzeug für das Mischen von Hand,
Verbandschere für ein eventuelles Aufschneiden der Abform.

Wer sich anschickt, eine Abform herzustellen, muß sich für die notwendigen Arbeitsvorgänge vorbereiten und neben den Abformstoffen auch die Werkzeuge und Geräte bereithalten.

Schrifttumsverzeichnis

Arbeits- und Fachkunde für Schuhmacher von Max Sahm, B. G. Teubner Verlagsgesellschaft, Stuttgart.

Arbeitsvorbereitung von Ferdinand Pristl, Springer-Verlag 1958.

Bruchleiden von Dr. med. Hermann Meyer-Grell, Bruns Wilkens Verlag, Hannover.

Das Kunstbein-Messen und -Bauen von Julius Schnur, Eigenverlag.

Der Bau von Greifarmen, herausgegeben vom Bundesinnungsverband für das Bandagisten-, Orthopädie- und Chirurgiemechaniker-Handwerk, Essen.

Die Lederhandschuhfabrikation von Ing. Josef Jettmar, Verlag von Bernh. Friedr. Voigt, Leipzig.

Die Lehre von den Ersatzgliedern von Reg. Med. Rat Dr. med. Max Böhm, Verlag von Urban-Schwarzenberg, Berlin.

Die Unterleibsbrüche und ihre palliative Behandlung von Hermann Straube, Dresden, Eigenverlag.

Die Unterleibsbrüche und die Bruchbänder von F. Hellwig, H. Heinecke Verlag Berlin.

Die Versorgung mit Leibbinden von Wilhelm Schober, Medizinische Technik Berlin Heft 4/5 1955.

Duvals Grundriß der Anatomie für Kunstleder von Prof. Dr. E. Gampp, Ferd. Enke Verlag, Stuttgart 1922.

Form und Linie von F. Mertin und H. Lugaric, Fachverlag Schick und Schön, Berlin.

Handbuch der Orthopädischen Technik von Dr. A. Schanz, Verlag Gustav Fischer, Jena 1923.

Künstliche Hände und Arme von Fritz Püschel 1955, Technischer Verlag Herbert Cram, Berlin.

Kosmetische und orthopädische Kunststofferzeugnisse von Fritz Püschel 1955, Technischer Verlag Herbert Cram, Berlin.

Leibbinden und ihre Herstellung von Wilhelm Schober, Berlin, H. Heinecke Verlag, Berlin.

Lehrbuch für Bandagisten und Orthopädiemechaniker von Hermann Pfau, Otto Elsner Verlagsgesellschaft Berlin 1942.

Neuer Cellona-Almanach, Darstellung der Cellona-Technik, 3. Aufl., Lohmann K.G. Fahr-Rhein.

Orthopädische Krankheiten von Prof. Dr. Dr. G. Schüller, Joh. Ambrosius Barth Verlag, Leipzig 1949.

Orthopädische Schuhe von Dr. Carl R. H. Rabl, Ferdinand Enke, Verlag, Stuttgart.

Orthopädische Technik von Prof. Dr. med. Georg Hohmann, Ferdinand Enke Verlag, Stuttgart 1951.

Populäre Anatomie und Physiologie von Fritz Müller, Eigenverlag Dr. med. Karl Empfenzeder, München.

Vom Schneiderlehrling bis zum Schneidermeister von Carl Järke, Technischer Verlag Herbert Cram, Berlin.

Wir lernen pollern von E. Fletscher, Wien, Eigenverlag.

Durch Hergabe von Druckstöcken für die Illustration des Buches wirkten mit:

Firma Heinr. Ad. Berkemann, Hamburg 36, Gerhofstraße 2.

Wilhelm Schober, Bandagenfabrik, Berlin SW 68, Wassertorstraße 62.

Heinrich Caroli, Bandagenfabrik, Lahr (Schwarzwald).

Lohmann K. G., Fahr-Rhein.

Rathgeber G.m.b.H., Heilbronn-Neckar.

Ruhrtaler Verbandstoff Fabrik Paul Danz & Co., Wengern-Ruhr.

Sachregister

FRITZ PÜSCHEL

Werkstoffe im Orthopädiemechaniker- und Schuhmacher-Handwerk

Oktav. 2. Auflage. Mit 5 Abbildungen.

Etwa VIII, 125 Seiten. 1962.
Ganzleinen
Etwa DM 18,–

Pressestimmen zur 1. Auflage:

„. . . eine ausgezeichnete Einführung in das große Gebiet der zahlreichen Werkstoffe, die im Orthopädiemechaniker- und Bandagistenhandwerk zur Anwendung gelangen. In einfacher und knapper Form behandelt der Verfasser alle zur Verarbeitung gelangenden Werkstoffe hinsichtlich ihres Ursprungs, ihrer Gewinnung bzw. Herstellung, ihrer Eigenschaften und Verarbeitung. Dieses Buch gehört in die Hand eines jeden Angehörigen dieses Berufes und dürfte in keinem Betrieb fehlen. Darüber hinaus ist aber diese Werkstoffkunde zur allgemeinen Information für alle Handwerker gut geeignet, da es kaum ein Werk gibt, das in dieser Form einen erschöpfenden Überblick über fast alle im Handwerk zur Verarbeitung gelangenden Werkstoffe gibt.“ *Kurhessisches Handwerk*

„Dem Verfasser ist es gelungen, das umfangreiche Sachgebiet in einen klaren und verständlichen Rahmen zu bringen. Als ein besonderer Vorrang des Buches kann angesehen werden, daß auch die Herkunft bzw. die Entstehung der einzelnen Werkstoffe geschildert worden ist.“ *Der Orthopädie-Schuhmachermeister*

TECHNISCHER VERLAG HERBERT CRAM
BERLIN W 30

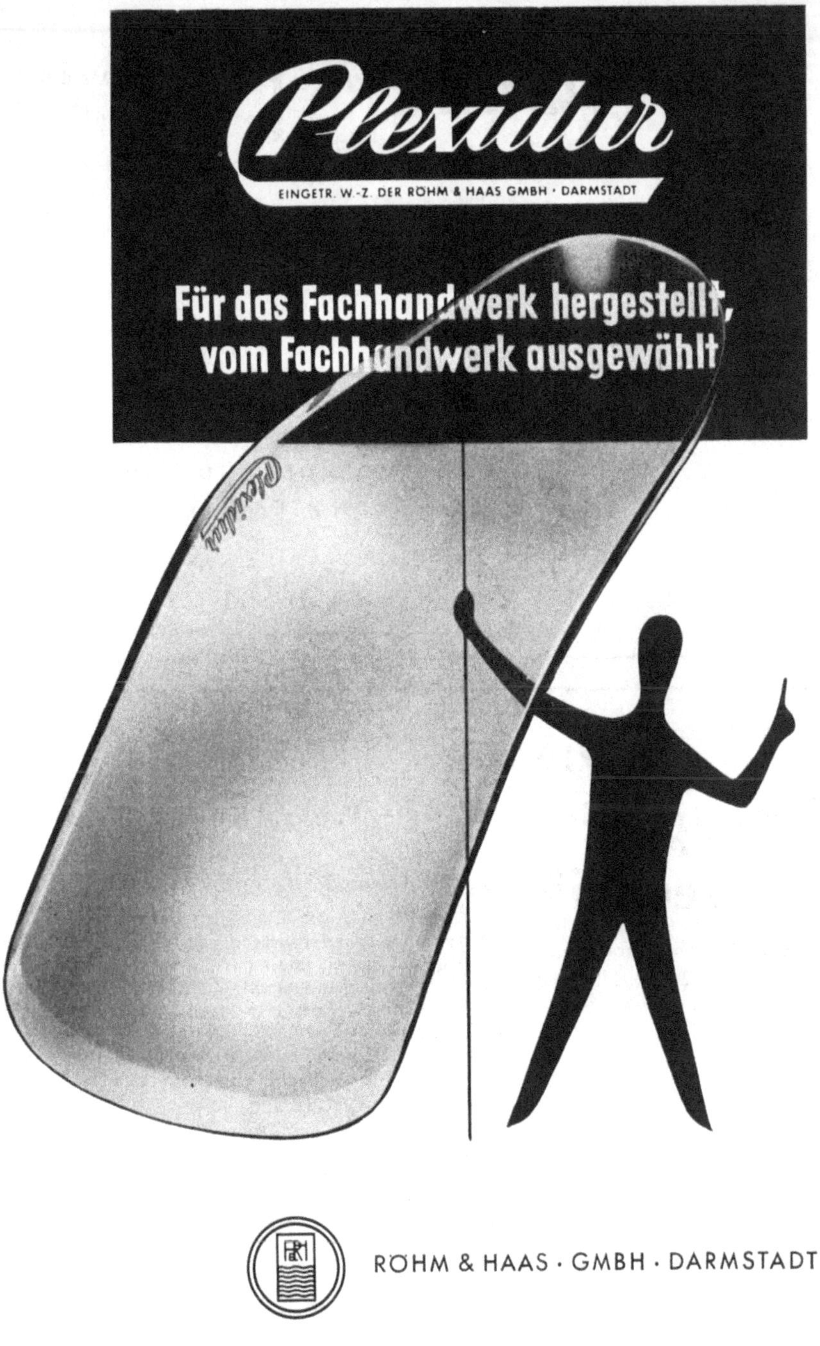
Plexidur
EINGETR. W.-Z. DER RÖHM & HAAS GMBH · DARMSTADT
Für das Fachhandwerk hergestellt,
vom Fachhandwerk ausgewählt
Plexidur
RÖHM & HAAS · GMBH · DARMSTADT

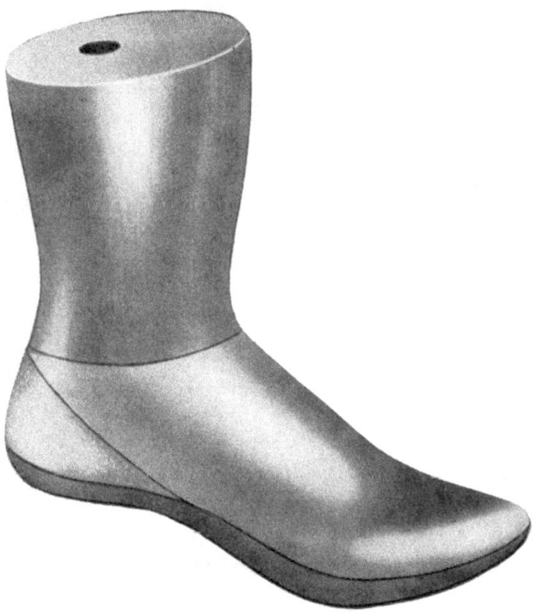

FRITZ PÜSCHEL

Künstliche Hände — Künstliche Arme

Groß-Oktav. Mit 107 Abbildungen. VIII, 162 Seiten. 1955. Ganzleinen DM 20,—

„Das Buch von Fritz Püschel füllt eine bedeutsame Lücke im deutschen Schrifttum der orthopädischen Technik. Die monographische Darstellung aller technischen und psychologischen Probleme der orthopädischen Versorgung von Armamputierten ist besonders notwendig und lohnend . . . Es gehört in die Bibliothek des Handwerkers, der den technischen Teil der orthopädischen Versorgung mit Kunstarmen zu leiten hat. Dem Gebiet bietet das Buch eine äußerst wertvolle Grundlage zur raschen Orientierung über die geschichtliche Entwicklung und die technischen Voraussetzungen . . ."

Orthopädie und Technik

„. . . eine klare Beschreibung und Zusammenstellung sämtlicher Kunsthände, angefangen bei der „Hand des Götz von Berlichingen" bis zu den „pneumatisch", „hydraulisch" und „elektrisch" betätigten Kunsthänden . . . in erster Linie für den Orthopädiemechaniker bestimmt . . ."

Zeitschrift für Orthopädie

FSC
www.fsc.org
MIX
Papier | Fördert gute Waldnutzung
FSC® C083411

Zeitfracht Medien GmbH
Ferdinand-Jühlke-Straße 7
99095 Erfurt, Deutschland
produktsicherheit@kolibri360.de